le kit
future maman
★
mon bébé & moi
(semaine après semaine)

Marie-Claude Delahaye

★ Marabout ★

original & créatif
depuis 1949

Sommaire

Introduction

Votre bébé est là, en vous. D'abord petite graine imperceptible, il grandit jour après jour, et votre ventre qui s'arrondit au fil des mois vous indique sa croissance. Vous êtes en train de vivre une aventure fabuleuse, celle de la vie.

Comment cette cellule précieuse que vous portez depuis le jour de votre propre naissance va-t-elle aboutir, une fois fécondée et au terme de multiples remaniements, au bébé que vous découvrirez le jour de sa naissance ?

La grossesse vous semblera plus confortable si vous en vivez consciemment et avec passion chaque étape, si vous suivez, semaine après semaine, le développement de votre bébé. Vous serez étonnée de la rapidité de ses progrès. Et le jour de son arrivée dans le monde, quand enfin vous le serrerez dans vos bras, vous aurez le sentiment de le connaître déjà très bien. Il est vrai que vous aurez eu 266 jours pour cela !

Suivez l'évolution de votre bébé

La date du premier jour de vos dernières règles – même si la grossesse ne commence réellement qu'une quinzaine de jours plus tard, c'est-à-dire au moment de la fécondation, qui est l'instant précis de la conception du bébé – est le point de repère qui va vous permettre de suivre, semaine après semaine, toutes les étapes de votre grossesse. Le développement de votre bébé, les modifications survenant dans votre corps, les conseils et les réponses aux questions que vous vous posez apparaissent dans l'ordre chronologique, au fur et à mesure qu'ils se présentent dans la réalité.

Cependant, n'oubliez pas que, même si vous pouvez déterminer avec précision la date de votre ovulation, donc de votre fécondation, les indications sur la taille, le poids et le développement de votre bébé seront légèrement approximatives. Il s'agit d'une estimation moyenne de la croissance embryonnaire à ce moment-là, car il est impossible de connaître les données exactes concernant votre bébé à un moment particulier de votre grossesse.

La durée de la grossesse

Les statistiques montrent que la grossesse a une durée variable. En théorie, elle dure en moyenne 280 jours à partir du premier jour des dernières règles, c'est-à-dire 266 jours à partir du moment de la fécondation. Ces 266 jours représentent approximativement

9 mois du calendrier, soit 38 semaines. Cela correspond à l'âge réel du bébé. La durée de la grossesse est donc calculée de deux façons :

- en semaines d'aménorrhée, c'est-à-dire sans règles, comptées à partir du premier jour des dernières règles constatées ;
- en semaines de grossesse réelle : cette dernière débute au commencement de la 3e semaine d'aménorrhée, à la fécondation. C'est donc le nombre de semaines d'aménorrhée moins 2 semaines.

Les deux formules sont correctes et sont employées indifféremment dans la pratique courante. Néanmoins, c'est le premier calcul qui est retenu comme convention internationale pour tout ce qui concerne les données de la grossesse ; c'est lui qui est toujours indiqué par votre gynécologue. Il est en effet plus fiable, car une femme connaît avec précision le jour de ses dernières règles, alors que l'ovulation peut ne pas avoir lieu au 14e jour du cycle.

Comment connaître la date de votre accouchement ?

Des tables de calcul utilisées par les médecins indiquent le terme de la grossesse, calculé à partir de la date des dernières règles. Vous pouvez également calculer cette date à l'aide d'une formule simple :

- écrivez la date du premier jour de vos dernières règles.

Par exemple : 4/10 pour le 4 octobre ;

- soustrayez 3 pour le mois.

Par exemple : 10 – 3 = 7 ;

- ajoutez 7 au jour.

Par exemple : 4 + 7 = 11.

Votre bébé naîtra le 11 juillet.

La date de votre accouchement dépend de nombreux facteurs. Elle sera correcte :

- si vous vous souvenez avec certitude du premier jour de vos dernières règles ;
- si vous avez ovulé et conçu exactement 14 jours après ;
- si vous accouchez 266 jours après votre fécondation.

Dans le pire des cas, la date de votre accouchement pourra varier de 2 semaines, dans un sens ou dans un autre. L'expérience montre que 90 % des femmes accouchent entre 276 et 296 jours, soit vers la fin de la 40e et le début de la 41e semaine d'aménorrhée. 25 % des femmes accouchent à 38 ou 39 semaines, et 30 % n'accouchent qu'à la 42e ou 43e semaine.

De toute façon, ne vous inquiétez pas, votre bébé sera là un jour !

Semaine après semaine

1re semaine de grossesse
3e semaine d'aménorrhée

La segmentation : entre 30 à 50 heures après la fécondation

Peu de temps après la fécondation, la première cellule de votre bébé va se diviser : c'est la segmentation. Cette division aboutit à la formation de 2 cellules de taille égale, appelées blastomères. Chacune de ces cellules va de nouveau se diviser en 4 vers la 50e heure, puis en 8 vers la 60e heure.
À la division suivante, votre futur bébé est constitué d'une petite boule de 16 cellules, appelée morula, car elle ressemble à une mûre.

La migration : entre la 72e heure et le 4e jour

Tout en se divisant, l'œuf se déplace du tiers externe de la trompe, où a eu lieu la fécondation, vers la cavité utérine. Le voyage va durer 3 jours, 3 jours pendant lesquels les divisions se succèdent, augmentant le nombre de cellules dans la morula. À ce stade, le volume de la morula est le même que celui de l'ovocyte initial au moment de la fécondation ; ce n'est qu'après la 6e division cellulaire, au stade de 64 cellules, que l'œuf commence à augmenter de volume.
À ce stade de division, il existe déjà une différence visible entre les cellules de la morula. Les cellules périphériques, de petite taille, entourent des cellules centrales, plus volumineuses, qui seront à l'origine du bouton embryonnaire. D'ailleurs, cette petite sphère va se creuser en son centre et former une cavité remplie de liquide qui abrite l'amas de cellules que constitue le bouton embryonnaire. La morula est devenue un blastocyste. Du bouton embryonnaire naîtra l'embryon, tandis que les cellules externes seront à l'origine de l'enveloppe qui le protégera. Une partie de cette enveloppe, appelée trophoblaste, contribuera à former le placenta. À ce stade, le blastocyste mesure 250 millièmes de millimètre.

L'arrivée dans l'utérus : entre le 4e et le 5e jour

Au terme de sa migration, le blastocyste arrive dans la cavité utérine et y flotte librement le 4e et le 5e jour suivant la fécondation.
À ce moment, la zone pellucide qui entourait l'œuf disparaît, et il s'accole par son pôle embryonnaire à la muqueuse utérine. Celle-ci s'est épaissie et les vaisseaux sanguins qui la parcourent se sont développés d'une manière considérable.

Les glandes chargées de glycogène se sont également multipliées. Elles vont servir à nourrir l'œuf dès son arrivée dans la muqueuse utérine, avant qu'apparaissent les premières ébauches du placenta.
Au niveau de l'ovaire, le corps jaune, édifié à partir du follicule qui a émis l'ovocyte, produit une quantité énorme de progestérone.
Celle-ci empêche l'utérus de se contracter, comme il le fait au moment des règles, et assure donc la survie de l'œuf.
Et comme tout est vraiment prévu, le trophoblaste sécrète pendant les premières semaines de la grossesse l'hormone gonadotrophine chorionique (HCG), qui va maintenir le corps jaune en activité.

La nidation : le 7e jour

7 jours après la fécondation – c'est-à-dire 21 ou 22 jours après le début de vos dernières règles –, l'œuf fécondé va pénétrer entièrement dans la muqueuse utérine. Les cellules externes de l'œuf commencent à s'insinuer entre les cellules de l'épithélium utérin. Ces travées de cellules, qui pénètrent en profondeur, marquent le début de l'implantation qui se déroulera effectivement pendant la 2e semaine de grossesse.

2e semaine de grossesse
4e semaine d'aménorrhée

Lors de cette 2e semaine, l'œuf finit de pénétrer dans la muqueuse utérine et le blastocyte (petite sphère creuse contenant le futur embryon) prend progressivement la forme d'un disque. À la division des cellules succéderont les différenciations qui vont déterminer l'ensemble des types cellulaires avec leurs fonctions précises. Organisés en tissus et en organes, ils édifieront ce nouvel être humain qu'est votre bébé.

Votre bébé à naître

Le 8e jour qui suit la fécondation, le blastocyste continue de pénétrer dans la muqueuse utérine.
Le 9e jour, le blastocyste a entièrement pénétré dans la muqueuse. Au 10e jour, la brèche formée par son introduction est refermée par un bouchon fibrineux provisoire, en attendant que de nouvelles cellules viennent reconstituer la paroi.
Au tout début de cette 2e semaine, certaines cellules du bouton embryonnaire vont

former une couche aplatie, et le blastocyste va peu à peu prendre la forme d'un disque. Le disque embryonnaire est constitué tout d'abord de 2 couches de cellules : un feuillet interne, qui apparaît le premier, et un feuillet externe, duquel dérivera au début de la 3e semaine de grossesse le feuillet médian. Le disque embryonnaire à 2 couches possède une longueur totale de 0,1 à 0,2 mm.

Les annexes embryonnaires

Pour se développer, votre bébé a besoin de votre corps. C'est de vous qu'il recevra la nourriture et l'oxygène, c'est en vous qu'il rejettera les déchets dus au métabolisme de ses cellules. Ces échanges mère-enfant sont possibles grâce à un système complexe, les annexes embryonnaires. Ces annexes, que constituent le placenta, le cordon ombilical et la cavité amniotique remplie de liquide et à l'intérieur de laquelle flotte le bébé, ne font partie ni de la mère ni de l'enfant. Elles sont là d'une façon transitoire, pendant tout le temps de la grossesse, puis seront éliminées après la naissance de l'enfant.

Le placenta

Le placenta est une structure dont le rôle majeur est de permettre les échanges nutritifs et gazeux entre le sang maternel et celui du bébé. Avant d'être un organe différencié, il passe par des stades progressifs. Au 9e jour, le trophoblaste, la couche de cellules la plus externe de l'œuf, se dissocie en 2 couches de cellules. Dans l'une d'entre elles, des vacuoles apparaissent, grossissent et enfin confluent pour former des lacunes.

12 jours après la fécondation, les capillaires – les très petits vaisseaux sanguins qui irriguent la muqueuse utérine –, érodés par les cellules de la couche profonde du trophoblaste, se rompent, et du sang maternel remplit les lacunes qui fusionnent au 13e jour. Un contact entre le blastocyste et la circulation maternelle est ainsi établi : c'est l'ébauche du placenta. L'autre couche de cellules issues du trophoblaste finit par entourer entièrement l'œuf et prend le nom de chorion, tandis que la muqueuse utérine dans laquelle le blastocyste a pénétré complètement devient la caduque, car elle sera entièrement éliminée après la naissance.

L'œuf, qui, en se développant, fera de plus en plus saillie dans la cavité utérine, se trouve recouvert de 2 couches de tissus : la caduque et le chorion.

La cavité amniotique

Plus couramment appelée « poche des eaux », la cavité amniotique est le lieu dans lequel vivra votre bébé pendant 9 mois.

Parallèlement aux premiers remaniements, elle se forme au 8e jour, par l'éloignement du bouton embryonnaire et du trophoblaste

– la couche externe de l'œuf. Les jours suivants, elle s'agrandira progressivement. La cavité amniotique est limitée par une membrane, appelée amnios.

Vous, la future maman

Vous ne savez toujours pas si vous êtes enceinte. Vous l'espérez, c'est tout. À la fin de cette semaine, vous devriez avoir vos règles. Viendront-elles ?

Les tests de grossesse

Si vous ne pouvez vous résoudre à attendre, dès le premier jour de retard de règles, faites chez vous un test de grossesse. Vendus en pharmacie, non remboursés, les tests sont fiables à 99 % ; ils sont basés sur une réaction immunologique entre l'hormone HCG et un réactif. Choisissez un test sensible à 50 UI/litre, car ceux qui réagissent à un taux plus bas peuvent donner de faux espoirs. Faites-le le matin au lever, après avoir évité de boire la veille au soir après 20 heures, afin que vos urines soient plus concentrées.

Il peut arriver que le résultat soit faussé par un traitement contre la stérilité. Le test peut également indiquer un résultat positif 3 semaines après une fausse couche ou un avortement médicamenteux.
Et si vous avez pris la pilule du lendemain, attendez 17 jours avant de pratiquer un test de grossesse.

Votre corps s'organise

Au niveau de l'ovaire, le corps jaune, placé sous la dépendance directe de l'hormone gonadotrophine chorionique (HCG) sécrétée par le trophoblaste, augmente de volume et produit de plus en plus d'œstrogènes et de progestérone, assurant ainsi une nidification parfaite et la poursuite de la grossesse.
En réponse à l'implantation du blastocyste et avant qu'apparaissent les ébauches du placenta, les cellules de la muqueuse utérine deviennent plus volumineuses ; chargées de réserves, elles nourrissent la petite boule de cellules qu'est pour le moment votre bébé.

3e semaine de grossesse
5e semaine d'aménorrhée

Cette semaine, vous constatez l'absence de vos règles et, si vous êtes attentive, quelques signes cliniques indiquant une grossesse débutante. C'est le moment de considérer votre hygiène de vie et de prendre des bonnes habitudes afin de favoriser le bon développement de la grossesse et d'offrir le meilleur à votre bébé.

Votre bébé à naître

À ce stade du développement, le disque embryonnaire n'est encore constitué que de 2 couches : le feuillet interne et le feuillet externe. Du 15e au 17e jour suivant la fécondation, le feuillet externe s'épaissit selon un axe qui va délimiter la tête et la queue. Cette étroite rainure présentant des renflements est la ligne primitive à partir de laquelle se différencie le feuillet médian. Le disque embryonnaire est donc constitué à présent de 3 couches de cellules. Il mesure 1,5 mm de longueur totale. Ces 3 couches de cellules sont très importantes, car c'est à partir d'elles que dériveront toutes les autres cellules, donc tous les organes de votre bébé à naître.

La formation des organes

Du feuillet interne résulteront les organes de l'appareil digestif : l'estomac, l'intestin et la vessie, avec les glandes qui s'y rattachent telles que le foie et le pancréas, ainsi que les organes de l'appareil respiratoire.

À partir du feuillet externe seront formés le système nerveux, les organes des sens et les tissus de revêtement – la peau, les ongles, les poils et les cheveux. Le feuillet médian sera à l'origine du squelette, excepté le crâne, des muscles, du système circulatoire, du cœur et des vaisseaux, et des glandes sexuelles – les testicules ou les ovaires.

Au milieu de la 3e semaine, c'est-à-dire du 17e au 19e jour du développement, l'extrémité crâniale de la ligne primitive se renfle pour former un épaississement de cellules à partir duquel sera édifié le système nerveux central. D'abord cordon cellulaire plein, il se creuse secondairement en gouttière. La partie frontale de ce tube se fermera ensuite pour créer un cerveau primitif.

Autre performance de votre bébé : à la fin de la 3e semaine, il a un cœur, certes très imparfait, mais qui bat ! En effet, à partir de la ligne primitive, dans la région située près de la tête, se différencie, du 19e au 21e jour, une ébauche cardiaque sous la forme de 2 tubes. Très rapidement, ces tubes sont animés de battements rythmiques. Ces contractions se produisent avant même l'apparition des cellules contractiles spécialisées et avant toute innervation des tubes cardiaques. Les premiers vaisseaux sanguins font leur apparition. Les battements rythmiques de cette ébauche de cœur mettent en mouvement le liquide des vaisseaux. Ils ne contiennent pas encore de globules rouges mais des cellules primitives, mères de la lignée des cellules sanguines. Néanmoins, le groupe sanguin de votre bébé est génétiquement défini depuis le zygote, sa première cellule.

À partir du feuillet médian, des blocs de tissus, appelés somites, apparaissent par paires. Les muscles, les ligaments, le cartilage, la peau et quelques os dériveront de ces somites. Les premières cellules germinales qui, après une longue maturation, aboutiront aux cellules sexuelles, sont déjà là. Très vite, votre bébé se structure. Alors que vous avez encore des doutes sur sa présence !

Le placenta

Depuis que votre bébé mesure 1,5 mm de longueur, il est trop grand pour être alimenté par l'intermédiaire de votre sang qui circule uniquement dans les lacunes du trophoblaste. Il lui faut désormais un système sanguin plus élaboré, qui lui apporte ses nutriments et le débarrasse de ses déchets ; il faut que s'élabore une structure permettant des échanges entre votre sang et le sien. Pour cela, dès la fin de la 2e semaine du développement, les cellules du trophoblaste poussent en formant des excroissances très fines et ramifiées, appelées villosités. Pendant ce temps, les lacunes contenant le sang maternel fusionnent, formant des petites chambres entre les villosités.

Vous, la future maman

Le début de cette nouvelle semaine est marqué par un événement d'une importance majeure : l'absence de vos règles.

L'absence de règles n'est pas en soi une preuve de grossesse, mais si vous avez habituellement des cycles réguliers et si vous avez fait ce qu'il faut pour avoir un bébé, il y a de fortes présomptions pour que vos espoirs se réalisent.

En revanche, si vous avez des saignements, n'éliminez pas l'éventualité d'être enceinte. Ils peuvent être provoqués par l'érosion des vaisseaux sanguins de la muqueuse utérine pendant l'implantation de l'œuf.

Les petits signes cliniques qui commencent à apparaître confirment vos doutes :

- vos seins sont gonflés et tendus ;
- au lever, vous commencez à ressentir quelques nausées ;
- dans le cours de la journée, vous vous sentez fatiguée ;
- vous êtes nerveuse, irritable.

Il s'agit là des signes caractéristiques d'une grossesse débutante mais déjà bien installée. La production d'hormones par le corps jaune de l'ovaire et par le trophoblaste de l'embryon, pour son maintien dans votre muqueuse utérine, en est directement la cause.

4e semaine de grossesse
6e semaine d'aménorrhée

Votre bébé à naître

Le bébé flotte dans la cavité amniotique

La forme générale de l'embryon va changer rapidement. Composé des 3 couches de tissus, le disque embryonnaire évolue : il s'enroule sur lui-même pour devenir un cylindre avec un pli marqué pour la tête et un autre pli pour la queue.

Accompagné du phénomène de courbure, ce développement rapide entraîne l'accroissement de la cavité amniotique. Celle-ci est remplie du liquide amniotique, qui, à ce stade, est constitué d'eau provenant des cellules de l'amnios, la membrane qui la délimite. La cavité suit l'embryon dans sa courbure et finit par l'entourer entièrement.

À la fin de cette 4e semaine comptée depuis sa conception, votre bébé est bien délimité. Il se retrouve au milieu de la cavité amniotique et y flotte, relié à la partie externe de l'œuf par le cordon ombilical en cours de formation. Ce qui caractérise surtout cette 4e semaine, ce sont l'apparition des bourgeons des membres ainsi que l'ébauche de nombreux organes internes. Ce sont les bourgeons des membres supérieurs – c'est-à-dire les bras – qui se manifestent les premiers. Quant à ceux des membres inférieurs – c'est-à-dire les jambes –, ils seront présents un peu plus tard.

La circulation fœtoplacentaire

Le 22e jour, les 2 tubes cardiaques primitifs fusionnent en un seul, qui possède par endroits des dilatations séparées par des rétrécissements. Ces dilatations représentent les oreillettes et les ventricules primitifs.

De plus, le tube cardiaque, parce qu'il se développe dans un espace qui, lui, ne s'agrandit pas, va se tordre sur lui-même en forme de S, donnant ainsi l'aspect caractéristique du système cardiaque.

Pendant la mise en place du tube cardiaque, les vaisseaux sanguins de votre bébé se développent et rejoignent le réseau vasculaire des annexes externes. En particulier, ils entrent en rapport avec les vaisseaux qui parcourent les villosités destinées à assurer, par l'intermédiaire du cordon ombilical, les échanges entre le sang du bébé et le sang maternel.

Dès ce moment, tous les éléments sont en place pour la mise en contact, par l'intermédiaire des villosités, des circulations maternelle et embryonnaire. Les artères et les veines maternelles s'ouvrent dans les chambres intervilleuses, permettant un flux sanguin dans lequel baignent les extrémités des villosités placentaires qui sont maintenant fonctionnelles. La circulation fœtoplacentaire est ainsi établie. Tous les échanges entre vous et votre bébé se font désormais par un processus simple de diffusion à travers la paroi des villosités.

Un mouvement circulaire du sang se met en route : du cœur, il va aux artères, puis dans les annexes, dans les veines et à nouveau au cœur. Les globules sanguins présents dans les villosités sont ainsi entraînés dans toute la circulation et, dès lors, les vaisseaux sanguins de votre bébé renferment du sang.

La mise en place des organes

Parallèlement à l'organisation de la circulation fœto-maternelle, tous les principaux organes de votre futur bébé se mettent progressivement en place.

Le système nerveux

Le système nerveux central continue de s'élaborer avec la formation de 3 bulbes au niveau du tube nerveux apparu à la fin de la 3e semaine de développement. Le cerveau définitif dérivera de ces bulbes. La moelle épinière est déjà là ! Très longue, elle se prolonge jusqu'à l'extrémité de la queue.

L'ensemble de ce matériel nerveux, qui se trouve sur la partie dorsale de l'embryon, se développe beaucoup plus vite que le matériel situé sur la partie ventrale. Cette croissance en spirale explique la forme particulière de virgule de votre futur bébé à ce stade de son développement.

Les organes des sens

Toujours dans la région frontale, les organes des sens commencent peu à peu à s'élaborer avec les ébauches de l'oreille interne et de l'œil, tandis que des bourgeons primitifs annoncent les futures mâchoires. Et le bourgeon de la langue est là, lui aussi !

Les organes de la digestion

Dans la région moyenne, à partir d'un tube qui parcourt l'embryon sur toute sa longueur et qui constitue une sorte d'intestin primitif, vont se former par bourgeonnement les organes de la digestion. Une légère dilatation annonce le futur estomac, au-delà duquel apparaissent les ébauches du foie, du pancréas et de .la vésicule biliaire, déjà visible vers le 25e jour.

Les autres organes

L'ébauche laryngo-trachéale destinée à développer l'ensemble de l'arbre respiratoire est également présente, ainsi que les bourgeons des glandes de la thyroïde et de l'hypophyse.

Vers l'extrémité caudale de l'embryon, la dilatation d'un petit diverticule correspond à la future vessie. Dans le même temps, les cellules primordiales qui, après maintes transformations, aboutiront aux cellules sexuelles, commencent à migrer vers le site de développement des testicules ou des ovaires.

Vous, la future maman

Vos règles ont déjà 2 semaines de retard ! Le test de grossesse que vous avez fait la semaine dernière était positif : désormais, vous êtes sûre d'être enceinte. Les signes cliniques apparus la semaine dernière s'accentuent et se précisent. Ils vous confirment votre état.

• Vos seins ont augmenté de volume. Ils sont gonflés et douloureux. La peau tendue laisse voir le réseau veineux. Vous avez parfois des sensations de picotement au niveau du mamelon. Ce dernier est d'ailleurs beaucoup plus saillant au centre de l'aréole qui l'entoure. L'aréole elle-même se modifie : elle est plus bombée, plus large et plus sombre. Les petites glandes qui la parsèment, appelées tubercules de Montgomery, prennent du relief.

• L'utérus se modifie également. Il a légèrement augmenté de volume, et le col devient moins dur au toucher. Avant la fécondation, il avait la forme et la taille d'une figue fraîche ; 4 semaines après la fécondation, il ressemble à une grosse mandarine.

Sous l'effet des hormones de la gestation qui ont été libérées, la glaire cervicale s'est coagulée au niveau du col pour former ce qu'on appelle le bouchon muqueux, qui obture complètement l'entrée de la cavité utérine.

• Les sécrétions vaginales augmentent en volume tout en s'acidifiant, protégeant ainsi l'ensemble de la zone vaginale d'une éventuelle invasion microbienne. Malheureusement, cette acidité vaginale favorise le développement de champignons microscopiques, qui sont à l'origine des indésirables mycoses.

• Parce qu'il a changé de taille, votre utérus va tirer sur les ligaments qui le maintiennent. C'est la raison pour laquelle vous souffrez éventuellement de tiraillements dans le bas-ventre. Dues à une surproduction d'hormones, les modifications générales se retrouvent d'une façon constante chez la plupart des femmes.

• Votre température matinale est toujours supérieure à 37 °C. Elle le restera jusqu'au 4e mois.

Les nausées sont plus nombreuses. Tout vous écœure, surtout le matin au réveil. Elles peuvent aller jusqu'au vomissement. D'une manière générale, vous manquez d'appétit et vos digestions sont pénibles. Ces désagréments peuvent parfois être améliorés par la prise d'un remède léger prescrit par votre médecin.

Pour tenter d'atténuer ces nausées, levez-vous doucement le matin, sans vous stresser, mangez tranquillement, par petites quantités, évitez les saveurs et les odeurs trop fortes, ne sautez jamais de repas, ne restez pas trop longtemps allongée, bougez à votre rythme et fuyez les lieux enfumés.

• Vous souffrez de troubles du sommeil. Vous avez des insomnies ou des envies irrépressibles de dormir au cours de la journée.

• Vous êtes fatiguée et sans entrain. Faites régulièrement des pauses, asseyez-vous, allongez-vous dès que possible. Et si vous en avez la possibilité, accordez-vous une sieste.

• Vous avez de fréquentes envies d'uriner dues à la pression de l'utérus sur la vessie. Ces envies disparaîtront dans quelque temps, quand l'utérus se développera vers le haut.

• Et puis, chose inexplicable, alors que vous désiriez tellement fort ce bébé, vous avez soudain des idées moroses. C'est le mummy blues, qui touche plus de 13 % des femmes enceintes. Parlez-en sans honte à votre médecin et laissez tout doucement votre organisme s'habituer à ce nouvel état, à ces bouleversements dans son organisation. Voyez plus loin que ce moment, pensez à la future présence de votre bébé.

Ne vous faites pas de soucis. Tout cela est parfaitement normal. Votre corps change, votre bébé s'installe.

5e semaine de grossesse
7e semaine d'aménorrhée

Le 2e mois de vie qui débute pour votre bébé va voir s'accélérer sa croissance.

À la fin de ce 1er mois de développement, votre bébé mesure maintenant 5 à 7 mm de longueur, et sa courbure est très prononcée.

Votre bébé à naître

Les mensurations du bébé

Il existe deux méthodes pour mesurer votre bébé :

• au début de la grossesse, il est d'usage de mesurer la longueur prise entre un repère supérieur qui correspond au sommet de la tête, appelé vertex, et un repère inférieur qui est le sommet de la courbure de la queue, appelé repère lombaire.

• après le 2e mois, le repère inférieur sera soit le coccyx soit les talons, selon le stade de développement.

À noter : les mensurations données sont sujettes à des variations individuelles qui dépendent de facteurs génétiques ou nutritionnels.

La tête

La tête de votre bébé est encore très courbée sur la poitrine mais, cette semaine, son aspect extérieur va se modifier considérablement. Tout d'abord, son volume va augmenter d'une manière considérable, car le cerveau se développe rapidement. Le renflement du tube neural a poursuivi son développement, ce qui aboutit maintenant à la formation des hémisphères cérébraux. Du tissu cartilagineux primitif, appelé précartilage, apparaît dans les bourgeons des membres ainsi que dans les premiers éléments de ce qui formera les vertèbres.

À la fin de ce 1er mois, 5 bourgeons faciaux primordiaux vont être définitivement mis en place. Une fossette, appelée bouche primitive, se forme, comprenant les bourgeons de la mandibule, c'est-à-dire de la mâchoire inférieure et du maxillaire supérieur.

Pendant ce temps, les bourgeons qui seront à l'origine de l'odorat apparaissent, puis se creusent sous forme de fossettes entourées par les bourgeons nasaux. Les ébauches des yeux et des oreilles sont devenues très visibles. Cet ensemble participe au modelage du visage qui se poursuivra pendant les 2 semaines à venir.

Les organes

En ce qui concerne les organes, le cœur de votre bébé s'est tellement développé qu'il ne tient plus dans l'espace interne. Il forme une proéminence ventrale, une sorte de petite bosse qui bat à son rythme et qu'on perçoit très bien à l'échographie. Le cœur doit encore doubler de volume pendant cette semaine.

Le système digestif continue son élaboration. La dilatation annonçant le futur estomac s'accentue, tandis que le foie et le pancréas poursuivent leur croissance. À l'extrémité postérieure, l'intestin qui s'est affiné et l'appareil urinaire primitif se rejoignent en une zone commune située vers l'extrémité de la queue et appelée cloaque.

Un premier diverticule respiratoire bourgeonne dans la région antérieure de l'embryon, à partir de ce même intestin primitif qui peu à peu évolue.

Vous, la future maman

Tandis que vos seins s'épanouissent, votre utérus s'oriente vers l'avant.

Les petits malaises

L'hormone HCG atteinte un taux maximal dans votre sang. Cela explique tous vos petits malaises, qui persistent. Ils vont continuer ainsi jusqu'à la fin de ce 2e mois pour régresser peu à peu, avant de disparaître complètement au cours du 3e mois. Vous n'avez pas faim ; vous souffrez de ballonnements ; vous ressentez des brûlures d'estomac ; vous dormez mal, bien que vous soyez très fatiguée ; vos nausées vous gâchent la vie… Tout cela ajoute à votre anxiété et à votre manque d'entrain.

À ces maux peuvent s'en ajouter d'autres. Vous pouvez souffrir :

- de petits malaises, le plus souvent en fin de matinée ou 3 heures après un repas : vous êtes probablement en hypoglycémie ; ne restez pas à jeun ;
- d'une salivation excessive, qui cessera spontanément vers le 5e mois ;
- de constipation, due à une paresse générale des muscles lisses de l'appareil digestif ;
- d'une mauvaise circulation du sang, avec la sensation d'avoir les jambes lourdes. Cela peut apparaître dès le début de la grossesse parce que votre débit sanguin est accéléré par la nécessité d'alimenter votre bébé. La masse sanguine ainsi augmentée freine la circulation de retour des membres inférieurs. Ce phénomène va s'intensifier au cours des mois à venir. Faites chaque jour une marche de 30 minutes environ : c'est excellent pour régulariser à la fois la circulation sanguine et la fonction intestinale ;
- de fourmillements, fréquents la nuit, notamment dans les bras. Dans ce cas, faites quelques mouvements pour activer la circulation sanguine et changez de position, car ces fourmillements sont dus à la compression d'une racine nerveuse ;
- de crampes, qui sont le fait d'une petite carence en vitamines B ou en magnésium.

6e semaine de grossesse

8e semaine d'aménorrhée

Votre bébé à naître

Votre bébé mesure maintenant 10 à 14 mm et pèse 1,5 g. C'est toujours un embryon, dont la croissance est très rapide. Ses cellules sont en constante différenciation pour donner de nouvelles structures.

La tête et les membres

Le volume de sa tête augmente encore et devient très important en comparaison avec le reste du corps. Elle est toujours très penchée sur la poitrine.

Le visage continue de s'élaborer rapidement par la confluence des bourgeons des mâchoires et des bourgeons nasaux. Tandis que la bouche ouverte laisse voir une petite langue, les yeux situés sur les côtés de la tête commencent à se rapprocher. Le nerf optique s'ébauche. Dans les mâchoires se met en place une lame dentaire, qui donnera naissance aux bourgeons des futures dents.

Les bras et les jambes s'allongent également. Leur extrémité en forme de palette est maintenant séparée du reste du membre par un rétrécissement qui représente le poignet ou la cheville. 4 sillons séparent 5 régions plus épaisses qui esquissent les futurs doigts. Votre bébé aura bientôt des mains et des pieds !

Jusqu'à présent, toute la surface de son corps était recouverte d'une seule couche de cellules. Celles-ci commencent à se diviser pour se superposer en plusieurs couches, édifiant ainsi l'épiderme.

Les organes

Votre bébé possède un aspect général encore très courbé. Cependant, ses vertèbres en cours de formation se mettent en place autour de la moelle épinière afin de constituer la colonne vertébrale. L'ensemble est maintenu par des muscles dorsaux nouvellement formés. Le ventre de votre bébé est soulevé par le cœur et le foie, qui occupent une place considérable dans ce petit corps. Le cordon ombilical, qui est également très gros, prend pratiquement toute la place restante ; il se réduira au fur et à mesure que votre bébé grandira. Encore minuscules, tous les autres organes continuent leur croissance et leur mise en place.

À la fin de la 6e semaine depuis la fécondation, l'estomac possède sa forme définitive, tandis que l'ébauche pulmonaire se précise. Quant à l'appareil urinaire, il est déjà présent, avec la formation des reins et des systèmes de tubes qui s'y rattachent.

Les cellules sexuelles primitives sont maintenant en place aux endroits où se développeront plus tard les glandes génitales – les ovaires ou les testicules. Le sexe de votre futur bébé est encore indifférencié : rien n'indique s'il s'agit d'une fille ou d'un garçon, bien que cela soit défini sur le plan génétique depuis le début de sa première cellule.

L'œuf à l'intérieur duquel flotte votre bébé grossit et fait une saillie de plus en plus importante dans la cavité utérine. Les villosités qui l'entourent disparaissent peu à peu, sauf au niveau de l'implantation dans la paroi utérine, où elles se développent au contraire beaucoup, élaborant ainsi le futur placenta.

Vous, la future maman

Vous avez encore des nausées ? Vous êtes encore fatiguée ? C'est parfait ! C'est le signe que votre corps réagit d'une manière normale, donc que votre grossesse se déroule tout à fait bien.

7e semaine de grossesse
5e semaine d'aménorrhée

Votre bébé à naître

Il mesure maintenant 17 à 22 mm. Sa tête, encore très volumineuse, plus grande que le reste du corps, en est désormais séparée par le cou qui s'est formé. Si la tête est encore penchée sur la poitrine, le corps, dans son ensemble, est moins courbé. À l'autre extrémité, la queue commence à régresser. Les bras et les jambes continuent de s'allonger. Depuis le début de leur formation, les bras sont en avance par rapport aux jambes. Ils se courbent au coude, tandis que les mains se plient légèrement au niveau du poignet. Les os de ces membres sont au stade de cartilage primitif, alors que les muscles se mettent en place. Les doigts et les orteils commencent à se former.

Le visage de votre futur bébé poursuit son élaboration. Les yeux se rapprochent, tandis que les paupières se dessinent, que les fosses nasales se mettent en place et que les mâchoires se consolident. Recouvrant la mâchoire supérieure, la lèvre est maintenant présente. Dans les mâchoires, les bourgeons dentaires s'installent.

Les yeux

Du cerveau primitif ont poussé 2 prolongements : les ébauches des yeux ; ils s'épanouissent en corolle pour former les rétines. La peau située devant s'épaissit tout en devenant transparente pour se transformer en cette lentille grossissante qu'on appelle le cristallin. Ce dernier commande l'apparition de la cornée. Le nerf optique étant entièrement terminé, votre bébé pourrait déjà presque voir !

Une croissance rapide des organes

En ce qui concerne les organes internes, la glande thyroïde prend sa place définitive, accolée à la trachée. Le cœur commence à se cloisonner en cœur droit et en cœur gauche. Inlassablement, il bat au rythme de 80 battements par minute.

À l'extrémité postérieure du corps, le cloaque se divise en 2. À l'arrière apparaît le canal ano-rectal et, vers l'avant, le canal uro-génital primitif.

Les glandes sexuelles sont toujours indifférenciées. Selon ce qui est inscrit au niveau des gènes, elles se différencieront en testicules ou en ovaires.

Tous les autres organes poursuivent leur différenciation et leur croissance en vue d'atteindre leur forme fonctionnelle définitive. Cette croissance rapide des organes peut aller plus vite que le développement des cavités intérieures. Tel est le cas du cœur et du foie, qui forment une proéminence énorme à la surface du thorax. Tel est également le cas de l'intestin, dont les anses qui s'allongent trop vite sortent de la cavité abdominale trop petite et se replient provisoirement dans le cordon ombilical.

Votre bébé bouge

Et l'incroyable se produit enfin : votre bébé bouge !
Il se retourne sur lui-même, mais ces mouvements sont purement réflexes car les muscles ne sont pas encore innervés et ne sont donc pas commandés par le cerveau. Ces mouvements se passent au plus profond de votre corps et malheureusement ne parviennent pas jusqu'à vous. Vous ne les percevez pas. Pourtant, ils sont bien réels puisqu'ils sont visibles à l'échographie. Vous sentirez votre bébé bouger seulement au 4e mois. Encore un peu de patience !

Vous, la future maman

L'hormone HCG, qui peut être détectée très rapidement après la conception et qui indique que vous êtes enceinte, atteint maintenant un taux maximal dans votre corps. Cela explique vos nausées, votre fatigue et les différents petits malaises. Courage, c'est bientôt fini !

8e semaine de grossesse

10e semaine d'aménorrhée

Votre bébé à naître

Votre bébé pèse entre 2 à 3 g et sa taille atteint le cap des 3 cm. Dans ces 3 cm du futur homme ou de la future femme, il y a déjà tout, ou presque : un cœur qui bat, des organes internes aux diverses fonctions et, dans la grosse tête qui commence à se redresser, le cerveau qui se construit peu à peu.

Le visage et les membres

Le visage de votre futur bébé continue à se modeler : les oreilles externes, situées assez bas, presque sous la bouche, ainsi que le bout du nez sont maintenant bien visibles.
Les cavités de la bouche et du nez se rejoignent par la formation du palais, tandis que les bourgeons des dents provisoires sont bien implantés. Il y a 10 bourgeons par mâchoire, qui évolueront pour donner les 20 dents de lait de votre futur bébé.
Les yeux ne sont toujours pas recouverts

par les paupières, en cours de formation.
Au niveau du cou, qui se redresse progressivement, se placent maintenant les glandes salivaires.
Les mains et les pieds ont leur forme définitive, avec les doigts et les orteils qui sont bien constitués. Le pouce et l'index commencent à s'opposer.

Les organes

À la fin de cette 8e semaine de développement, le cœur et l'ensemble du système vasculaire sont entièrement achevés. Dès à présent, les battements du cœur de votre futur bébé peuvent être entendus grâce au doppler. Le cœur est maintenant cloisonné en cœur droit et en cœur gauche.
L'anse intestinale primitive continue son allongement : elle prend des allures contournées dans le cordon ombilical où, par manque de place dans l'abdomen, elle a dû pénétrer.
Les canaux excréteurs sont fermés sur l'extérieur par une membrane : la membrane anale et la membrane uro-génitale. Entre les deux se situe le périnée, qui sera composé de nombreux muscles.

Les organes génitaux

En cette 8e semaine de développement de votre futur bébé, les organes génitaux externes restent encore indifférenciés, c'est-à-dire qu'ils sont à la fois fille et garçon, mais les glandes sexuelles commencent à se former. Des cordons testiculaires apparaissent si votre bébé est, sur le plan génétique, un garçon, tandis que la zone centrale de l'ovaire commence à se dessiner si votre bébé est, sur le plan génétique, une fille.

Vous, la future maman

Vous commencez à vous habituer à votre état et vous supportez avec philosophie tous les petits désagréments qui apparaissent au cours de la journée.
Certains d'entre eux tendent d'ailleurs à s'atténuer : vous ressentez peut-être moins de brûlures d'estomac et vous avez organisé votre alimentation de telle sorte que vous ne souffrez plus de constipation. Mais d'autres petits ennuis peuvent être survenus entre-temps. Connaissez-les afin de les accepter sans panique ni découragement et afin de vous en soulager ; ils disparaîtront entièrement d'eux-mêmes, car ils sont heureusement transitoires.

Les malaises

Si vous avez tendance à avoir la tête qui tourne, à vous sentir mal, voire à perdre connaissance, ne vous affolez pas. Vous manquez peut-être de calcium ou de magnésium ; dans ce cas, repensez votre alimentation.
Ces malaises sont peut-être le fait d'une tension artérielle basse, un phénomène

normal chez la femme enceinte.
Quoi qu'il en soit, consultez votre médecin et, pendant tout le temps où vous serez sujette à ce genre de petits malaises, évitez les stations debout prolongées, les endroits où il est impossible de s'asseoir, les lieux mal aérés et les longs trajets.
En tant que femme enceinte, vous avez droit à une carte de priorité, n'hésitez pas à l'utiliser.
Si vous avez des fourmillements et des crampes, reportez-vous aux conseils donnés au 5e mois de grossesse.

Des sensations douloureuses dans l'abdomen

Au cours de ce 1er trimestre, l'utérus, en augmentant de volume, va se redresser et passer dans la cavité abdominale. Là, il comprime les organes voisins, l'intestin et la vessie, entraînant quelques spasmes, qui se traduisent par des douleurs diffuses au niveau de l'intestin, surtout en cas de constipation, et d'envies plus fréquentes d'uriner.
Ces sensations douloureuses peuvent se situer dans le bas-ventre et être, dans ce cas, dues aux ligaments et aux muscles qui soutiennent l'utérus devenu plus lourd.
Si les douleurs situées dans le bas-ventre ressemblent à celles ressenties au moment des règles, c'est qu'il s'agit de contractions de l'utérus. Si elles sont fortes et à répétition, couchez-vous et appelez votre médecin.

9e semaine de grossesse
11e semaine d'aménorrhée

Votre bébé à naître

Sa taille est de 4 cm de la tête au coccyx et de 5,5 cm de la tête aux talons. Son poids est de 10 g. Votre bébé est environ 40 000 fois plus grand que l'œuf dont il est issu !
Les principaux systèmes organiques sont en place. La croissance des tissus et des organes a entraîné le développement des formes externes, ce qui a beaucoup fait évoluer son aspect général. L'une des modifications les plus notables est le redressement progressif de la tête, qui commence à s'arrondir. Encore très volumineuse, elle représente environ la moitié de la taille totale.

Le visage et les membres

Le visage se modèle, et des traits humains reconnaissables apparaissent. Votre bébé

ne peut plus être confondu avec un embryon de n'importe quelle espèce de mammifères, il ressemble maintenant à un petit d'homme. Les yeux qui étaient situés très loin sur les côtés de la tête commencent leur migration vers le devant du visage, tandis que les oreilles se rapprochent de leur localisation définitive. Si les narines, aux orifices bouchés, sont encore très écartées, les conduits du nez communiquent avec la bouche qui commence à se rétrécir. Les bourgeons du goût apparaissent, les lèvres se dessinent. Les paupières continuent leur développement et recouvrent maintenant l'œil qui va rester ainsi fermé pendant plusieurs mois, jusqu'à l'achèvement complet du globe oculaire.
Les membres continuent de s'allonger – les bras plus rapidement que les jambes – et acquièrent une longueur proportionnelle à celle du corps.

Les organes

La cavité abdominale est formée ; cela délimite une zone supérieure, contenant le cœur et le système pulmonaire en développement, et une zone inférieure, comprenant l'estomac, le foie, le pancréas, la rate et les intestins. Ces 2 zones sont séparées par le diaphragme. La cavité abdominale est encore trop petite pour contenir l'intestin, qui s'allonge toujours, sort en hernie et s'enroule dans le cordon ombilical.

Désormais, le cœur bat entre 110 et 160 battements par minute. Dès le début, le cœur de l'embryon est autonome par rapport à celui de la mère. Il bat à son propre rythme, bien qu'il soit soumis à l'état nerveux de sa mère. Quand celle-ci se trouve soudain dans un état de stress, ressentant une grosse émotion ou une colère, son sang se charge d'adrénaline qui traverse le placenta et influence le rythme cardiaque du bébé. C'est la raison pour laquelle il est important que la mère ait une vie calme. Selon des études récentes, le stress et les bouleversements physiologiques qu'il entraîne se transmettent de la mère au fœtus – cela est décelable en particulier dans le taux de cortisol, l'« hormone du stress ».
Le petit intestin est déjà capable de mouvements musculaires involontaires, appelés péristaltisme. Ce sont ces mouvements qui se propagent sous la forme d'ondes qui permettent le déplacement des matières à l'intérieur de l'intestin.

Les organes génitaux

Si le sexe lui-même n'est pas encore là, les voies génitales sont déjà bien différenciées. Avec, chez la fille, un canal utéro-vaginal, les ovaires et les trompes de Fallope, tandis que, chez le garçon, les testicules sécrètent déjà de la testostérone ; ils sont situés dans la paroi postérieure de l'abdomen. La migration des testicules n'est pas un déplacement actif mais un phénomène passif lié à la croissance de la paroi abdominale.

Les annexes

On appelle annexes les tissus élaborés à partir de l'œuf et qui servent d'intermédiaire entre la mère et l'enfant : il s'agit essentiellement du placenta, du cordon ombilical et de la cavité amniotique.

Le placenta

Les villosités qui entouraient entièrement la partie externe de l'œuf se sont peu à peu développées à l'endroit où est fixé le cordon ombilical ; dans le même temps, elles ont dégénéré sur le pourtour de l'œuf qui, au début de ce 3e mois, est maintenant lisse. Les villosités restantes vont encore grandir et se ramifier, formant des petits arbres très chevelus, destinés à augmenter les surfaces d'échanges entre le sang maternel et le sang fœtal.

Cet ensemble de villosités, localisées en un seul endroit, aboutit à la fin du mois au placenta, organe en forme de disque, intermédiaire vital entre la mère et son enfant.

Le sang maternel arrive dans les lacs sanguins par des artères spiralées, situées dans la paroi utérine, et baigne les villosités. Dans celles-ci circule, dans de petites artères ramifiées qui se subdiviseront ensuite en capillaires, le sang de l'enfant apporté par les vaisseaux du cordon ombilical. Il n'y a jamais de communication directe entre la circulation maternelle et la circulation fœtale : les deux sangs ne se mélangent jamais. Les échanges entre le sang de la mère et celui de l'enfant se font uniquement à travers les parois extrêmement minces des villosités. Les petits lacs sanguins, qui séparent les troncs villeux et dans lesquels trempent les villosités, contiennent environ 150 cm^3 de sang qui se renouvellent 3 à 4 fois par minute.

Le placenta s'épaissit peu à peu par l'allongement de la prolifération des villosités choriales et non aux dépens des tissus maternels.

Son accroissement en surface est sensiblement parallèle à celui de l'utérus. Pendant toute la durée de la grossesse, il couvre 25 à 30 % environ de la surface interne de l'utérus.

Le cordon ombilical

C'est le pédicule qui, par l'intermédiaire du placenta, relie le bébé à sa mère. À ce stade du développement, le cordon ombilical est encore très gros car, en plus des 2 artères et de la veine qui assurent la survie du bébé, il contient les anses intestinales contournées qui ne tiennent pas dans la cavité abdominale, encore trop petite.

Par le placenta, la veine ombilicale puise dans le sang maternel la nourriture et l'oxygène, et les dirige grâce à un réseau de petits vaisseaux veineux vers les organes du bébé. Puis les artères ombilicales évacuent les déchets, dus au métabolisme du bébé, vers le placenta qui les déverse dans la circulation maternelle. Dès la naissance, ce sera l'inverse : ce sont les artères qui transporteront le sang riche en nutriments et en oxygène, et les veines qui remporteront le sang chargé de déchets.

Les vaisseaux ombilicaux possèdent des parois riches en fibres musculaires et élastiques. Ils sont entourés d'une sorte de gelée qui a pour rôle de les protéger. Ces éléments contribuent à leur constriction et à leur oblitération rapide dès la ligature et la section du cordon. Au cours de la grossesse, ce dernier s'allonge et s'amincit. Très souple, il permet au bébé tous les mouvements possibles. Au moment de la naissance, il a une épaisseur d'environ 2 cm de diamètre et mesure 50 à 60 cm de longueur.

À la naissance, la section du cordon ombilical rompra définitivement les liens entre la circulation maternelle et celle de l'enfant qui deviendra totalement autonome. Ce qui restera du cordon, sur l'abdomen de l'enfant, séchera et tombera quelques jours plus tard, en laissant une cicatrice indélébile : l'ombilic, plus connu sous le nom de nombril.

La cavité et le liquide amniotique

Nourri par l'intermédiaire du placenta et du cordon ombilical, votre bébé est protégé par les enveloppes qui l'entourent. Suspendu dans la cavité amniotique par le cordon, il se déplace dans le liquide en prenant appui avec ses pieds sur la paroi. Par les substances qu'il contient, le liquide amniotique est un moyen d'échanges supplémentaires entre mère et enfant.

D'abord liquide clair, aqueux, sécrété par les cellules de l'amnios, membrane délimitant la cavité, il est ensuite enrichi de sels minéraux puis de sécrétions issues de l'organisme maternel et du fœtus lui-même au fur et à mesure de sa croissance.

La quantité de liquide amniotique varie selon l'âge de la grossesse : elle est de 20 cm^3 à la 7e semaine, de 300 à 400 cm^3 à la 20e semaine, puis se stabilise aux alentours de 500 cm^3. En perpétuel mouvement, le liquide amniotique est régulièrement renouvelé. Il est absorbé par la peau et la bouche du bébé. Tandis qu'une partie du liquide avalé se transforme en urine et est rejetée dans la cavité amniotique, l'autre partie est absorbée par l'intestin, gagne la circulation fœtale et, par l'intermédiaire du placenta, retourne à l'organisme maternel.

Les annexes chez les jumeaux

La disposition des annexes fœtales varie selon le type de jumeaux. Quand il s'agit de jumeaux frères, qu'on appelle habituellement « faux jumeaux », c'est-à-dire qui résultent de la fusion de 2 spermatozoïdes avec 2 ovocytes différents, il y a formation de 2 zygotes différents. Chaque zygote s'implante individuellement dans l'utérus et y développe son propre placenta et sa propre cavité amniotique. Quand il s'agit de vrais jumeaux, qui résultent du clivage d'un seul zygote, il peut y avoir plusieurs cas :

• chaque embryon possède son placenta et sa cavité amniotique, comme dans le cas des faux jumeaux. Le diagnostic de vrais jumeaux est alors fait par la similitude des groupes sanguins, des empreintes digitales, du sexe et de l'aspect physique, par exemple la couleur des yeux ou celle des cheveux. Chez les vrais jumeaux, la carte génétique est rigoureusement identique ;

• le plus souvent, les deux embryons ont un placenta commun et des cavités amniotiques séparées ;

• dans des cas rares, les deux embryons ont un placenta et une cavité amniotique communs.

C'est la première échographie qui vous apprendra si vous attendez des jumeaux.

Vous, la future maman

Votre utérus a maintenant la taille d'un gros pamplemousse, doux au toucher. Votre cœur bat plus vite. Cette accélération est liée à l'augmentation importante du volume sanguin. Cette masse sanguine à mouvoir, dont 25 % sont directement utilisés par le système placentaire, entraîne un travail accru de la part du cœur ; cela peut avoir comme conséquence pour vous un léger essoufflement à l'effort.

Vos reins travaillent davantage. Votre sang qui transporte les nutriments et l'oxygène vers votre bébé récupère aussi ses déchets et doit les éliminer. Tandis que le gaz carbonique est éliminé au niveau de vos poumons, les déchets métaboliques sont filtrés par votre système rénal.

10e semaine de grossesse

12e semaine d'aménorrhée

Votre bébé à naître

Sa taille est de 5 cm de la tête au coccyx et de 7,5 cm de la tête aux talons. La longueur de son pied est de 9 mm. Son poids est de 18 g. Les premières semaines, la taille de votre bébé doublait tous les jours, puis toutes les semaines ; maintenant, il doit attendre plusieurs semaines avant de la doubler à nouveau. Le visage, qui est bien visible depuis que la tête s'est redressée, est à présent distinctement celui d'un être humain.

Mouvements et cerveau

Votre bébé, qui a maintenant de nombreux muscles, est capable de mouvements spontanés de l'ensemble de son corps. Il tourne la tête, agite légèrement les bras et les jambes, et ferme les poings.

Ces mouvements que vous ne percevez pas encore sont des réflexes émanant directement de la moelle épinière. Le cerveau n'est pas encore assez développé pour les réguler ; d'ailleurs, il ne pourra pas le faire, même après la naissance. Car le cerveau est un organe si complexe et si différencié que sa maturation mettra de longues années à se faire, pour s'achever seulement vers l'âge de 18 ans. Pour le moment, il poursuit son élaboration, qui se traduit en ce début de 3e mois de grossesse par une multiplication intense, tel un bouquet de feu d'artifice, des cellules nerveuses appelées neuroblastes. Ce n'est qu'au terme de leur maturation que ces neuroblastes porteront le nom de neurones. Parallèlement à leur prolifération, les neuroblastes migrent dans la substance cérébrale. Cette migration est nécessaire pour l'établissement des circuits nerveux.

Bulbes pileux et bourgeons des dents

Des bulbes pileux, à l'origine des poils et des cheveux, commencent à se former dans la couche la plus profonde de la peau. Les bourgeons des dents permanentes se forment également ; ils sont situés, du côté de la langue, sous la ligne des dents de lait qui continuent leur évolution. Ces bourgeons, qui se développent d'une façon tout à fait semblable à ceux des dents de lait, resteront à l'état de repos pendant de nombreuses années : quand l'enfant aura 6 ans, ils commenceront à se développer, repoussant la dent de lait correspondante et provoquant sa chute.

Les organes internes

Dans le pancréas, les îlots de Langerhans commencent leur développement : il s'agit d'un groupe de cellules de la plus haute importance. Leurs sécrétions – l'insuline et le glucagon, pour les 2 principaux types cellulaires – maintiennent en équilibre le taux de sucre dans le sang, empêchant la maladie du diabète.

Le foie est énorme. Son poids représente environ 10 % du poids total du corps. Cela est dû à la fonction actuelle du foie, qui est de fabriquer les cellules sanguines. Entre les cellules hépatiques et les parois vasculaires se trouvent en effet de grands îlots cellulaires qui produisent les cellules sanguines de la lignée rouge et celles de la lignée blanche. Cette activité du foie diminuera progressivement au cours des deux derniers mois de la vie intra-utérine, le relais étant peu à peu assuré par la moelle. À la naissance, seuls quelques îlots persisteront pour finalement disparaître ; le poids du foie ne représentera plus alors que 5 % du poids total du corps.

La grande hernie intestinale qui occupait le cordon ombilical rentre peu à peu dans la cavité abdominale, qui s'agrandit. Quand tout sera en place, le cordon ombilical s'amincira d'une manière considérable, car il ne contiendra plus que les vaisseaux sanguins.

Vous, la future maman

L'utérus, qui est désormais trop gros pour tenir dans la cavité pelvienne, monte dans la cavité abdominale. La vessie n'étant plus comprimée, les envies fréquentes d'uriner vont alors cesser.

D'une façon générale, vous commencez à vous sentir mieux. Comme par enchantement, vos nausées vont bientôt disparaître, cette semaine ou la semaine prochaine. Vous allez retrouver le goût de la nourriture avec un nouvel enthousiasme. Alors, méfiez-vous !

Ne vous laissez surtout pas aller à l'euphorie de votre appétit retrouvé, car si vous n'y prenez pas garde, vous risquez fort de grossir de 5 kg, voire davantage, en l'espace d'un mois seulement. Ne vous laissez donc pas tenter par les pâtisseries et autres sucreries. Soyez vigilante et surveillez votre poids : pesez-vous d'une manière régulière 2 fois par semaine.

11e semaine de grossesse

13e semaine d'aménorrhée

Votre bébé à naître

Sa taille est de 6 cm de la tête au coccyx et de 8,5 cm de la tête aux talons. Son poids est de 28 g. La longueur de son pied est de 1,2 cm. L'eau qui entre dans la constitution de votre bébé représente près de 90 % de son poids !

Sa tête est encore volumineuse. Elle représente environ le tiers de la longueur totale du corps ; à la naissance, elle fera le quart de la longueur totale. En comparaison, la tête d'un adulte équivaut environ au huitième de la longueur totale du corps.

Les os

Les premiers os sont présents. D'abord tissus cartilagineux apparus en premier dans les membres, ils se sont enrichis en cellules osseuses qui se sont organisées en tissus plus compacts. Des îlots cartilagineux continuent à se mettre en place au niveau du crâne et de la face. Le nez, aux narines maintenant ouvertes, pointe son petit bout cartilagineux au milieu du visage, tandis que le menton commence à s'affirmer.

De la colonne vertébrale, qui continue à se consolider, partent les premières formations des côtes. Et en relation avec les os des jambes, ceux du bassin se dessinent. Peu à peu, tous les îlots cartilagineux vont se rejoindre, se durcir et s'articuler. Le squelette complet, avec ses 110 os, ne sera terminé qu'à l'adolescence.

Les poils

Les premiers poils, issus de la croissance des cellules des bulbes pileux, font leur apparition dans les régions des sourcils et de la lèvre supérieure. C'est un duvet extrêmement fin qui tombera au moment de la naissance pour être remplacé par d'autres poils plus gros.

Le système nerveux

Pendant ce temps, les cellules nerveuses poursuivent leur course folle. Elles se multiplient, se différencient, mais ne sont pas encore reliées les unes aux autres. Le cerveau s'est séparé en plusieurs parties distinctes, qui se plissent au fur et à mesure qu'elles se développent pour lui donner son aspect caractéristique. Il n'est pas encore fonctionnel ; il faudra attendre quelque temps encore que sa maturation soit suffisante pour qu'il puisse prendre les commandes. Pour le moment, seules des fibres motrices venant de la moelle épinière se branchent directement sur les fibres sensorielles des muscles, formant les circuits courts des réflexes les plus simples.

Vous, la future maman

Votre cœur est plus rapide qu'avant votre grossesse. Il exécute autour de 4 à 8 battements de plus par minute.

Vous l'avez sans doute remarqué : vos cheveux ont embelli depuis le début de votre grossesse. Moins gras, ils ont plus de volume. Cela tient au fait que les hormones de la gestation qui vous imprègnent freinent la chute normale des cheveux et la sécrétion des glandes sébacées situées à leur racine. 2 à 6 mois après l'accouchement, vos cheveux recommenceront à tomber normalement. Mais les cheveux qui auraient dû tomber pendant les 9 mois de la grossesse tombent également. Aussi, ne dramatisez pas quand vous verrez vos cheveux tomber, plus ou moins vite, après la naissance de votre bébé. C'est un phénomène normal.

12e semaine de grossesse
14e semaine d'aménorrhée

Votre bébé à naître

Sa taille est de 7 cm de la tête au coccyx et de 10 cm de la tête aux talons. Son poids est de 45 g.

Le visage de votre bébé s'affine. Avec les os de la face qui prennent peu à peu leur forme définitive, il ressemble vraiment à un petit d'homme. Ses yeux, qui étaient encore sur les côtés, se sont déplacés vers l'avant, tandis que ses oreilles, qui étaient au niveau du cou, sont à présent plus hautes sur la tête.

Le foie, toujours énorme, n'est plus seul à fabriquer les cellules sanguines ; il est aidé en cela par la moelle, qui va progressivement prendre le relais. Dès la naissance et pendant l'existence entière, elle assurera seule cette fonction.

Si votre bébé est une fille, ses ovaires commencent à descendre dans l'abdomen ; si c'est un garçon, la prostate est d'ores et déjà présente.

Quant aux glandes sexuelles qui sont déjà formées depuis plusieurs semaines, elles sécrètent des hormones indispensables à la maturation des organes sexuels externes. Chez le garçon, le pénis est maintenant apparent.

Vous, la future maman

Votre bébé grossit et grandit. Il élabore ses os et ses muscles et a donc besoin de tous les éléments constitutifs qui sont indispensables à leur formation et à leur croissance. Il puise dans votre sang tout ce dont il a besoin, en particulier les acides aminés qui, en s'assemblant, constituent les protéines, la matière de base des muscles.

Il puise également du calcium et d'autres sels minéraux pour l'édification de son squelette, du fer pour la formation de ses globules rouges, et des vitamines qui permettent les réactions biochimiques au sein de ses cellules.

Actuellement, il fait une énorme consommation de tous ces éléments, parmi beaucoup d'autres.

S'ils ne sont pas apportés en quantité suffisante dans votre sang par l'alimentation, il prendra tout de même ce dont il a besoin, à votre propre détriment. Aussi, nourrissez-vous correctement.

13e semaine de grossesse
15e semaine d'aménorrhée

Votre bébé à naître

Sa taille est de 8 cm de la tête au coccyx et de 12 cm de la tête aux talons. Son poids est de 65 g. À présent, la tête de votre bébé peut être mesurée par ultrasons ; elle a un diamètre de 3,2 cm. À partir de cette mesure, on peut calculer la date de votre accouchement à quelques jours près. Durant cette semaine, la tête de votre bébé va encore s'accroître en diamètre de 4 mm.

Les os

Le squelette de votre bébé continue de se former par une production continue d'os. Les articulations sont fonctionnelles et les bras peuvent se plier aux coudes et aux poignets. Les doigts peuvent se replier à l'intérieur de la main : votre bébé serre les poings ! Pendant ce temps, il écarte les doigts de pied en éventail ! Mais aucun de ces mouvements n'est encore contrôlé par le cerveau.

La mélanine

Dans la peau, des cellules possédant des prolongements élaborent progressivement un pigment sombre : la mélanine. Ce pigment est transmis aux autres cellules de l'épiderme par l'intermédiaire des prolongements. Ce sont ces cellules qui, après la naissance, seront responsables de la pigmentation de la peau. Ce seront encore elles qui bruniront la peau en réaction à l'exposition de soleil.

Votre bébé ouvre la bouche

La bouche est capable de s'ouvrir, de se fermer et d'exécuter des mouvements de succion. Votre bébé commence à avaler un peu du liquide amniotique dans lequel il baigne. Il l'excrète ensuite, comme de l'urine, grâce à ses reins devenus fonctionnels. C'est la première fois que s'établit un circuit primitif d'absorption et d'excrétion par les voies digestives.

Vous, la future maman

En cette 13e semaine de grossesse, à la fin de ce 3e mois, votre ventre commence à s'arrondir. Si peu, que seul un œil averti peut s'en apercevoir quand vous êtes habillée.

Mais vous, qui vous connaissez bien, vous savez que votre corps a un peu changé. Vos vêtements sont encore portables s'ils sont de coupe ample, mais d'ici quelque temps il faudra desserrer les élastiques !

14e semaine de grossesse
16e semaine d'aménorrhée

Votre bébé à naître

Sa taille est de 9 cm de la tête au coccyx et de 14 cm de la tête aux talons. Son poids est de 110 g. Le diamètre de sa tête est aux environs de 3,6 cm. La cavité amniotique contient 250 cm^3 de liquide. Ce volume va augmenter avec l'âge de la grossesse.

À partir de cette semaine, votre bébé devient plus actif. En plus des mouvements physiques involontaires des bras et des jambes, il est désormais capable d'ouvrir la bouche, de tourner les yeux et de froncer les sourcils !

La tête et la peau

Sa tête est maintenant bien droite et ses jambes sont à présent plus longues que ses bras. Le derme, ou couche profonde de la peau, se différencie au cours du 3e et du 4e mois en un tissu conjonctif contenant des fibres élastiques et des fibres de collagène, responsables de l'aspect définitif de la peau. En même temps se mettent en place dans l'épiderme de petites papilles qui renferment des corpuscules du tact. Le sens du toucher commence donc à se développer chez votre bébé.

Le squelette et les organes

Le squelette pourrait être observé par les rayons X. Auparavant, les os contenaient trop peu de calcium pour être visibles de cette façon.

À présent, le cœur exécute 110 à 120 battements par minute.

C'est maintenant, vers le début du 4e mois, que l'intestin qui s'est beaucoup développé commence à réintégrer la cavité abdominale, qui s'est agrandie.

La glande thyroïde

La glande thyroïde tend à devenir opérationnelle et fabrique l'hormone thyroïdienne, une hormone capitale durant toute l'existence d'un individu. Elle assurera, entre autres fonctions, la croissance de l'enfant. Pour fonctionner d'une manière normale, la cellule thyroïdienne a besoin d'iode, un oligoélément qui lui est apporté par l'alimentation ; si vous utilisez régulièrement du sel marin, votre apport en iode sera suffisant.

Vous, la future maman

Pensez à vous peser régulièrement.

15e semaine de grossesse
17e semaine d'aménorrhée

Votre bébé à naître

Sa taille est de 10 cm de la tête au coccyx et de 16 cm de la tête aux talons. Son poids est de 135 g. Le diamètre de sa tête mesurée par les ultrasons est de 3,9 cm. La longueur de son pied est de 2 cm !

Votre bébé bouge dans le liquide amniotique. Si vous avez déjà eu d'autres enfants, vous pouvez percevoir ces mouvements, mais s'il s'agit de votre premier enfant, vous ne les sentez pas ; attendez encore deux semaines.

L'arbre pulmonaire comprend la trachée et les 2 lobes pulmonaires qui n'ont pas terminé leur maturation complète. Dans chacun des lobes, les divisions se poursuivent d'une manière régulière pour former les innombrables alvéoles au niveau desquelles se feront les échanges gazeux, quand votre bébé sera né.

Les poumons ne fonctionnent pas encore en tant qu'organe de la respiration. Toutefois, de pseudo-mouvements respiratoires ont lieu ; ils sont encore peu fréquents, rapides et irréguliers. Ces mouvements de la poitrine qui se lève et s'abaisse ont pour résultat de faire entrer dans les poumons du liquide amniotique, puis de l'expulser.

N'oubliez pas que votre bébé respire par l'intermédiaire de votre sang. Vous lui apportez de l'oxygène et vous le débarrassez du gaz carbonique qu'il rejette. C'est la raison pour laquelle il n'a pas besoin de ses poumons pour le moment. Et s'ils sont remplis de liquide amniotique, n'ayez pas peur, il ne risque pas de se noyer ! La déglutition et la respiration requièrent une coordination complexe entre les nerfs et les muscles. Le liquide amniotique est un bon milieu qui permet l'« entraînement », avant la naissance, de ces deux activités.

Vous, la future maman

Vous avez plus de 38 ans ? Vous faites partie des grossesses à risque. Ne vous alarmez pas. Si vous n'avez pas de problème particulier, tout se déroulera normalement. Néanmoins, faites-vous surveiller correctement.

16e semaine de grossesse
18e semaine d'aménorrhée

Votre bébé à naître

Sa taille est de 11 cm de la tête au coccyx et de 17,5 cm de la tête aux talons. Son poids est de 160 g. La longueur de son pied est de 2,5 cm et le diamètre de sa tête de 4 cm.

Tandis que les oreilles commencent à être en place sur les côtés de la tête, les yeux se sont beaucoup rapprochés. La rétine devient sensible à la lumière.

Tout le corps de votre bébé est recouvert d'un très fin duvet, doux comme de la soie, qui porte le joli nom de lanugo ; il tombera à la naissance pour être remplacé par un autre duvet, aux poils plus gros.

Et le miracle se produit enfin : vous sentez votre bébé bouger ! Pour le moment, les mouvements perçus sont légers comme des ailes de papillon. Mais attendez la suite !

Vous, la future maman

La grande quantité de progestérone que vous produisez a pour effet de relâcher tous vos muscles lisses. L'effet secondaire indésirable est un ralentissement des fonctions intestinales.

Ne laissez pas la constipation s'installer. Évitez les aliments trop sucrés et mangez des produits naturels, riches en fibres. Si votre constipation est tenace, ne prenez aucun médicament sans en parler à votre médecin.

17e semaine de grossesse
19e semaine d'aménorrhée

Votre bébé à naître

Sa taille est de 12 cm de la tête au coccyx et de 19 cm de la tête aux talons. Son poids est de 200 g. Le diamètre de sa tête est maintenant de 4,5 cm.

La peau et la moelle épinière

La peau de votre bébé a acquis sa constitution définitive. Cependant, elle est encore si mince qu'on peut voir tous les petits capillaires qui la parcourent comme autant de petits sillons roses.

Les fibres nerveuses de la moelle épinière s'entourent de myéline : il s'agit d'une substance riche en lipides qui sert de gaine isolante et protectrice ; elle permet la conduction de l'influx nerveux sans risque de courts-circuits.

L'intestin

L'intestin de votre bébé continue de se développer. Tout en s'allongeant, il se contourne pour prendre sa place définitive. Une toute petite expansion apparaît : c'est l'appendice ! Dans l'intestin, une substance, appelée méconium, composée de petits débris cellulaires qui flottent dans le liquide amniotique et que votre bébé avale, commence à s'accumuler. À la naissance, le bébé éliminera ce méconium. Ce sera le premier mouvement actif de son intestin.

Vous, la future maman

À partir de ce 4e mois de grossesse, votre médecin va, d'une façon régulière, mesurer votre utérus avec un ruban de couturière afin de contrôler la croissance de votre bébé. Il inscrit le résultat sur votre dossier à côté des lettres « HU », qui signifient « hauteur utérine ». La hauteur utérine est la distance comprise entre le bord supérieur du pubis et le fond de l'utérus. On sent ce dernier à la main, quand la consistance ferme de l'utérus laisse place à la mollesse de l'intestin. Ce chiffre est constant pour plusieurs semaines. À 4 mois, la hauteur utérine est de 16 cm. À 4 mois et demi, ce qui correspond au milieu de la grossesse, l'utérus arrive au nombril, soit au milieu du ventre.

18e semaine de grossesse
20e semaine d'aménorrhée

Votre bébé à naître

Sa taille est de 13 cm de la tête au coccyx et de 20 cm de la tête aux talons. Son poids est de 240 g. Le diamètre de sa tête est d'environ 4,8 cm.

La peau de votre bébé commence à s'épaissir un peu, mais reste tout de même encore très fine et transparente. Sur ses doigts, on peut déjà observer la marque de ses empreintes digitales ! Les ongles se forment, et quelques cheveux tendent à apparaître.

Le cœur est maintenant suffisamment gros pour être entendu avec un simple stéthoscope posé sur votre abdomen.

En cette 18e semaine de grossesse, la multiplication des cellules nerveuses est terminée. Leur nombre définitif – de 12 à 14 milliards – est acquis une fois pour toutes. Il commencera à diminuer d'une manière progressive dès le moment de la maturation complète du cerveau, c'est-à-dire vers l'âge de 18 ans.

Les muscles prennent désormais de la force ; c'est la raison pour laquelle les mouvements de votre bébé sont plus vigoureux.

Vous, la future maman

Comme tous les autres organes, votre glande thyroïde est plus active. Cela a pour conséquence une élévation de la température interne du corps. Vous avez souvent trop chaud et, pour ramener votre corps à une température normale, votre transpiration augmente. Ce mécanisme permet de libérer, grâce à la transpiration, l'excès de déchets produits par votre organisme et par celui de votre bébé.

Cette élévation de température est inconfortable pendant les mois d'été. Aussi, si vous devez partir en vacances, choisissez en toute connaissance de cause un endroit tempéré.

Si votre grossesse se déroule en hiver, ne vous couvrez pas pour autant d'une façon excessive. Portez plusieurs vêtements légers que vous pourrez retirer au fur et à mesure de vos besoins.

Si vous transpirez beaucoup, mettez du talc aux endroits les plus exposés ; il absorbera l'excès de sueur et vous évitera des échauffements et des irritations.

19e semaine de grossesse

21e semaine d'aménorrhée

Votre bébé à naître

Sa taille est de 14 cm de la tête au coccyx et de 21,5 cm de la tête aux talons. Son poids est de 335 g. Le diamètre de sa tête est aux environs de 5,1 cm. La tête et le cou représentent, en cette 19e semaine de grossesse, le tiers de la longueur de l'ensemble du corps.

Votre bébé est maintenant extrêmement actif. Il bouge ses bras et ses jambes, et fait même de véritables ruades. Suspendu à son cordon, il expérimente d'innombrables galipettes. Cette bosse qui bouge, c'est peut-être un pied, un bras ou encore sa tête. Caressez-la tout doucement pour montrer à votre bébé que vous savez que c'est lui.

Votre bébé dort environ 16 à 20 heures sur 24. Son sommeil commence à être rythmé par des phases de sommeil profond et des phases de sommeil léger. Pendant les périodes de sommeil léger, une petite tape sur votre abdomen peut le faire sursauter. Les périodes de sommeil et de veille peuvent être appréciées par l'observation de son activité motrice ainsi que de son rythme cardiaque ; elles ne correspondent pas du tout au rythme du sommeil de la mère. Aussi pouvez-vous être réveillée en pleine nuit par votre bébé qui n'a pas sommeil du tout et qui s'agite. Caressez doucement votre ventre. Il se calmera et vous pourrez peut-être vous rendormir !

Vous, la future maman

Vous vous essoufflez rapidement. Vos organes travaillant davantage, vous libérez beaucoup plus de gaz carbonique. De surcroît, vous devez éliminer le gaz carbonique de votre bébé et lui apporter de l'oxygène. Pour cela, vous respirez plus rapidement.
Cette hyperventilation vous rend plus fatigable à l'effort. La difficulté à respirer s'explique également par le fait que l'utérus, en augmentant de volume, repousse la masse abdominale vers le haut, qui appuie alors sur le diaphragme et diminue le volume de la cage thoracique.
À ce stade de votre grossesse, votre cerveau est plus sensible au niveau plus élevé de gaz carbonique qui circule dans votre sang. Cela peut vous provoquer quelques éblouissements. Ne vous en alarmez pas.

20e semaine de grossesse
22e semaine d'aménorrhée

Votre bébé à naître

Sa taille est de 15 cm de la tête au coccyx et de 22,5 cm de la tête aux talons. Son poids est de 385 g. Le diamètre de sa tête est de 5,4 cm.
Étant donné que l'ensemble du corps grandit et grossit, la tête de votre bébé paraît, en proportion, moins volumineuse. La circonférence de la tête évolue d'une façon étroitement parallèle au développement du cerveau.
Si votre bébé est un garçon, son scrotum – qu'on a coutume d'appeler familièrement les « bourses » – est encore solide. Si votre bébé est une fille, son vagin commence à se former.
Les ovaires contiennent déjà des îlots d'ovogonies – des cellules sexuelles primitives. En cette 20e semaine de grossesse, votre bébé fille possède près de 6 millions

d'œufs ! À ce stade précoce de développement, un très grand nombre d'entre eux va peu à peu commencer à dégénérer et, au moment de la naissance, il n'en restera seulement qu'1 million environ.

Le pancréas commence à fabriquer de l'insuline. C'est une hormone extrêmement importante, puisqu'elle permet la régulation du taux de sucre dans le sang. Quand le taux de sucre dépasse la normale – qui est de 1 g par litre de sang –, apparaissent alors les troubles du diabète du fait du manque d'insuline.

À présent, par un courant continu d'échanges entre la mère et son bébé, le liquide amniotique se stabilise aux environs de 500 cm^3.

Vous, la future maman

Votre appétit va bon train ! Mangez selon votre faim, qui est bien sûr plus importante depuis que vous êtes enceinte, mais n'en profitez pas pour vous laisser aller à la gourmandise. Ce regain d'appétit est la réponse naturelle au changement survenu dans votre métabolisme. Vous brûlez quotidiennement 500 à 600 calories supplémentaires pour vos propres besoins.

Il est inutile de contrôler votre poids plus d'une fois par semaine, mais si vous ne pouvez pas résister au désir impérieux de nourriture, pesez-vous tous les 2 jours : la balance se chargera de vous rappeler à l'ordre.

21e semaine de grossesse

23e semaine d'aménorrhée

Votre bébé à naître

Sa taille est de 16 cm de la tête au coccyx et de 24 cm de la tête aux talons. Son poids est de 440 g. Le diamètre de sa tête avoisinera à la fin de la semaine 5,8 cm. Les ongles de votre bébé poussent ainsi que le fin duvet qui recouvre maintenant tout son corps. Ses cheveux commencent à recouvrir sa tête ; ils sont encore clairsemés et fins comme de la soie.

Depuis quelques semaines déjà, votre bébé ouvrait la bouche, la refermait et simulait avec ses lèvres quelques mouvements de succion. Parallèlement, il était capable de tourner la tête et de lever les bras. Cette fois, ça y est ! Il parvient à attraper son pouce avec la bouche. Il va s'exercer à perfectionner le réflexe de succion et sera ainsi parfaitement au point, à sa naissance, quand il devra téter.

Les alvéoles pulmonaires continuent leur développement, et les mouvements respiratoires deviennent plus fréquents ; ils sont irréguliers et rapides car encore mal coordonnés.

Le placenta

À ce stade de votre grossesse, le placenta qui croît depuis le début est définitivement constitué.

Au cours du 4e mois est apparu un certain nombre de cloisons faisant saillie dans les lacs sanguins : ce sont les septa intercotylédonaires. Ces cloisons, qui ont poursuivi leur croissance jusqu'à ce 5e mois, possèdent un axe constitué de tissu maternel recouvert en surface par une couche de tissu très mince d'origine fœtale. Du fait de la présence des septa, le placenta est divisé en un certain nombre de compartiments, appelés par les médecins accoucheurs les cotylédons.

Jusqu'à la fin du 4e mois, le placenta a poussé à la fois en épaisseur et en circonférence. À présent, il change peu en épaisseur, mais continue de s'élargir. Si, au 3e mois, le diamètre était de 6 cm, en fin de grossesse il atteindra 15 à 25 cm pour une épaisseur de 3 cm environ. L'augmentation en épaisseur du placenta est due à la croissance en longueur des villosités, ce qui entraîne un élargissement des espaces intervilleux remplis du sang maternel.

À l'extérieur, le placenta est à présent un organe en forme de disque, attaché à la paroi utérine par sa face maternelle qui montre une vingtaine de renflements représentant les cotylédons.

La face fœtale du placenta est lisse et brillante, entièrement tapissée par une membrane sur laquelle courent de gros vaisseaux artériels et veineux ; ces derniers sont les branches terminales des vaisseaux ombilicaux qui se rejoignent au niveau du cordon ombilical. À la périphérie, le placenta se poursuit avec les « membranes » qui sont formées, entre autres, par l'amnios et le chorion. En général, l'implantation du cordon ombilical ne se trouve pas au centre du disque placentaire.

À partir du 4e mois et au fur et à mesure que votre grossesse avance, la membrane des villosités s'amincit d'une manière impressionnante ; cela permet une augmentation considérable du taux des échanges entre la mère et l'enfant. Cette membrane d'échanges entre le sang maternel et le sang fœtal est souvent appelée la « barrière placentaire ».

L'eau traverse la barrière placentaire très rapidement et dans les deux sens : 99 % environ de l'eau et des sels minéraux qui parviennent au bébé retournent à la mère.

Vous, la future maman

Le volume de votre masse sanguine a beaucoup augmenté. Votre bébé grandit ; aussi faut-il le nourrir davantage. C'est pourquoi 25 % de la masse sanguine sont directement utilisés par le système placentaire.

Cet accroissement de la masse sanguine peut occasionner chez vous quelques troubles dus à la difficulté de la circulation à remonter vers le cœur :

• des petits saignements du nez et des gencives, dus à la pression exercée par la masse sanguine sur les capillaires ;

• des fourmillements dans les membres, des jambes lourdes, des varices et des hémorroïdes. La dilatation de petits capillaires est visible sur la peau avec l'apparition d'un réseau de petites lignes rouges localisées sur le visage, les épaules, les bras et la poitrine, mais surtout les jambes. Ce sont les fameuses varicosités qui atteignent deux tiers des femmes blanches et un tiers des femmes noires ; d'ordinaire, elles disparaissent après la délivrance.

L'augmentation de la masse sanguine surcharge et dilate les veines, qui ont alors tendance à un relâchement de leur tonus, d'où une diminution de la pression artérielle. Cette diminution de la pression artérielle peut provoquer des malaises tels qu'une sensation de faiblesse et des vertiges.

Tous ces troubles vont s'accentuer ou risquent d'apparaître au cours du dernier trimestre de la grossesse. C'est la raison pour laquelle il est bon de les connaître dès maintenant afin de les prévenir autant que faire se peut.

22e semaine de grossesse

24e semaine d'aménorrhée

Votre bébé à naître

Sa taille est de 17 cm de la tête au coccyx et de 26 cm de la tête aux talons. Son poids est de 500 g. Le diamètre de sa tête est maintenant aux environs de 6,1 cm. La tête représente encore la plus grande structure, bien que le reste du corps continue à se développer. Dans l'ensemble, en cette 22e semaine de grossesse, votre bébé est encore très maigre et tout en longueur.

Sa peau s'est épaissie et, de ce fait, est devenue moins transparente. On ne voit plus le réseau veineux qui la parcourt. Elle est rouge et, comme elle a grandi avant qu'apparaisse la graisse sous-cutanée, elle est toute fripée. Des glandes sébacées se sont mises en place dans la peau et commencent à sécréter une substance claire et graisseuse qui va peu à peu la recouvrir : c'est le vernix caseosa. Il a pour rôle de protéger la peau de votre bébé qui macère dans le liquide amniotique pendant plusieurs mois.

Les yeux de votre bébé sont toujours fermés ; ils sont recouverts par les paupières, qui possèdent à présent des cils. Au-dessus des yeux, les sourcils sont bien dessinés. L'aspect général du visage se met en place !

Sous ses paupières baissées, les yeux de votre bébé poursuivent leur maturation. L'iris se pigmente, et votre bébé a déjà des yeux de couleur. Seront-ils marron, bleus ou verts ?

Vous n'aurez la réponse que le jour de la naissance de votre bébé. Et encore, cela n'est pas certain, car la couleur des yeux est toujours imprécise durant plusieurs semaines, voire durant plusieurs mois.

Vous, la future maman

À ce stade de votre grossesse, vos reins travaillent beaucoup plus afin d'éliminer les toxines qui circulent dans votre sang. Vos propres déchets sont plus importants qu'avant votre grossesse, car ils résultent d'une élévation de votre métabolisme, directement liée à votre état.

Quant aux déchets de votre bébé, ils augmentent au fur et à mesure qu'il grandit.

En raison de cette recrudescence de travail jointe à l'accroissement du volume sanguin à filtrer, vos reins ont augmenté de taille. De surcroît, le taux élevé de progestérone qui circule dans votre sang a tendance à freiner les fonctions rénales. Il est donc tout à fait recommandé de surveiller de très près le fonctionnement de vos reins et de boire beaucoup d'eau afin de les aider à éliminer au mieux ; cela vous évitera des infections urinaires ou, pire, une toxémie gravidique.

23e semaine de grossesse

25e semaine d'aménorrhée

Votre bébé à naître

Sa taille est de 18 cm de la tête au coccyx et de 28 cm de la tête aux pieds. Son poids est de 560 g. Le diamètre de sa tête est de 6,4 cm.

Les bourgeons dentaires sécrètent déjà l'ivoire des futures dents de lait.

Le lanugo continue à couvrir tout le corps, tandis que le vernix caseosa, qui recouvre la peau, s'épaissit.

Les organes sexuels

La différenciation des organes sexuels est maintenant complète. Si votre bébé est une fille, son vagin qui était une structure solide est devenu un tube virtuellement creux. Et si votre bébé est un garçon, ses testicules ne sont toujours pas descendus dans le scrotum. Les cellules testiculaires, qui sont responsables de la production de l'hormone testostérone, augmentent en nombre.

Le sang

Votre bébé a un sang plus rouge que le vôtre ! Cela est dû au fait que ses globules rouges possèdent une hémoglobine plus riche en fer que ceux d'un adulte. Ils possèdent ainsi une affinité plus forte pour l'oxygène. De ce fait, le transfert d'oxygène depuis le sang maternel vers le sang fœtal est grandement facilité.

Les cellules nerveuses

Vers la 25e semaine d'aménorrhée, la migration des cellules nerveuses, ou neurones, s'achève. Leur nombre total est acquis et définitif. Ces neurones vont à présent se différencier et perdre ainsi tout pouvoir de se diviser. Chaque cellule nerveuse parvenue à destination dans les différentes parties du cerveau va émettre tout autour d'elle des ramifications, appelées dendrites, et pousser un prolongement plus ou moins long, appelé axone. Tandis que les axones vont former les nerfs, les dendrites vont rejoindre celles d'une autre cellule nerveuse. Et cela pour la dizaine de milliards de neurones que compte le cerveau. Ainsi s'établissent des circuits neuronaux, qui sont indispensables à la conduction de l'influx nerveux, donc des messages.

Vous, la future maman

Votre ventre est maintenant bien rond !
La croissance de votre bébé, et par conséquent celle de l'utérus, déplace vos organes internes. En particulier, le diaphragme remonte, les côtes les plus basses s'écartent, tandis que l'estomac est légèrement refoulé sur le côté. Toutes ces perturbations mécaniques s'ajoutent au fait que le taux élevé de progestérone ralentit votre digestion. L'estomac se vide moins vite, la fermeture entre l'estomac et l'œsophage se fait également moins bien, ce qui provoque des remontées d'acidité depuis l'estomac vers l'œsophage. Rares sont les femmes qui ne connaissent pas ces régurgitations acides.

24e semaine de grossesse

26e semaine d'aménorrhée

Votre bébé à naître

Sa taille est de 19 cm de la tête au coccyx et de 30 cm de la tête aux talons. Son poids est de 650 g. Le diamètre de sa tête avoisine désormais les 6,7 cm.

Le corps de votre bébé est encore maigre mais, étant donné qu'un peu de graisse commence à se déposer sous sa peau, il va grossir au fil des semaines qui suivent.

Les ongles sont maintenant tous présents, aux mains comme aux pieds, et peuvent être observés à l'échographie. Il ne leur reste plus qu'à pousser.

Votre bébé bouge beaucoup : s'il fait en moyenne entre 20 et 60 mouvements par demi-heure, il est capable d'en faire beaucoup plus quand il est bien réveillé. Tout dépend si c'est un bébé calme ou agité, ce qui n'a aucune signification pour son caractère à venir. Il est normal de ne pas le sentir bouger en permanence, car il dort. Parfois, il ne bouge qu'un seul bras, qu'il monte vers sa tête pour mettre son pouce dans sa bouche !

Par moments, il pédale avec enthousiasme, se retourne et se déplace d'un point à un autre de son habitacle. Il effleure la paroi utérine ou s'y cogne. Il la touche, la pousse avec ses pieds, ses mains, sa tête ou encore son dos. C'est ainsi qu'il découvre le sens du toucher. À chaque fois qu'une partie de son corps touche la paroi utérine, il se déplace. Si vous caressez doucement votre ventre, là où il y a une bosse, il bouge pour vous montrer qu'il vous a perçue.

Il est tout ouïe

Votre bébé réagit également aux sons. En fait, il vit dans un monde très bruyant, formé par les battements de votre cœur, votre respiration avec le flux de l'air qui entre et qui sort, et les gargouillis de toutes sortes produits par votre système digestif. Autant de bruits qui sont bien sûr assourdis par le milieu aquatique dans lequel il vit, mais qu'il perçoit tout de même. Il entend de la même façon les bruits extérieurs et, en s'agitant, manifeste son désagrément à l'égard de certains sons. Après la naissance, il sera capable de reconnaître une musique entendue très souvent quand il était dans votre ventre. D'où l'importance de vivre dans une ambiance calme, aux bruits non agressifs.

Parlez à votre bébé. Chaque jour, racontez-lui de jolies histoires en caressant votre ventre. Il saura que cette voix qu'il entend est la vôtre et qu'elle s'adresse à lui. À peine né, il reconnaîtra tout de suite votre voix et exprimera son intérêt et sa satisfaction.

Vous, la future maman

Le sommeil

Si, au début de votre grossesse, vous aviez tendance à la somnolence, à présent vous souffrez plutôt d'insomnies qui se manifestent avant tout dans la seconde moitié de la nuit. Elles sont dues en grande partie à votre bébé qui, n'ayant pas sommeil à ce moment-là, fait des galipettes et ainsi vous réveille.

Des crampes, de petites douleurs dues à l'inconfort de vos positions et peut-être une anxiété à la pensée de l'accouchement à venir s'y ajoutent et concourent à vous faire passer une mauvaise nuit.

Pour vous aider à dormir

• Faites un repas léger le soir.

• Ne prenez jamais de plats lourds, qui risquent d'être indigestes.

• Après 16 heures, évitez tout excitant, thé ou café, car la caféine est moins facilement éliminée chez la femme enceinte.

• Faites quelques exercices de relaxation.

• Au moment de vous mettre au lit, buvez un verre de lait ou un tilleul léger ou encore croquez une pomme.

• N'abusez pas des grasses matinées et des trop longues siestes : une petite privation de sommeil le matin crée un réel besoin de dormir le soir.

• Si vraiment vous ne parvenez pas à dormir et si vous sentez la fatigue s'accumuler, n'hésitez pas à en parler à votre médecin. Mais, en aucun cas, vous ne prendrez de somnifère sans l'avoir consulté.

À savoir : les somnifères sont à proscrire tout au long de la grossesse car ils passent la barrière placentaire. Certains d'entre eux pourraient augmenter, au cours du premier trimestre, le risque de malformation du fœtus. Pris en fin de grossesse, les somnifères peuvent provoquer, au moment de l'accouchement, des problèmes respiratoires chez le bébé.

25e semaine de grossesse

27e semaine d'aménorrhée

Votre bébé à naître

Sa taille est de 20,5 cm de la tête au coccyx et de 32 cm de la tête aux talons. Son poids est de 750 g.

Le diamètre de sa tête est maintenant de 7 cm.

La peau

Le vernix caseosa qui recouvre sa peau continue de s'épaissir. Il se renouvelle d'une manière régulière par l'élimination progressive de l'ancienne couche dans le liquide amniotique. Les cellules adipeuses sont entrées en action, et un peu de graisse commence à se former sous la peau qui s'enrichit en tissu conjonctif.

Les neurones

Les neurones poursuivent leur différenciation. Les ramifications dendritiques et leurs connexions forment un câblage touffu. C'est de leur nombre et de leur qualité que dépendra le bon fonctionnement cérébral. Les axones, qui sont les longs prolongements des neurones et dont le rôle est de conduire l'influx nerveux, pénètrent au niveau de la moelle épinière pour se rassembler en fibres plus grosses et former des nerfs. Ils vont conduire les influx moteurs de la moelle vers les muscles, permettant ainsi le mouvement.

Vous, la future maman

Votre urine est riche en acides aminés, les matériaux de base pour fabriquer les protéines, en lactose, un sucre émis normalement pendant la grossesse, et en vitamines.

L'aldostérone, une hormone dont l'un des effets est de retenir le sel, se trouve dans le sang de la femme enceinte à un niveau 3 à 5 fois plus élevé que la normale. Cette augmentation est nécessaire pour compenser la tendance à la perte de sel causée par le taux élevé de progestérone. Le taux de sel dans l'organisme étant constant, si on en réduit l'apport par l'alimentation, le sang va se concentrer pour le maintenir à son taux fixe. Cela signifie que le volume total de la masse sanguine va diminuer avec, pour conséquence possible, une oxygénation insuffisante pour le bébé.

La raison conseille donc de manger normalement salé, c'est-à-dire légèrement salé, et d'éviter les aliments trop salés tels que la charcuterie et les chips, car le sel a tendance à retenir l'eau.

En cette période où votre métabolisme hydrique est perturbé du fait de l'augmentation de la masse sanguine et du travail accru des reins, vous risqueriez de voir apparaître des œdèmes.

Comme toujours, c'est le bon sens qui doit l'emporter dans votre conduite !

26e semaine de grossesse
28e semaine d'aménorrhée

Votre bébé à naître

Sa taille est de 21 cm de la tête au coccyx et de 33 cm de la tête aux talons. Son poids est de 870 g. Le poids actuel de votre bébé représente environ le tiers de son poids de naissance. Le diamètre de sa tête est de 7,2 cm.

Sa peau est rouge et entièrement recouverte par le film protecteur gras que constitue le vernix caseosa. Sous la peau, la graisse s'accumule doucement. Et si la chevelure de votre bébé n'est pas encore véritablement un élément de séduction, elle est néanmoins déjà tout à fait acceptable.

L'ivoire des futures dents de lait se recouvre d'émail.

Le liquide amniotique

Votre bébé avale de plus en plus de liquide amniotique. Tandis qu'une petite partie est rejetée par la peau, une grande quantité traverse les voies digestives et, après être passée par le filtre des reins, est excrétée sous la forme d'urine. Par les mouvements de la respiration, votre bébé inspire du liquide amniotique dans ses poumons, puis l'expire. Il permet le développement des bronchioles en empêchant leurs parois de se coller. Le liquide amniotique est constitué à 97 % d'eau, qui contient des sels minéraux et diverses substances trouvées dans le sang. On y décèle également des cellules détachées de la peau et des muqueuses du bébé, des poils et des cheveux, ainsi que de la matière grasse éliminée du vernix en continuel renouvellement. Le liquide amniotique est entièrement changé toutes les 3 heures : il est absorbé par l'intestin du bébé, passe dans sa circulation sanguine et, par l'intermédiaire du placenta, retourne à l'organisme maternel. Les particules solides accumulées dans l'intestin du bébé forment le méconium.

Vous, la future maman

À partir de maintenant, vous allez prendre environ 350 à 400 g par semaine. Non seulement votre bébé grossit, mais les annexes que sont le placenta et la poche des eaux se sont beaucoup développées. Quant à vous, vous êtes en train de vous constituer une réserve de graisse. Ce phénomène est physiologique ; vous ne pouvez y échapper. Aussi, limitez-en les effets en surveillant votre alimentation. Soyez exigeante envers vous-même. Votre santé présente et à venir en dépend.

27e semaine de grossesse
29e semaine d'aménorrhée

Votre bébé à naître

Sa taille est de 22 cm de la tête au coccyx et de 34 cm de la tête aux talons. Son poids est de 1 kg ! Le diamètre de sa tête est aux environs de 7,5 cm.

Au cours du développement pulmonaire, les bronches ont subi une série de divisions. Chacune d'entre elles s'est divisée en 2, et ainsi de suite, ce qui aboutit à la fin du 6e mois de grossesse à des bronches de 17e ordre. L'arbre bronchique est entièrement rempli de liquide amniotique, qui se résorbera rapidement au moment de la naissance.

Le cerveau et la myélinisation des nerfs

Au niveau du cerveau, l'ensemble des neurones accrochés les uns aux autres par l'intermédiaire de leurs dendrites forme un réseau câblé, support nécessaire à la conduction de l'influx nerveux. Pour que la propagation du message soit rapide et de bonne qualité, il faut que se forme autour des fibres nerveuses une gaine d'une substance, appelée myéline, dont le rôle isolant est semblable à la gaine isolante des fils électriques. Cette myélinisation des nerfs est la dernière étape de la maturation du cerveau. Elle va durer près de 20 ans !

La myélinisation débute à la fin du 2e trimestre de la grossesse et est très active pendant tout le 3e trimestre. Elle restera cependant encore très rudimentaire à la naissance, ce qui explique pourquoi le nouveau-né ne marche pas. Il faudra attendre la myélinisation progressive des différentes zones du cerveau pour voir s'accomplir les progrès moteurs, sensoriels et psychiques de l'enfant.

Cette myélinisation sera intense de la naissance jusqu'à l'âge de 3 ans, une période de grand apprentissage pendant laquelle l'enfant va acquérir la marche, la propreté, le langage et manifester les premiers signes d'une pensée cohérente ; elle se poursuivra d'une manière plus graduelle pendant toute l'enfance puis au cours de l'adolescence.

Vous, la future maman

Pendant cette 27e semaine, la plupart des mères prennent environ 400 g. Tandis que près de 60 % de cet apport vont au bébé et à ses annexes, 40 % restent à la mère.
Tous vos organes ont grossi pour assumer la nouvelle surcharge de travail. Le foie, quant à lui, n'a pas bougé. Sous l'effet de la progestérone, la vésicule biliaire ne se vide pas aussi bien qu'auparavant, et le risque de calcul biliaire augmente pour les femmes qui y sont prédisposées.

28e semaine de grossesse

30e semaine d'aménorrhée

Votre bébé à naître

Sa taille est de 23 cm de la tête au coccyx et de 35 cm de la tête aux talons. Son poids est de 1,15 kg.
Le diamètre de sa tête est de 7,8 cm.
Un peu de graisse s'est déposée sous la peau de votre bébé, ce qui lui donne un aspect un peu moins fripé. Tout son corps commence à s'arrondir légèrement.
Si c'est un garçon, ses testicules descendent maintenant jusque dans l'aine. Votre bébé ne fait plus de mouvements respiratoires désordonnés, mais effectue désormais des mouvements rythmiques coordonnés ; ils tendent à devenir moins fréquents et apparaissent souvent au cours des périodes d'activité des paupières, associées au sommeil ou à la veille. L'autorégulation de la température interne se met en place.
Votre bébé vit à l'intérieur de sa bulle d'une façon autonome. Cependant, il n'est pas totalement coupé du monde extérieur : il perçoit les bruits, les voix et, d'une manière plus subtile, il ressent vos propres émotions.

Vous, la future maman

Votre cœur bat plus vite qu'avant votre grossesse : 12 battements de plus à la minute environ. Votre masse sanguine augmentée circule plus vite : 185 millilitres environ de votre sang traversent le placenta à chaque minute. La pigmentation de votre peau continue d'évoluer ; lors du dernier trimestre, beaucoup de femmes enceintes remarquent l'apparition d'une ligne verticale sombre, située au milieu de l'abdomen, du nombril au pubis. Cette ligne redeviendra claire après la délivrance. Ce changement de pigmentation est dû à l'accroissement d'une hormone sécrétée par l'hypophyse.

29e semaine de grossesse
31e semaine d'aménorrhée

Votre bébé à naître

Sa taille est de 24 cm de la tête au coccyx et de 36 cm de la tête aux talons. Son poids est de 1,3 kg. Le diamètre de sa tête est de 8 cm.

Son corps s'arrondit doucement par le dépôt progressif de tissu adipeux sous-cutané. D'ailleurs, votre bébé prend de plus en plus de place dans l'utérus, et ses mouvements commencent à être moins amples, faute d'espace.

Désormais, les yeux de votre bébé sont entièrement ouverts mais, étant donné que la rétine ne reçoit aucune lumière, elle reste inactive. Les cils sont déjà longs.

L'estomac, l'intestin et les reins fonctionnent d'une façon normale en cette 29e semaine de grossesse. Ils assimilent le liquide amniotique, que votre bébé avale en assez grande quantité.

Il semblerait que le liquide amniotique possède une saveur qui varie en fonction de l'alimentation de la mère, tout comme le lait maternel après la naissance. Ainsi, déjà dans votre ventre, votre bébé découvre et commence à développer un sens qu'il ne cessera d'affiner tout au long de son existence : le goût.

Vous, la future maman

Les glandes mammaires

Au cours du 1er trimestre, vos glandes mammaires se sont hypertrophiées, tout est prêt en vue de la lactation. Il se peut que vous découvriez sur vos vêtements des taches au niveau des seins. Ne vous inquiétez surtout pas : il s'agit de colostrum, un liquide épais et jaunâtre, qui s'écoule d'une manière spontanée. Pressez vos seins et vous le verrez poindre. Le colostrum est le premier lait qu'absorbera votre bébé si vous le faites téter. Il est purgatif et contient de nombreux anticorps.

La production du colostrum dépend de la stimulation des seins par la prolactine. Cette hormone d'origine placentaire est responsable non seulement du colostrum pendant la grossesse puis de sa libération, au moment de l'accouchement, mais également de la synthèse du lait au cours de l'allaitement.

30e semaine de grossesse
32e semaine d'aménorrhée

Votre bébé à naître

Sa taille est de 25 cm de la tête au coccyx et de 37 cm de la tête aux talons. Son poids est de 1,5 kg. Le diamètre de sa tête est de 8,2 cm.

Votre bébé continue à sucer son pouce. Certains bébés, qui sont peut-être plus gourmands que d'autres, ont, à la naissance, le pouce irrité de l'avoir trop sucé !

Si votre bébé est un garçon, ses testicules quittent la région de l'aine pour descendre dans les bourses. Si c'est une fille, les millions d'ovogonies – les cellules sexuelles primitives – que contenaient ses ovaires ont dégénéré ; seules 400 à 500 cellules poursuivront leur maturation. Elles représenteront 13 ovocytes émis par an (un tous les 28 jours) pendant les 40 ans de la vie génitale de la femme.

En cette 30e semaine de grossesse, ces ovogonies restantes sont transformées en ovocytes de premier ordre ; ces derniers sont entourés de cellules folliculaires et forment ainsi les follicules primordiaux. Ce sont eux qui, à partir de la puberté, effectueront un cycle de maturation dont le but sera la libération d'un ovocyte apte à la fécondation. Encore en gestation, votre fille se prépare pour faire de futurs bébés !

Vous, la future maman

À ce stade, il ne faut pas confondre anémie vraie et anémie apparente.

En effet, le plasma sanguin de la mère s'accroît plus vite que ne se forment les globules rouges et donc les dilue, donnant l'impression d'une pauvreté en globules.

À présent et jusqu'au terme, la fabrication de globules rouges va s'accélérer pour reconstituer l'équilibre quantitatif plasma-globules. Buvez beaucoup d'eau pour alimenter ce volume sanguin et consommez des aliments riches en fer.

31e semaine de grossesse
33e semaine d'aménorrhée

Votre bébé à naître

Sa taille est de 26 cm de la tête au coccyx et de 39 cm de la tête aux talons. Son poids est de 1,7 kg. Le diamètre de sa tête est de 8,5 cm.

Il va encore beaucoup grandir et grossir ; l'utérus aussi, d'une manière parallèle, mais l'espace est définitivement restreint. Il va se retourner une dernière fois pour prendre la position qu'il aura au moment de l'accouchement. Des stimulations sonores telles que la musique ou encore la voix des parents, en particulier celle du père car elle est à fréquence plus basse, déclenchent des mouvements chez votre bébé, ainsi qu'une accélération du cœur, perceptibles lors de l'échographie.

Vous, la future maman

L'utérus est un organe remarquable. Au cours de la grossesse, il multiplie son poids au moins par 10 et augmente environ de 500 fois en volume. La progestérone joue probablement un rôle dans cet incroyable étirement. En augmentant de volume, l'utérus appuie sur le diaphragme, qui remonte et porte sur le bord de la cage thoracique. C'est en position assise que vous sentez avant tout cette gêne qui peut finir par être douloureuse. Si c'est le cas, levez-vous et étirez-vous en levant les bras tout en inspirant. Baissez les bras en expirant.

La peau de votre abdomen étant très tendue, votre nombril est, lui aussi, tiré et aplati. Chez certaines femmes, il est si tiré qu'il se retourne et apparaît alors en relief.

32e semaine de grossesse
34e semaine d'aménorrhée

Votre bébé à naître

Sa taille est de 27 cm de la tête au coccyx et de 40,5 cm de la tête aux talons. Son poids est de 1,9 kg. Le diamètre de sa tête est de 8,7 cm.

Les ongles de votre bébé atteignent à présent le bout de ses doigts mais pas encore l'extrémité de ses orteils.

S'il continue à accumuler de la graisse, son corps possède encore néanmoins une apparence fripée. Sa peau est un peu moins rouge, plutôt rose, et son revêtement protecteur, le vernix caseosa, est à présent très épais.

En cette 32e semaine de grossesse, le niveau du calcium dans le sang du bébé est plus haut que dans celui de la mère. Le placenta est quelquefois surnommé la « pompe à calcium », car il distribue le minéral de la mère au bébé, en une quantité considérable, pour permettre l'élongation des os.

Situées au sommet des reins, les glandes surrénales sont, chez votre bébé, de la taille de celles d'un adolescent. Chaque jour, ces glandes produisent près de 10 fois plus d'hormones stéroïdes que celles d'un adulte normal ! Une partie de ces hormones est transformée en une hormone œstrogène, qui se trouve à l'origine du colostrum, ce premier lait, épais et jaunâtre, qui peut s'écouler désormais de vos seins.

Après la naissance, les glandes surrénales régresseront d'une manière incroyable, puisqu'elles seront, cette fois-ci, proportionnelles à la taille de votre bébé.

Vous, la future maman

Les os de votre bébé continuent de s'allonger et de s'épaissir. Il ne faut pas que ce soit au détriment de votre propre squelette ou de votre dentition.

Consommez tous les jours du lait et des fromages pasteurisés afin de lui apporter la quantité de calcium dont il a besoin.

Par ailleurs, ne négligez pas :

- votre poids. Continuez à vous peser régulièrement ;
- le contrôle de vos urines.

33e semaine de grossesse
35e semaine d'aménorrhée

Votre bébé à naître

28 cm de la tête au coccyx et de 42 cm de la tête aux talons. Son poids est de 2,1 kg. Le diamètre de sa tête est d'environ 8,8 cm.

Le méconium

Votre bébé avale beaucoup de liquide amniotique et urine beaucoup. Le méconium, constitué à partir de débris cellulaires et graisseux contenus dans le liquide amniotique, de mucus et de bile qui se déverse de la vésicule, s'accumule dans ses intestins.

Il s'agit d'une matière verdâtre ou noirâtre, épaisse et visqueuse, que le bébé éliminera naturellement à la naissance. Il le rejettera d'autant mieux s'il tète au sein maternel le colostrum, qui est un léger purgatif.

À partir de ce 8e mois de grossesse et jusqu'à la naissance, la détection de méconium dans le liquide amniotique, qui normalement doit être clair, est un signe de détresse fœtale. La première manifestation de souffrance fœtale est en effet la contraction de l'intestin.

Des dispositions doivent alors être prises. En général, le médecin décide de provoquer l'accouchement.

Le méconium est repéré dans le liquide amniotique par amnioscopie. Cet examen est pratiqué près du terme en cas de suspicion de souffrance fœtale, par exemple à la suite d'une maladie infectieuse contractée par la mère. Il consiste à regarder l'aspect du liquide à travers les membranes formant la cavité amniotique en introduisant un tube fin dans le col de l'utérus.

La présentation

S'il ne l'a pas déjà fait, votre bébé se retourne pour placer sa tête dans la partie la plus étroite de l'utérus. 97 % des bébés ont ainsi la tête en bas, le dos orienté vers la gauche.

Vous, la future maman

Un accroissement continuel de l'utérus s'est produit tout au long de votre grossesse. Ce développement s'est fait sur plusieurs paramètres : le volume et le poids. Le poids actuel de votre utérus, indépendamment du bébé qu'il contient, est supérieur de 1 kg environ à celui d'un utérus non gravide.

34e semaine de grossesse
36e semaine d'aménorrhée

Votre bébé à naître

Sa taille est de 29 cm de la tête au coccyx et de 43 cm de la tête aux talons. Son poids est de 2,2 kg. Le diamètre de sa tête est de 9 cm.

Alors qu'il était jusqu'alors plutôt maigre et fripé, votre bébé a maintenant des contours un peu plus ronds, et son visage est lisse. La plupart de ses rides ont disparu au fur et à mesure que les couches de graisse se déposaient sous sa peau.

Si c'est une fille, les ovaires ne sont toujours pas descendus dans l'abdomen. Ils migreront seulement après la naissance.

Les taches de naissance

Au cours du développement peuvent survenir des défauts mineurs, qui seront visibles à la naissance, par exemple une tache qu'on appelle une marque de naissance ou encore une envie. L'appellation est mauvaise, car ces taches n'ont aucun rapport avec le mécanisme de la naissance et ne résultent d'aucun traumatisme, pas plus qu'elles ne proviennent d'une envie non satisfaite de la future mère.

La marque de naissance n'est pas une tumeur et pousse à peu près à la même vitesse que les tissus qui l'entourent. Si n'importe quelle partie du corps peut être touchée, plus de la moitié des marques de naissance apparaissent sur la peau du visage, de la tête ou du cou.

Tandis que quelques marques de naissance persistent pendant toute l'existence, d'autres régressent d'une façon appréciable ou disparaissent entièrement au cours de l'enfance. Le laser permet de les supprimer.

Vous, la future maman

À ce stade de leur grossesse, nombreuses sont les femmes qui ont des contractions utérines périodiques. Elles ressentent habituellement au sommet de l'utérus comme une raideur ou une tension, qui s'étend vers le bas, puis se relâche.

Si quelques contractions peuvent être fortes, elles ne sont pas fréquentes et, surtout, elles sont à intervalles irréguliers. Aussi, les distingue-t-on facilement des contractions qui signalent le commencement du travail de l'accouchement.

Ne vous affolez pas ; prévenez néanmoins votre médecin.

35e semaine de grossesse
37e semaine d'aménorrhée

Votre bébé à naître

Sa taille est de 30 cm de la tête au coccyx et de 45 cm de la tête aux talons. Son poids est de 2,4 kg. Le diamètre de sa tête mesure 9,2 cm.

Votre bébé excrète environ 25 à 30 millilitres d'urine par heure, soit 2 cuillères à soupe. Cette urine est rejetée dans le liquide amniotique dans lequel il baigne. Le liquide amniotique se trouve à l'intérieur de deux sacs : un sac externe, le chorion, qui entoure le sac interne, l'amnios. Ces deux sacs sont tellement accolés qu'ils donnent l'apparence de n'être qu'un. Ils forment

ce qu'on appelle les membranes ; le tout constitue la poche des eaux.
Quand les membranes sont rompues, habituellement pendant le travail de l'accouchement, le liquide s'écoule par le col en cours de dilatation et par le vagin. Il sert alors de lubrifiant pour le passage de l'enfant.
Le placenta a un diamètre de 20 cm pour une épaisseur de 3 cm. Son poids est de 500 g environ. Cette augmentation phénoménale en taille tient au besoin énorme d'échanges de nutriments et de déchets entre la mère et l'enfant.
Le lanugo, ce fin duvet qui recouvre le corps de votre bébé, commence à disparaître.

Vous, la future maman

Sans doute ressentez-vous dans le bas du ventre un poids, des tiraillements et des douleurs diffuses. Ces douleurs sont dues au relâchement des articulations du bassin, qui commencent à s'écarter un peu en vue du passage du bébé. Cet écartement tire sur les ligaments et est ressenti d'une manière douloureuse par la mère. Vos hanches se sont donc un peu élargies. Elles reprendront la position qui était la leur avant la grossesse après une année environ.
Le poids qui appuie parfois fortement dans le bas-ventre est celui de votre bébé qui a commencé à descendre dans le bassin. Cet engagement peut se produire à la fin de la grossesse, dans les semaines qui précèdent l'accouchement, notamment pour un premier enfant, comme il peut avoir lieu seulement quelques jours ou parfois quelques heures avant le début des contractions.

36e semaine de grossesse
38e semaine d'aménorrhée

Votre bébé à naître

Sa taille est de 32 cm de la tête au coccyx et de 46,5 cm de la tête aux talons. Son poids atteint 2,65 kg. Le diamètre de sa tête est de 9,3 cm.
Le lanugo a maintenant disparu. La peau de votre bébé n'est presque plus ridée, car la graisse s'est beaucoup épaissie sur toute la surface du corps. Désormais, votre bébé est bien dodu !
Tout de suite après la naissance, la circulation sanguine du nouveau-né sera entièrement différente de celle qui fut la sienne durant les 9 mois de vie intra-utérine. La raison est simple : avant la naissance, le placenta fait le travail des poumons, ce qui

permet à la presque totalité du sang fœtal de les éviter.

Après la naissance, l'enfant sera devenu totalement autonome, et l'ensemble de son sang devra traverser ses poumons pour rendre possibles les échanges d'oxygène et de gaz carbonique.

Vous, la future maman

Depuis que vous êtes enceinte, vous voyez le monde sous un nouvel angle ! En effet, l'augmentation importante du poids sur le devant de votre corps est compensée par un accroissement de la courbure de la colonne vertébrale ainsi que par un déplacement des épaules vers l'arrière. Cela a pour effet de rejeter la tête en arrière, ce qui, par voie de conséquence, change la ligne de vision.

Vous le voyez, c'est simple : c'est parce que votre centre de gravité a changé que vous commettez un peu plus de maladresses qu'auparavant !

37e semaine de grossesse

39e semaine d'aménorrhée

Votre bébé à naître

Sa taille est de 33 cm de la tête au coccyx et de 48 cm de la tête aux talons. Son poids est d'environ 2,9 kg. Le diamètre de sa tête avoisine 9,4 cm.

À présent, la peau de votre bébé est bien lisse. Le lanugo qui recouvrait tout le corps est tombé, tandis que le vernix qui tapissait la peau en une couche épaisse s'est en partie détaché et flotte sous la forme de gros flocons dans le liquide amniotique.

Votre bébé ne peut plus faire de galipettes, car il est maintenant bien trop grand et bien trop gros. Il ne possède plus l'espace nécessaire dans l'utérus. Malgré tout, il donne encore de petits coups de pied, des coups de coude ou de tête pour vous montrer qu'il est toujours là.

Vous, la future maman

À tout moment, vous risquez de partir pour la maternité. En effet, si l'accouchement se situe normalement à la 40e semaine d'aménorrhée, il peut avoir lieu entre la 38e et la 41e semaine.

Votre médecin peut décider de vous faire accoucher avant terme. Dans ce cas, l'accouchement sera déclenché artificiellement.

L'accouchement provoqué

L'accouchement provoqué peut l'être pour des raisons médicales : si la mère est diabétique ou souffre d'hypertension ou d'une maladie de cœur ; s'il y a incompatibilité de rhésus entre la mère et son bébé, ou encore si la poche des eaux est rompue.

Il peut l'être également pour des raisons personnelles : si la future mère tient expressément à être accouchée par le médecin qui l'a suivie au cours de sa grossesse, alors que l'emploi du temps de ce dernier ne le permettrait pas ; ou encore pour des questions d'organisation du service de la maternité.

Dans tous les cas, le médecin veille à ce que l'enfant soit assez descendu et examine si le col de l'utérus est suffisamment mûr pour se prêter à la dilatation. En ce qui concerne l'enfant, il ne s'agit pas de faire naître un prématuré. Aussi, si l'accouchement est déclenché un peu tôt pour des raisons médicales, on s'assurera, par la recherche dans le liquide amniotique prélevé par amniocentèse, de la présence des éléments caractéristiques du surfactant, qui empêche les alvéoles pulmonaires de se rétracter. La condition essentielle à la naissance du bébé est qu'il puisse respirer. L'accouchement est provoqué par l'injection d'ocytocine et de prostaglandines, des hormones qui déclenchent les contractions. Étant donné qu'elles sont très fortes dès le début du travail tout en étant moins efficaces, une péridurale est le plus souvent pratiquée. Le travail est plus long et plus pénible pour la mère et pour l'enfant que lors d'un accouchement déclenché d'une manière naturelle : en règle générale, la nature n'apprécie pas être contrariée.

38e semaine de grossesse
40e semaine d'aménorrhée

Votre bébé à naître

Sa taille est de 50 cm de la tête aux talons et son poids de 3,3 kg. Le diamètre de la tête est de 9,5 cm. C'est la plus grande circonférence de toutes les parties du corps.

Dès la naissance, un certain nombre de changements vont intervenir dans le fonctionnement des organes de votre bébé.

La circulation sanguine

Tout d'abord, sa circulation sanguine va se modifier. Une fois le cordon ombilical coupé, votre bébé deviendra autonome ; il devra assumer tout seul ses fonctions de nutrition et d'oxygénation. Son sang, chargé en gaz carbonique résultant du métabolisme de ses cellules, ne pourra plus s'en débarrasser dans le sang de sa mère mais au contact de ses propres alvéoles pulmonaires. De même, l'oxygène ne lui sera plus fourni par le sang de sa mère mais par l'air qu'il respirera. Un circuit entre le cœur et les poumons va ainsi s'établir.

L'arbre pulmonaire

Après la naissance, l'arbre pulmonaire va subir 6 nouvelles divisions avant d'atteindre sa forme définitive. Lors des premières inspirations d'air qui auront lieu au moment de la naissance, le liquide amniotique qui le remplit se résorbera rapidement, tandis que l'extrémité des bronches se déploiera afin de former les alvéoles pulmonaires. Toutes les alvéoles seront dilatées vers le 3e jour qui suivra la naissance de votre bébé.

Le foie abandonne, d'une manière définitive, le pouvoir qu'il avait de fabriquer les globules rouges et blancs du sang. C'est désormais la moelle osseuse qui assurera cette fonction.

Le cerveau

L'organe le moins développé à la naissance est le cerveau. Il va poursuivre lentement sa maturation biologique jusqu'à ce que l'enfant ait atteint l'âge de 18 à 20 ans.

À la naissance, le poids du cerveau atteint 300 à 350 g.

- À 1 an, il est de 800 g, soit 60 % de celui d'un adulte.
- À 3 ans, il pèse 1,3 kg. Sa croissance est alors presque complète.
- De la naissance à 6 mois de vie postnatale, le cerveau grossit de 2 g par jour, soit de 60 g par mois.
- Du 6e au 36e mois, la croissance est de 0,35 g par jour, soit 11 g par mois.
- De 3 à 6 ans, elle est de 0,15 g par jour, soit 5 g par mois.
- De 6 à 20 ans, elle est de 0,027 g par jour, soit 0,80 g par mois.

Il est à noter que le degré d'intelligence n'est pas lié à la taille du cerveau.

Une construction à partir des expériences

À la naissance, le cerveau représente donc une puissance potentielle. Sa destinée est de s'autoconstruire à partir des expériences de l'existence. Il va poursuivre son développement en accroissant et en complexifiant ses connexions nerveuses. Sous l'influence de diverses stimulations motrices, sensorielles, affectives et psychosociales, les cellules cérébrales nobles que constituent les neurones vont former, en réponse à ces stimulations, des dendrites en nombre considérable – plusieurs milliers par cellule. Elles vont se rejoindre de cellule à cellule et établir ainsi d'innombrables connexions, tels des circuits électriques, qui permettent la transmission et la circulation de l'influx nerveux. Les montages et les circuits s'élaborent comme ceux d'un ordinateur, au fur et à mesure de la perception des informations. Ce processus aboutit à un type de câblage qui sera différent pour chaque personne, donc à des facultés d'adaptation et de compréhension propres à chacun, aboutissant à l'élaboration de la pensée individuelle.

Vous, la future maman

L'approche de l'accouchement

Vous allez savoir que vous êtes bientôt tout près de la date de votre accouchement par différents petits signes, qui vont se manifester quelques jours auparavant, voire la veille du jour J :

- vous pouvez soudainement ressentir une grande fatigue et un état nauséeux alors que, jusqu'à présent, tout allait très bien. La modification hormonale qui survient à la fin de la grossesse en vue du déclenchement de l'accouchement est responsable de ces sensations ;
- vous allez perdre le bouchon muqueux. L'expulsion de la glaire qui a bouché le col de l'utérus pendant tout le temps de la grossesse a lieu en général au moment des contractions, quelquefois 3 jours avant l'accouchement ;
- il se peut que vous vous surpreniez à faire le ménage à fond, à astiquer pour que tout brille. Vous avez à cœur que tout soit impeccable, rangé et propre. Cette frénésie de rangement annonce l'imminence de l'arrivée du bébé. Ce comportement instinctif est commun à tous les mammifères. L'espèce humaine n'échappe pas à cette règle.

L'envie d'allaiter

Tout au long de votre grossesse, sans vous en rendre compte, vous avez évolué sur le plan psychologique.

Dans les premiers mois, vous ne désiriez pas allaiter puis, lentement, au fur et à mesure que vous avez senti votre bébé grandir en vous, vous avez commencé à ressentir le besoin de prolonger cette relation exceptionnelle. Maintenant qu'il est bientôt là, vous avez envie de lui donner ce qu'il y a de mieux : votre lait maternel.

N'hésitez surtout pas, même si ce besoin d'allaiter votre bébé s'impose au tout dernier moment, quand vous découvrirez sa petite frimousse.

39e semaine de grossesse
41e semaine d'aménorrhée

Votre bébé

Dès que votre bébé est sorti de vous, on l'a posé sur votre ventre pendant quelques instants. Vous avez alors pu sentir, sur vous, tout contre vous, cette petite masse chaude qui poussait des cris. Sa première sensation de douceur après l'épreuve de la naissance est votre corps doux et chaud, dans lequel il s'enfonce. Ses cris vont très vite cesser à votre contact et, si on lui en laisse le temps, il va peut-être exercer le réflexe de succion, ou réflexe de fouissement, qui fait qu'un nouveau-né tète d'une manière instinctive le sein de sa mère.

Vous, la jeune maman

L'accouchement après terme

Peut-être faites-vous partie des 3 % de femmes qui dépassent le terme et, dans ce cas, votre bébé n'est pas encore là !
On considère que le terme est dépassé au début de la 41e semaine depuis le premier jour de vos dernières règles. Si vous êtes dans ce cas, on vous convoquera tous les 2 jours, voire tous les jours, pour écouter les bruits du cœur de votre bébé. Une amnioscopie sera réalisée pour observer la couleur du liquide amniotique. S'il devient verdâtre, c'est que le bébé rejette son méconium, donc qu'il souffre. Il faut alors intervenir en déclenchant l'accouchement. Par le doppler, on examinera également la vitalité du placenta car, en fin de grossesse, il commence à s'altérer et remplit moins bien ses fonctions de nutrition et d'oxygénation.
Si, après 41 semaines d'aménorrhée, votre bébé tarde toujours à se manifester, on provoquera artificiellement sa naissance. En général, le bébé naît en bonne santé et ne demande pas de soins particuliers. Sa peau, qui a perdu tout son vernix, pèle et ses ongles sont très longs. Il était grand temps qu'il vienne au monde !

Imprimé en Chine par Starlite

le kit
future maman
★

un prénom pour mon bébé

Florence Le Bras

★ Marabout ★

original & créatif
depuis 1949

Introduction

Le prénom est la première marque d'une identité qui nous individualise dans la fratrie et dans la famille. Son choix a été, pendant des siècles, une simple formalité : la gamme était fort limitée, et le poids de la tradition très présent. Aujourd'hui, le choix n'a pour limite que l'imagination des parents.
Les modes se succèdent, à un rythme variant entre trois et cinq ans. Ce fut, par exemple, le cas de Vanessa et d'Ophélie. La vogue de certains prénoms, comme Nicolas, dure parfois plus de vingt ans…

Au XXIe siècle, les courants d'inspiration sont très diversifiés. Si la mode US a largement influencé le choix des parents, via le cinéma et les séries télévisées, depuis les années 1980, les prénoms latins, italiens, espagnols sont apparus plus récemment, ainsi que les prénoms des héros de la mythologie, et ceux des personnages de légende ou de la littérature.
Le choix d'un prénom pour votre enfant est un acte personnel, acte d'amour, puisque c'est un don que vous lui faites, et acte de raison, car il engage votre responsabilité envers lui. Comment choisir le bon prénom ? Il me paraît bien présomptueux de vous proposer une recette ! Le maître mot est, à mes yeux, l'harmonie : harmonie entre les préférences des deux parents, bien sûr, mais aussi harmonie avec le cadre de vie et avec les origines, et harmonie phonétique entre le prénom et le patronyme.
Ce jeune couple qui hésitait entre Paul et Paolo a choisi ce dernier prénom, moins traditionnel que le premier, parce qu'il convenait mieux à leur style de vie moderne. Ces jeunes gens d'origine portugaise ont renoncé à prénommer leur fille Ingrid malgré leur attirance pour ce prénom, bien trop typé nordique ! Ces parents bretons voulaient affirmer leurs origines en attribuant à leurs enfants des prénoms de la tradition celte : Malo, Aenor et Nolwenn. Certains noms de famille particulièrement longs ou complexes réclament un prénom court ou simple, d'autres patronymes très courants gagnent à être personnalisés par un prénom original.

Pour vous accompagner dans l'un des actes d'amour les plus merveilleux de votre aventure de parents, voici une sélection de prénoms féminins et masculins des plus classiques aux plus en vogue.

Prénoms de fille

Adèle

Très en vogue au XIXe s., Adèle revient en force à l'état civil.

Origine germanique, signifie « noble ».

Chiffre 9 - couleur bleue.
Fête le 24 septembre.

Sainte Adèle, fille du roi d'Austrasie Dagobert II, au VIIe s., se retire dans un monastère à son veuvage et se consacre à l'éducation de son petit-fils et aux œuvres charitables.

Caractère : sensibilité, curiosité, courage, détermination.

Variantes : Adélie, Adeline, Adelise.

Agathe

Après quelques apparitions au XIXe s., c'est à la fin du XXe s. qu'Agathe connaît le succès.

Origine grecque, signifie « bonne ».

Chiffre 6 - couleur violette.
Fête le 5 février.

Sainte Agathe, chrétienne sicilienne du IIIe s., refuse les avances du préfet romain ; il tente en vain de la violer, exige qu'elle renie son Dieu. Comme elle s'obstine dans son refus, il la fait mourir sous la torture.

Caractère : douceur, altruisme, détermination.

Alexandra

Ce prénom, version féminine d'Alexandre, connaît une grande vague de faveur dans les années 1980.

Origine grecque, signifie « celle qui repousse ».

Chiffre 8 - couleur bleue.
Fête le 20 mars.

Sainte Alexandra, chrétienne en Asie Mineure au IVe s., subit le martyre pour avoir refusé de renier sa foi.

Caractère : courage, détermination, franchise, travail.

Diminutifs : Sandra, Sandy.

Variante : Alexandrine.

Alexia

Cette version féminine d'Alexis est l'un des prénoms vedettes des années 1990.

Origine grecque, signifie « qui repousse l'ennemi ».

Chiffre 7 - couleur bleue.
Fête le 17 février.

Saint Alexis Falconieri, riche marchand florentin du XIIIe s., fonde l'ordre des Servites de Marie, consacré au travail manuel et à la prière.

Caractère : secret, élitisme, fidélité, intuition.

Variante : Alexane.

Alice

Ce joli prénom, en vogue à la fin du XIXe s., réapparaît, plus discrètement mais plus durablement qu'Alisson. Il est illustré par le personnage d'Alice au Pays des Merveilles, de Lewis Caroll.

Origine germanique, signifie « noble ».

Fête le 9 janvier.

Sainte Alix Le Clerc, jeune Vosgienne, fonde

au XVIe s. la congrégation de Notre-Dame, consacrée à l'enseignement des jeunes filles pauvres.

Caractère : éloquence, vivacité, intuition, humour.

Variante : Alix, Alycia, Alyssa, Alyssia.

Aliénor

Ce prénom est la forme occitane d'Éléonore.

Origine grecque, signifie « compassion ».

Chiffre 2 - couleur rouge.
Fête le 25 juin.

Sainte Éléonore, belle-sœur de Saint Louis, épouse du roi d'Angleterre Henri III, se retire dans un monastère chez les bénédictines à la mort de son mari.

Caractère : charme, énergie, vivacité, opportunisme.

Variante : Élianor.

Alix

Forme originelle d'Alice, Alix a une vogue discrète mais permanente dans les familles traditionnelles. Bien qu'il soit mixte, ce prénom est majoritairement attribué à des filles.

Origine germanique, signifie « noble ».

Chiffre 1 - couleur bleue.
Fête le 9 janvier.

Sainte Alix Le Clerc fonde au XVIe s. dans les Vosges la congrégation de Notre-Dame, consacrée à l'enseignement des jeunes filles pauvres.

Caractère : volonté, opiniâtreté, indépendance, franchise.

Alizé

Les puristes pensent que ce prénom vient du germanique adal, qui signifie « noble » ; d'autres préfèrent trouver son origine dans l'alizé, ce vent léger et régulier qui souffle sur la plus grande partie de la planète.

Chiffre 4 - couleur bleue.
Fête le 9 janvier.

Sainte Alix est traditionnellement la patronne d'Alizé.

Caractère : émotivité, discrétion, sociabilité, prudence.

Amandine

Autre version féminine d'Amand, Amandine connaît un succès continu depuis les années 1980.

Origine latine, signifie « amoureuse ».

Chiffre 7 - couleur orange.

Fête le 9 juillet.

Sainte Amandine, franciscaine d'origine belge, missionnaire en Chine au début du XXe s., est massacrée par les Boxers.

Caractère : sens de l'analyse, intuition, exigence, réflexion.

Ambre

Deux étymologies possibles pour ce prénom : grecque, si on le considère comme une forme féminine d'Ambroise ; arabe, si on pense qu'il vient de l'ambre gris.

Chiffre 9 - couleur jaune.
Fête le 7 décembre.

Saint Ambroise, théologien et évêque de Milan au IVe s., est son patron.

Caractère : vivacité, éloquence, charme, imagination.

Variante : Ambrine.

Amélie

L'origine d'Amélie est incertaine ; on peut penser qu'elle est une forme féminine d'Émile qui, en latin, signifie « émule », ou qu'elle est issue d'un mot germanique qui se traduit par « puissant ».

Chiffre 9 - couleur violette.
Fête le 19 septembre.

Sainte Amélie, chrétienne à Lyon au IIe s., dénoncée par des païens, subit le supplice avec sainte Blandine et saint Pothin.

Caractère : discrétion, gentillesse, sociabilité, élitisme.

Anaëlle

Ce prénom est une variante bretonne d'Anne.

Origine hébraïque, signifie « grâce ».

Chiffre 5 - couleur bleue.
Fête le 26 juillet.

Sainte Anne, épouse de saint Joachim, se désespère de sa stérilité et multiplie jeûnes et prières. À plus de quarante ans, elle met au monde Marie, qui deviendra la mère du Christ.

Caractère : curiosité, indépendance, charme, vivacité.

Anaïs

Cette forme méridionale d'Anne connaît un grand succès à la fin du XXe s.
Origine hébraïque, signifie « grâce ».

Chiffre 8 - couleur bleue.
Fête le 26 juillet.

Sainte Anne est la mère de la Vierge Marie.
Caractère : énergie, sens des responsabilités, charme, franchise.

Andréa

Ce prénom, masculin en Italie, est davantage attribué aux filles en France.
Origine grecque, signifie « homme ».

Chiffre 7 - couleur rouge.
Fête le 9 juillet.

Sainte Andrée, religieuse en Provence pendant la Révolution, est arrêtée et guillotinée.
Caractère : sensibilité, altruisme, intuition, sociabilité.

Angèle

Ce prénom, forme féminine d'Ange, est resté discret en Europe ; il est courant aux États-Unis.
Origine grecque, signifie « messagère ».

Chiffre 8 - couleur violette.
Fête le 27 janvier.

Sainte Angèle Merici entre en religion à quinze ans, à Brescia, et fonde en 1529 l'ordre des Ursulines, sous la protection de sainte Ursule, destiné à l'éducation des jeunes filles. Elle en devient la première abbesse.
Caractère : ambition, générosité, franchise.
Variantes : Angélique, Angéline.

Anna

Ce prénom est international. Très fréquent en Russie, il est aussi très usité en Bretagne, en Italie et dans les pays slaves. Aujourd'hui, c'est un des favoris.

Origine hébraïque, signifie « grâce ».

Chiffre 3 - couleur bleue.
Fête le 26 juillet.

Sainte Anne est sa patronne.

Caractère : dynamisme, curiosité, activité, épicurisme.

Audrey

Forme moderne d'Ethelred, Audrey a connu le succès dans les années 1980.

Origine germanique, signifie « noble gloire ».

Chiffre 2 - couleur rouge.
Fête le 23 juin.

Sainte Ethelred, Anglaise du VIIe s., a fait vœu de chasteté, mais elle est mariée de force par son père à un homme âgé qui meurt rapidement. Aussitôt remariée à un homme de son âge, elle s'enfuit du domicile conjugal et se réfugie au monastère d'Ely dont elle devient abbesse.

Caractère : calme, charme, détermination, étude.

Variantes : Audraine, Audrenn.

Augustine

Cette version féminine d'Augustin a connu son apogée au début du XXe s.

Origine latine, signifie « vénérable ».

Chiffre 9 - couleur rouge.
Fête le 28 août.

Saint Augustin, né en Tunisie au IVe s., fait de brillantes études de philosophie. Il se convertit au catholicisme et prend l'habit. Nommé évêque d'Hippone pour son grand talent d'orateur, il lutte, en Afrique du Nord, contre les hérétiques, et rédige deux ouvrages majeurs, Les Confessions, et La Cité de Dieu. Il est nommé docteur de l'Église.

Caractère : charme, émotivité, prudence, affectivité.

Auriane

Ce prénom est une forme dérivée d'Aura ; il est aujourd'hui préféré à Aurélie.

Origine latine, signifie « en or ».

Chiffre 6 - couleur verte.
Fête le 19 juillet.

Sainte Aura, religieuse à Cordoue, en Espagne, au IXe s., est arrêtée par les musulmans… Elle refuse d'abjurer et subit le martyre avec les moniales de sa congrégation.

Caractère : sensibilité, affectivité, sens des responsabilités, harmonie.

Axelle

Ce féminin d'Axel est une forme dérivée d'Absalom.

Origine hébraïque, signifie « père de la paix ».

Chiffre 5 - couleur jaune.
Fête le 21 mars.

Saint Axel est archevêque de Lund au IIIe s.

Caractère : enthousiasme, curiosité, émotivité, charisme.

Barbara

Ce prénom est une forme dérivée de Barbe, très en vogue aux États-Unis dans les années 1950.

Origine grecque, signifie « barbare ».

Chiffre 7 - couleur jaune.

Fête le 4 décembre.

Sainte Barbe, jeune fille noble en Turquie au IIIe s., a fait vœu de chasteté. Son père, un puissant seigneur païen, veut la marier pour servir ses intérêts. Elle refuse. Il menace de la pourfendre de son épée : elle s'enfuit et se cache ; un berger la dénonce. Son père lui fait connaître mille supplices pour la forcer à renier sa foi ; elle tient bon, il la décapite lui-même. La légende raconte qu'il aurait été aussitôt foudroyé.

Caractère : secret, curiosité, intimité, réserve.

Bella

Ce prénom est un diminutif d'Isabelle, lui-même dérivé d'Élisabeth.

Origine hébraïque, signifie « Dieu est plénitude ».

Chiffre 6 - couleur orange.

Fête le 17 novembre.

Sainte Élisabeth, dans la Bible, est l'épouse de Zacharie et la cousine de Marie. Elle déplore sa stérilité, et lorsque la naissance prochaine d'un fils lui est annoncée malgré son grand âge, elle rend grâce à Dieu. Jean le Baptiste naît quelques mois plus tard.

Caractère : vivacité, autorité, ténacité, courage.

Béthanie

Ce prénom évoque un village près de Jérusalem, où vécurent Marthe, Marie et Lazare. Il est en vogue aux États-Unis, sous l'orthographe Bethany.

Origine hébraïque, « humble demeure ».

Chiffre 1 - couleur bleue.

Caractère : autorité, ambition, détermination, travail.

Bethsabée

Ce prénom évoque la belle maîtresse du roi David, lequel envoya se faire tuer à la guerre le mari encombrant de sa bien-aimée afin de pouvoir l'épouser. Mère de Salomon, Bethsabée intrigua avec le prophète Nathan pour que son fils succède à David à la place de son fils aîné.

Origine hébraïque, signifie « fille du serment ».

Chiffre 4 - couleur rouge.

Caractère : prudence, exigence, réserve, émotivité.

Brune

Qu'il soit le féminin de Bruno ou le diminutif de Brunehild, ce prénom a une étymologie germanique.

Origine germanique, signifie « bouclier ».

Chiffre 6 - couleur bleue.

Fête le 6 octobre.

Saint Bruno fonde de l'ordre des Chartreux, au XIe s.

Caractère : tradition, générosité, fidélité, sensibilité.

Camille

Ce prénom mixte est connu dès l'Antiquité. Il nomme les garçons et les filles qui, à Rome, assistent les prêtres, dans les cérémonies de sacrifice aux dieux païens.

Origine latine, signifie « qui fait partie des Camillus ».

Chiffre 1 - couleur jaune.
Fête le 14 juillet.

Saint Camille de Leilis, Romain du XVIe s., part combattre les Turcs aux côtés de son père après une jeunesse dissipée ; il revient blessé, guérit, retourne guerroyer, revient, s'adonne au jeu et, totalement démuni, entre comme homme de peine chez les capucins. Repenti, il devient novice, mais les frères refusent qu'il prononce ses vœux perpétuels. Il s'engage alors comme infirmier dans un hôpital. La négligence du personnel le révolte : il fonde l'Institut des clercs réguliers ministres des infirmes, érigé en ordre religieux.

Caractère : sens des responsabilités, indépendance, réflexion, travail.

Candice

Ce prénom est une forme dérivée de Candide.

Origine latine, signifie « blanche ».

Chiffre 3 - couleur blanche.
Fête le 3 octobre.

Sainte Blanche, chrétienne à Rome au IIIe s., martyrisée avec sa famille, est sa patronne.

Caractère : élégance, charme, sociabilité, charisme.

Diminutifs : Candie, Candy.

Capucine

Ce prénom s'efface alors que Rose et Marguerite reviennent.

Origine italienne, signifie « capucine ».

Chiffre 9 - couleur bleue.
Fête le 5 octobre.

Sainte Fleur, religieuse dans le Quercy au XIVe s., est sa patronne.

Caractère : passion, opiniâtreté, travail, émotivité.

Carla

Cette forme féminine espagnole et italienne de Charles est un prénom favori de ce début de siècle.

Origine germanique, signifie « virile ».

Chiffre 8 - couleur bleue.
Fête le 17 juillet.

Sainte Charlotte, doyenne des carmélites de Compiègne pendant la Révolution, est sa patronne. Arrêtée à la veille de ses quatre-vingts ans avec quatorze de ses compagnes, elle est guillotinée.

Caractère : ambition, travail, discrétion, justice.

Cassandre

Ce prénom mythologique a connu le succès aux États-Unis, mais en France sa vogue a été de courte durée.

Origine grecque, nom de Cassandra, héroïne de la mythologie.

Chiffre 3 - couleur bleue.

Caractère : franchise, charme, curiosité.

Variantes : Cassie, Cassy.

Cécile

Elle eut la vedette de 1970 à 1990.

Origine latine, signifie « aveugle ».

Chiffre 1 - couleur bleue.
Fête le 22 novembre.

Sainte Cécile, jeune patricienne romaine du IIe s., se fait baptiser et fait vœu de chasteté, mais elle est contrainte par ses parents d'épouser un païen, Valérien ; elle le persuade d'écouter saint Urbain qui lui enseigne la parole de Dieu. Valérien se fait baptiser avec son frère Tiburce, mais ils sont dénoncés, arrêtés et martyrisés. Cécile les ensevelit avant de subir elle aussi le martyre.

Caractère : indépendance, exigence, autorité, ambition.

Variantes : Cécilia, Célia, Célie.

Céleste

Ce prénom mixte commence à apparaître à l'état civil.

Origine latine, signifie « céleste ».

Chiffre 6 - couleur jaune.
Fête le 14 octobre.

Saint Céleste est évêque de Metz au IVe s. On sait seulement que sa vie fut un modèle de piété et de bonté.

Caractère : douceur, sens des responsabilités, harmonie, discrétion.

Célia

Cette forme dérivée de Cécile remporte un franc succès depuis les années 1990.

Origine latine, signifie « aveugle ».

Chiffre 3 - couleur bleue.
Fête le 22 novembre.

Sainte Cécile, jeune patricienne romaine du IIe s., se fait baptiser et fait vœu de chasteté, mais elle est contrainte par ses parents d'épouser un païen, Valérien ; elle le persuade d'écouter saint Urbain qui lui enseigne la parole de Dieu. Valérien se fait baptiser avec son frère Tiburce, mais ils sont dénoncés, arrêtés et martyrisés. Cécile les ensevelit avant de subir elle aussi le martyre.

Caractère : éloquence, adaptabilité, sociabilité, optimisme.

Charlotte

Ce féminin de Charles a battu les records de popularité dans les années 1990.

Origine germanique, signifie « virile ».

Chiffre 3 - couleur rouge.
Fête le 17 juillet.

La bienheureuse Charlotte, doyenne des carmélites de Compiègne, est arrêtée à la veille de ses quatre-vingts ans avec quatorze de ses compagnes. Accusées d'être ennemies de la Révolution, elles sont guillotinées.

Caractère : affectivité, générosité, intuition, communication.

Variantes : Arlène, Arlette, Carole, Caroline, Charlaine, Charlène, Charbelle, Charlette, Charline, Karelle.

Chiara

Forme italienne de Claire, tout comme Clara qui est des favoris, ce prénom commence à s'imposer.

Origine latine, signifie « claire ».

Chiffre 4 - couleur verte.

Caractère : stabilité, droiture, persévérance, travail.

Chloé

Chloé est la déesse des fleurs dans la mythologie grecque. À Athènes, en mai, non loin de l'Acropole, on célébrait son culte dans un temple qui lui était consacré.

Ce prénom a pris la première place au hit-parade dans les années 1990, à la suite de Charlotte et de Camille.

Origine grecque, signifie « jeune pousse ».

Chiffre 7 - couleur verte.
Fête le 5 octobre.

Sainte Fleur, religieuse dans le Quercy au XIVe s., meurt de la peste en soignant les malades.

Caractère : vivacité, activité, curiosité, spontanéité.

Claire

Ce prénom indémodable est actuellement à l'honneur avec sa forme italienne Clara, et sa forme anglo-saxonne mixte Clarence.

Origine latine, signifie « claire ».

Chiffre 3 - couleur verte.
Fête le 11 août.

Sainte Claire, issue d'une famille noble à Assise au XIIe s., fait vœu de chasteté à douze ans. À dix-huit ans, elle va suivre l'enseignement de saint François d'Assise, et entre en religion ; ses parents et ses amis viennent l'enlever de force du couvent où elle réside, mais elle résiste. Sur les conseils de saint François, elle fonde l'ordre des « pauvres dames » ou « Clarisses ». Atteinte par la maladie, elle passe les dernières années de sa vie à prier et à broder des vêtements liturgiques.

Caractère : éloquence, intelligence, sens de l'observation, communication.

Variantes : Clairemonde, Clarinde, Clarisse.

Clara

Cette forme espagnole de Claire remporte un franc succès depuis la fin du XXe s.

Origine latine, signifie « claire ».

Chiffre 8 - couleur verte.
Fête le 11 août.

Sainte Claire, issue d'une famille noble à Assise au XIIe s., fait vœu de chasteté à douze ans. À dix-huit ans, elle va suivre l'enseignement de saint François d'Assise, et entre en religion ; ses parents et ses amis viennent l'enlever de force du couvent où elle réside, mais elle résiste. Sur les conseils de saint François, elle fonde l'ordre des « pauvres dames » ou « Clarisses ». Atteinte par la maladie, elle passe les dernières années de sa vie à prier et à broder des vêtements liturgiques.

Caractère : courage, vitalité, franchise, dynamisme.

Variante : Claramunda.

Cléa

Ce prénom est le diminutif de Cloélia, francisé en Clélie. Il est apparu à l'état civil dans les années 2000 à la suite de Léa, et sa carrière est prometteuse.

Origine latine, signifie « de la famille Cloelius ».

Chiffre 3 - couleur bleue.
Fête le 13 juillet.

Sainte Clélia est sa patronne.
Caractère : charme, sérieux, sens des responsabilités, persévérance.

Clélie

Ce prénom est une forme francisée de Cloelia.
Origine latine, signifie « de la famille Cloelius ».

Chiffre 1 - couleur jaune.
Fête le 13 juillet.

Sainte Clélia consacre sa vie à l'éducation d'enfants, en Émilie, au XIXe s. ; elle leur apprend à lire, à écrire, mais leur enseigne aussi à prier. Elle meurt à vingt-trois ans.
Caractère : douceur, harmonie, sens des responsabilités, générosité.
Variante : Cloelia.

Cléo

Diminutif de Cléopâtre, ce prénom évoque la reine d'Égypte au Ier s. av. J.-C. Il fait concurrence à Clio, dont la consonance est proche.
Origine grecque, signifie « célébration du père ».

Chiffre 8 - couleur bleue.
Fête le 19 octobre.

Sainte Cléopâtre protège les chrétiens des persécutions romaines en Palestine, au IVe s.
Caractère : dynamisme, franchise, générosité.

Clotilde

Ce prénom médiéval est en pleine expansion.
Origine germanique, signifie « gloire » et « combat ».

Chiffre 8 - couleur orange.
Fête le 4 juin.

Sainte Clotilde épouse Clovis Ier, roi des Francs et païen endurci, qu'elle cherche à convertir grâce aux conseils avisés de saint Remi. Elle y parvient et le roi accepte de se faire baptiser avec son armée. Elle favorise l'extension du christianisme par la dotation de terres à des ordres religieux, la création de monastères, la construction d'églises, et achève sa vie déchirée par les luttes fratricides entre ses enfants et ses petits-enfants.
Caractère : dévouement, écoute, prudence, énergie.
Autre orthographe : Clothilde.

Coline

Plus moderne que Colette, cet autre féminin de Nicolas est en vogue depuis la fin du XXe s.
Origine grecque, signifie « victoire du peuple ».

Chiffre 4 - couleur bleue.
Fête le 6 mars.

Sainte Colette est, au XVe s., la réformatrice de l'ordre des Clarisses.
Caractère : travail, prudence, persévérance, sensibilité.

Colombe

Forme française du celte Colman, ce prénom est couru depuis les années 1990.
Origine celtique, signifie « colombe ».

Chiffre 2 - couleur bleue.
Fête le 31 décembre.

Sainte Colombe, jeune noble espagnole du IIIe s., demande le baptême et quitte sa famille pour rejoindre une colonie chrétienne à sens, en Gaule. Elle est arrêtée par les soldats de l'empereur Aurélien et décapitée.
Caractère : vivacité, charme, fidélité, créativité.
Variantes : Colombelle, Colombine.

Constance

Cette forme féminine de Constant est à l'honneur depuis le début de ce siècle.
Origine latine, signifie « persévérance ».

Chiffre 4 - couleur verte.
Fête le 17 juillet.

Sainte Constance, jeune novice du carmel de Compiègne sous la Révolution, est arrêtée et condamnée avec quatorze autres religieuses, dont la doyenne Charlotte et la prieure Claudine ; elle monte la première à l'échafaud.
Caractère : harmonie, tradition, sens des responsabilités, générosité.

Coralie

Origine grecque, signifie « jeune fille ».

Chiffre 9 - couleur rouge.
Fête le 18 mai.

Sainte Corinne est martyrisée sur ordre de Dioclétien au IIIe s.
Caractère : charme, sensibilité, prudence, discrétion.

Doriane

Ce prénom est une forme moderne de Théodora, en vogue depuis les années 1990.
Origine grecque, signifie « don de Dieu ».

Chiffre 3 - couleur jaune.
Fête le 6 février.

Sainte Dorothée, vierge et martyre à Césarée, en Asie Mineure, au IIIe s., est sa patronne.
Caractère : ambition, autorité, énergie, rapidité.
Variante : Dorienne.

Éden

Apparu à la fin du XXe s. aux États-Unis, Éden est aujourd'hui en plein essor en France, aussi bien pour les garçons que pour les filles.
Origine hébraïque, signifie « paradis ».

Chiffre 1 - couleur rouge.

Caractère : énergie, activité, fierté.

Éléa

Les années 2000 ont vu surgir ce prénom qui progresse vite.
Origine incertaine : variante de Léa, hébraïque qui signifie « vache sauvage », ou dérivé d'Hélène, grecque qui signifie « éclat du soleil ».

Chiffre 5 - couleur verte.

Caractère : adaptabilité, curiosité, indépendance, épicurisme.

Éléna

Elle est espagnole, italienne, roumaine, et succède à la classique Hélène.

Origine grecque, signifie « éclat du soleil ».

Chiffre 1 - couleur orange.
Fête le 18 août.

Sainte Hélène est sa patronne.
Caractère : activité, indépendance, volonté.
Diminutif : Léna.

Éléonore

Médiévale, Éléonore revient au goût du jour après une éclipse de plusieurs siècles.
Origine grecque, signifie « compassion ».

Chiffre 8 - couleur orange.
Fête le 25 juin.

Sainte Éléonore, belle-sœur de Saint Louis, épouse Henri III d'Angleterre. Elle place aux postes clés du royaume ses parents et ses amis, entraînant la colère des seigneurs anglais qui emprisonnent le roi. Éléonore lève une armée pour libérer son mari, qui meurt peu après. Elle se retire alors chez les bénédictines.
Caractère : ambition, esprit d'entreprise, détermination, courage.
Variantes : Ellenore, Élinor, Léonor, Noriane.

Élina

Variante d'Hélène, elle concurrence Éléna, Léna et Ilona.
Origine grecque, signifie « éclat du soleil ».

Chiffre 5, couleur jaune.
Fête le 18 août.

Sainte Hélène est sa patronne.
Caractère : curiosité, autorité, indépendance.
Diminutif : Lina
Variante : Éline

Élia

Dans la famille des formes féminines d'Élie, ce prénom a surpassé Éliette.
Origine hébraïque, signifie « mon maître est Dieu ».

Chiffre 9 - couleur verte.
Fête le 20 juillet.

Élie, prophète au royaume d'Israël au IXe s. av. J.-C., participe aux affaires publiques et lutte contre les cultes idolâtres.
Caractère : activité, détermination, rigueur, réflexion.

Élise

Ce prénom sage est le premier diminutif d'Élisabeth.
Origine hébraïque, signifie « Dieu est plénitude ».

Chiffre 5 - couleur orange.
Fête le 17 novembre.

Sainte Élisabeth, épouse de Zacharie et cousine de Marie, se désole de sa stérilité. Elle est déjà âgée quand un ange lui annonce sa prochaine maternité. Elle accouche de Jean-Baptiste quelques mois plus tard.
Caractère : indépendance, autorité, passion, épicurisme.
Variantes : Élisa, Élisane.

Éloïse

Elle est une forme médiévale de Louise, illustrée par le récit, au XIIe s., des amours d'Héloïse et Abélard, amants séparés dont la passion survécut à toutes les épreuves.

Origine germanique, « glorieux vainqueur ».

Chiffre 2 - couleur bleue.
Fête le 1er novembre.

Sainte Louise de Marillac est la fondatrice, avec saint Vincent de Paul, de l'ordre des Filles de la Charité, au XVIIe s.
Caractère : éloquence, indépendance, énergie, vivacité.
Autre orthographe : Héloïse.
Variantes : Aloïse, Aloyse.

Élona

Ce prénom biblique, à l'origine masculin, est aujourd'hui exclusivement féminin.
Origine hébraïque, signifie « chêne ».

Chiffre 2 - couleur verte.

Caractère : indépendance, diplomatie, adaptabilité, sociabilité.

Elsa

Ce diminutif d'Élisabeth est illustré par le poème Les yeux d'Elsa écrit pour Elsa Triolet par Louis Aragon.
Origine hébraïque, « Dieu est plénitude ».

Chiffre 1 - rouge.
Fête le 17 novembre.

Sainte Élisabeth, mère de saint Jean-Baptiste, est sa patronne.
Caractère : réserve, exigence, autorité, rigueur.
Variante : Elsie.

ÉMILIE

Féminin d'Émile, Émilie a connu son heure de gloire dans les années 1980.
Origine latine, signifie « émule ».

Chiffre 8 - couleur bleue.

Fête le 19 septembre.

Sainte Émilie de Rodat crée, en Auvergne, au XIXe s., une institution pour l'enseignement des enfants pauvres, la Sainte Famille.
Caractère : courage, énergie, volonté, fidélité.

Emma

Ce prénom en cours au XIXe s. réapparaît dans les années 1990. Son étymologie n'est pas certaine. Certains la rattachent à Emmanuelle, dont elle serait le diminutif, d'autres lui attribuent une origine germanique. Celle-ci est d'autant plus vraisemblable qu'Emma est un prénom porté au VIIIe s. par plusieurs princesses, et par une reine de Bourgogne, à une époque où, en Europe du Nord, les prénoms étaient tous d'origine germanique.
Origine germanique, signifie « puissante ».

Chiffre 5 - couleur orange.
Fête le 19 avril.

Sainte Emma, jeune veuve, fait bâtir des églises et des monastères en Rhénanie au XIe s.
Caractère : volonté, travail, autonomie.

Emmeline

Origine germanique, signifie « douce maison ».

Chiffre 4 - couleur verte.
Fête le 27 octobre.

Sainte Emmeline, cistercienne en Champagne au XIIe s., est un modèle de piété.

Caractère : sensibilité, affectivité, prudence, douceur.
Autre orthographe : Émeline.

Enora

Origine celtique, signifie « honneur ».

Chiffre 8 - couleur bleue.
Fête le 14 octobre.

Sainte Enora épouse saint Efflam, prince irlandais qui a fait vœu de chasteté ; ils vivent chacun dans un oratoire, en Bretagne à Plestin-les-Grèves, au Ve s.
Caractère : énergie, indépendance, vivacité, curiosité.

Eva

Prénom espagnol, Eva supplante Ève déjà en vogue depuis les années 1990.
Origine hébraïque, signifie « vivante ».

Chiffre1 - couleur jaune.
Fête le 6 septembre.

Sainte Ève est sa patronne.
Caractère : autorité, énergie, réflexion, activité.
Variante : Hawa.

Fanny

Diminutif provençal de Françoise, elle évoque l'œuvre de Marcel Pagnol.
Origine latine, signifie « de France ».

Chiffre 6 - couleur verte.

Fête le 9 mars.

Sainte Françoise, noble romaine du XVe s., subit une série malheurs : ses enfants meurent, son mari est exilé, sa maison pillée, ses amis décimés par la peste. Elle soigne les malades et se retire dans un monastère.
Caractère : sensibilité, harmonie, diplomatie, générosité.
Diminutif : Fannette.

Faustine

Ce prénom a été illustré, dans l'Antiquité, par deux impératrices romaines, Faustine l'Ancienne, épouse d'Antonin le Pieux, et Faustine la Jeune, épouse de Marc Aurèle.
Origine latine, signifie « fortunée ».

Chiffre 5 - couleur jaune.

Fête le 15 janvier.

Sainte Faustine consacre sa vie à la prière et à la contemplation, enfermée dans une cellule, au VIe s., en Italie.
Caractère : curiosité, intuition, vivacité, adaptabilité.

Félicie

Féminin de Félix, ce prénom revient au goût du jour.
Origine latine, signifie « heureuse ».

Chiffre 4 - couleur orange.

Fête le 10 mai.

Sainte Félicie, épouse de saint Isidore, vit près de Madrid, au XIIe s., cultivant la terre et élevant ses enfants. Elle représente un modèle de piété pour son entourage.
Caractère : réserve, prudence, sensibilité, générosité.

Flavie

Les Flavius étaient une dynastie qui gouverna l'Empire romain de 69 à 96 avec Vespasien, Titus et Domitien.
Origine latine, signifie « blonde ».

Chiffre 1 - couleur jaune.

Fête le 24 février.

Saint Flavien, diacre à Carthage au IIIe s., meurt en martyr pour avoir refusé de renier sa foi.
Caractère : élégance, détermination, ambition, perfectionnisme.

Flore

Déesse des fleurs et des jardins à Rome, elle avait un temple sur le Quirinal et était célébrée pendant des fêtes un peu licencieuses, au mois de mai, appelées floralies.
Origine latine, signifie « fleur ».

Chiffre 2 - couleur verte.

Fête le 24 novembre.

Sainte Flore subit le martyre à Cordoue au IXe s.
Caractère : altruisme, générosité, idéalisme, énergie.
Diminutif : Florette.
Variantes : Fleur, Florelle, Floraine, Florie, Floriane, Florinde, Florine.

Gabrielle

Forme féminine de Gabriel, ce joli prénom revient en vogue depuis les années 1990.
Origine hébraïque, signifie « ma force est en Dieu ».

Chiffre 8 - couleur bleue.

Fête le 26 juin.

Sainte Gabrielle, de l'ordre des Filles de la Charité d'Arras, créé par saint Vincent de Paul, est guillotinée sous la Révolution.
Caractère : énergie, esprit d'entreprise, sens de l'organisation, exigence.

Gaëlle

Elle est le féminin de Gaël.
Origine celtique, signifie « généreux seigneur ».

Chiffre 6 - couleur jaune.

Fête le 17 décembre.

Saint Gaël, évêque de Saint-Malo au XIIe s., fonda de nombreux monastères en Bretagne.
Caractère : affectivité, imagination, raffinement, sens artistique.
Variante : Gaëla.

Garance

Elle est dans le peloton des prénoms favoris depuis les années 1990.
Origine française, du nom d'une plante à fleurs jaunes qui pousse dans les bois ; garance désigne également une couleur rouge foncé.

Chiffre 4 - couleur rouge.

Fête le 5 octobre.

Sainte Fleur, religieuse dans le Quercy au Ve s., est la patronne de Garance.
Caractère : réserve, réflexion, étude, douceur.

Gwenaëlle

Elle est la forme féminine de Gwenaël.
Origine celtique, signifie « ange blanc ».

Chiffre 3 - couleur blanche.

Fête le 3 novembre.

Saint Gwenaël évangélise l'Irlande au VIe s.
Caractère : sociabilité, sensibilité, prudence, fantaisie.

Hanaé

Ce prénom asiatique est de plus en plus prisé par les familles françaises.
Origine japonaise, signifie « fleur ».

Chiffre 2 - couleur rouge.

Caractère : sociabilité, coopération, adaptabilité, réserve.
Autre orthographe : Anaé.

Ilona

Forme hongroise d'Hélène, ce prénom est très en vogue depuis 1990.
Origine grecque, signifie « éclat du soleil ».

Chiffre 6 - couleur jaune.

Fête le 18 août.

Sainte Hélène, fille d'aubergiste à Rome au IIIe s., est séduite par Constance Chlore, empereur romain d'Occident, dont elle a un fils, Constantin. Répudiée, elle quitte la cour, mais son fils la rappelle lorsqu'il accède au trône en 306. Hélène se convertit à soixante ans. Très influente, elle défend la cause des chrétiens, multiplie les dons et favorise la construction de monastères en Palestine.
Caractère : élégance, sensibilité, discrétion, sens artistique.
Variantes : Ilana, Ilka, Ilonka, Ilu, Iluska, Inka.

Inès

Ce prénom est la forme hispanique d'Agnès, très en vogue depuis les années 1990.
Origine grecque, signifie « chaste ».

Chiffre 2 - couleur rouge.

Fête le 10 septembre.

Sainte Inès Takeya, jeune veuve chrétienne qui vit Japon au XVIIe s., est décapitée pour avoir reçu des missionnaires.
Caractère : calme, affectivité, rêverie, discrétion.

Iris

Dans la mythologie grecque, Iris est la messagère ailée des dieux de l'Olympe qui porte l'arc-en-ciel en écharpe.
Origine grecque, d'Iris, nymphe de la mythologie.

Chiffre 1 - couleur verte.

Fête le 4 septembre.

Sainte Iris, fille de Philippe, diacre en Asie Mineure au IIe s., meurt en martyre peu de temps après son père.
Caractère : autorité, exigence, indépendance, générosité.

Jade

Ce prénom est en vogue depuis les années 1980.
Origine française, du nom de la pierre précieuse de couleur verte.

Chiffre 2 - couleur verte.

Fête le 29 juin.

Saint Pierre, apôtre du Christ, est le patron de Jade.
Caractère : passion, volonté, travail, perfectionnisme.

Jeanne

Après les faveurs du Moyen Âge, Jeanne a connu son apogée à la fin du XIXe s. Ce prénom réapparaît depuis les années 1990.
Origine hébraïque, signifie « Dieu est miséricordieux ».

Chiffre 4 - couleur jaune.

Fête le 30 mai.

Sainte Jeanne d'Arc, bergère à Domrémy au début du XVe s., a treize ans lorsqu'elle entend « des voix » qui lui demandent de chasser les Anglais de France et de rétablir le roi Charles VII sur le trône. Des années plus tard, la petite bergère combat l'envahisseur à la tête d'une armée, et fait couronner le roi. Faite prisonnière à Rouen, Jeanne est condamnée pour hérésie et meurt sur le bûcher.
Caractère : émotivité, affectivité, travail, opiniâtreté.
Variantes : Evane, Ivane, Janie, Janine.

Jenna

Ce prénom est une des formes anglo-américaines de Jeanne.
Origine hébraïque, signifie « Dieu a fait grâce ».

Chiffre 8 - couleur verte.

Fête le 30 mai.

Sainte Jeanne est sa patronne.
Caractère : réflexion, sens pratique, rigueur, équilibre.

Jennifer

Elle est une forme dérivée de Guinevere, forme anglo-saxonne de Guenièvre.
Origine celtique, signifie « blanche » et « douce ».

Chiffre 7 - couleur blanche.

Fête le 18 octobre.

Sainte Gwenn, épouse de saint Fragan en Bretagne au Ve s., modèle de piété et de bonté, est sa patronne.
Caractère : rêverie, étude, réflexion, douceur.
Autre orthographe : Jennyfer.

Joséphine

Cette forme féminine de Joseph est très prisée au XIXe s. Elle est en vogue depuis les années 1990.
Origine hébraïque, signifie « Dieu ajoute ».

Chiffre 2 - couleur rouge.

Fête le 8 février.

Sainte Joséphina, esclave soudanaise au XIXe s., se convertit et, une fois affranchie, entre au couvent pour y terminer sa vie.
Caractère : indépendance, sens des responsabilités, travail, volonté.

Julie

Très en vogue au XIXe s., Julie connaît un regain de succès dans les années 1980.
Origine latine, signifie « de la famille Iulius ».

Chiffre 3 - couleur rouge.

Fête le 8 avril.

Sainte Julie Billiart, jeune Picarde paralysée des jambes au XIXe s., fonde à Amiens l'Institut des sœurs de Notre-Dame pour l'éducation chrétienne des enfants pauvres.
Caractère : réalisme, sociabilité, communication, charme.

Juliette

Elle a pris la suite de Julie au hit-parade de l'état civil.
Origine latine, signifie « de la famille Iulius ».

Chiffre 3 - couleur rouge.

Fête le 30 juillet.

Sainte Juliette, appelée aussi Jullitte, chrétienne en Cappadoce au IVe s., est dénoncée par l'homme d'affaires véreux à qui elle a confié ses biens ; elle meurt sur le bûcher.
Caractère : charme, persévérance, esprit pratique, sensibilité.

Justine

Ce prénom connaît un bref succès dans les années 1990.
Origine latine, signifie « juste ».

Chiffre 8 - couleur verte.

Fête le 12 mars.

Sainte Justine, jeune païenne d'Antioche au IIIe s., persuade ses parents et son fiancé Cyprien de se faire baptiser. Cyprien et Justine font vœu de chasteté ; il devient évêque, et elle, abbesse d'un monastère. Mais, victimes des persécutions de l'empereur Dèce, ils sont tous deux décapités.
Caractère : passion, courage, détermination, franchise.

Kenza

Origine arabe, signifie « trésor ».

Chiffre 3 - couleur bleue.

Caractère : sociabilité, harmonie, communication, sens artistique.

Lana

Cette forme d'Hélène n'est pas très récente, mais elle a toujours été discrète. Depuis 2005, son ascension est très remarquée.
Origine grecque, signifie « éclat du soleil ».

Chiffre 1 - couleur jaune.

Fête le 18 août.

Sainte Hélène est sa patronne.
Caractère : émotivité, activité, volonté, passion.

Laure

Ce prénom est l'une des formes féminines de Laurent. Sa forme italienne Laura a un grand succès dans les années 1980.
Origine latine, signifie « laurier ».

Chiffre 3 - couleur verte.

Fête le 19 octobre.

Sainte Laure, jeune chrétienne andalouse du IXe s., est condamnée au martyre par l'émir.
Caractère : charme, séduction, sensibilité, éloquence.
Variantes : Laurelle, Laurène, Laurie, Laurine.

Léa

Ce prénom est l'un des favoris des années 1990-2000.

Dans la Bible, Léa est la sœur de Rachel, l'épouse du patriarche Jacob et la mère de six fils qui devinrent les ancêtres des tribus d'Israël.

Origine hébraïque, signifie « vache sauvage ».

Chiffre 9 - couleur orange.

Fête le 22 mars.

Sainte Léa, riche veuve de la société romaine du IVe s., est disciple de saint Jérôme, distribue toute sa fortune aux pauvres et termine sa vie dans un monastère.

Caractère : fantaisie, intuition, sensibilité.

Variante : Léane.

Léna

Diminutif d'Éléna, Léna est un prénom allemand, breton, espagnol, grec, suédois, et l'un des favoris de ces années 2000.

Chiffre 5 - couleur jaune.

Fête le 18 août.

Sainte Hélène est sa patronne.

Caractère : curiosité, vivacité, détermination, autorité.

Variante : Léni.

Léonore

Ce prénom est un diminutif d'Éléonore, considéré comme un prénom à part entière depuis une dizaine d'années.

Origine grecque, signifie « compassion ».

Chiffre 3 - couleur orange.

Fête le 25 juin.

Sainte Éléonore, belle-sœur de Saint Louis, épouse du roi d'Angleterre Henri III, se retire dans un monastère chez les bénédictines à la mort de son mari.

Caractère : franchise, dynamisme, curiosité, opiniâtreté.

Variante : Liénor.

Lila

Ce prénom est en vogue depuis 2005. Il est probablement un diminutif de Liliane.

Origine latine, signifie « lis ».

Chiffre 7 - couleur bleue.

Fête le 27 juillet.

Sainte Liliane est sa patronne.

Caractère : réflexion, étude, réserve, prudence.

Lilou

Ce prénom est une variante de Lou, diminutif de Louise, et l'un des prénoms féminins favoris depuis 2005.

Origine germanique, signifie « victoire glorieuse »

Chiffre 6 - couleur verte.

Fête le 15 mars.

Sainte Louise est sa patronne.

Caractère : harmonie, générosité, patience, travail.

Autre orthographe : Leelou.

Lily

Diminutif de Louise au même titre que Lou, Lily est en pleine évolution.

Origine germanique, signifie « victoire glorieuse ».

Chiffre 4 - couleur rouge.

Fête le 15 mars.

Sainte Louise est sa patronne.

Caractère : rigueur, détermination, sensibilité, sérieux.

Lina

Ce prénom est le diminutif d'Adeline et a été en vogue au début du XXe s. Il disparaît rapidement mais revient depuis 2005.

Origine germanique, signifie « noble ».

Chiffre 9 - couleur verte.

Fête le 24 septembre.

Sainte Adèle est sa patronne.

Caractère : réflexion, étude, sérieux, travail.

Lise

Diminutif d'Élisabeth, devenu un prénom à part entière.

Origine hébraïque, « Dieu est plénitude ».

Chiffre 5 - couleur orange.

Fête le 17 novembre.

Sainte Élisabeth est une parente de la Vierge Marie.

Caractère : détermination, travail, prudence, efficacité.

Variantes : Lisette, Lison.

Loane

Loane peut être une forme composée de Louise et d'Anne, ou bien encore le féminin de Loan, diminutif d'Élouan ; très en vogue depuis 2000.

Origine germanique, signifie « glorieux vainqueur », ou origine celtique, signifie « belle lumière ».

Chiffre 6 - couleur jaune.

Fête le 15 mars ou le 28 août.

Sainte Louise ou saint Élouan sont ses protecteurs.

Caractère : sociabilité, diplomatie, discrétion, rigueur.

Variante : Loana.

Lola

Ce prénom est le diminutif de Dolorès.

Origine latine, signifie « douleur ».

Chiffre 4 - couleur bleue.

Fête le 11 juin.

Sainte Dolorès, Espagnole du XIXe s., veut prendre le voile dès l'adolescence, mais son père s'y oppose. Elle attend sa majorité pour entrer dans les ordres. Nommée supérieure de son couvent, elle fonde une école pour enfants pauvres.

Caractère : travail, rigueur, courage, ténacité.

Lou

Ce diminutif de Louise est devenu un prénom à part entière depuis les années 1980.

Origine germanique, « glorieux vainqueur ».

Chiffre 3 - couleur bleue.

Fête le 15 mars.

Sainte Louise de Marillac, veuve à l'âge de trente-cinq ans, fonde avec saint Vincent de Paul, en 1633, l'ordre des Filles de la Charité au service des malades et des pauvres.

Caractère : créativité, communication, sens artistique, harmonie.

Variante : Leelou.

Louise

Ce grand classique des XVIIe, XVIIIe et XIXe s. réapparaît depuis les années 1990.

Origine germanique, signifie « glorieux combattant ».

Chiffre 9 - couleur verte.

Fête le 15 mars.

Sainte Louise de Marillac, devenue veuve à l'âge de trente-cinq ans, rejoint saint Vincent de Paul et fonde avec lui l'ordre des Filles de la Charité, consacré aux pauvres et aux malades.

Caractère : discrétion, rigueur, opiniâtreté, sens du devoir.

Louna

Encore un nouveau prénom, vraisemblablement dérivé de Lou, diminutif de Louise. Il est en pleine évolution depuis 2005.

Origine germanique, signifie « glorieux vainqueur ».

Chiffre 9 - couleur jaune.

Fête le 15 mars.

Sainte Louise est sa patronne.

Caractère : réflexion, réserve, étude, sérieux.

Variante : Luna.

Lucie

Féminin de Luc, ce prénom est en vogue depuis les années 1980.

Origine latine, signifie « lumière ».

Chiffre 5 - couleur orange.

Fête le 13 décembre.

Sainte Lucie fait vœu de chasteté à Syracuse, au IVe s., et refuse le mari païen imposé qui la dénonce ; elle est condamnée au lupanar, puis comme ceux qui l'approchent sont terrassés, elle est accusée de sorcellerie et décapitée.

Caractère : sociabilité, diplomatie, communication, indépendance.

Maé

Ce prénom est une forme américaine de Marie, mais certains le considèrent comme un diminutif de Maëlle.

Origine hébraïque, signifie « goutte de mer », ou celtique, signifie « princesse ».

Chiffre 3 - couleur bleue.

Fête le 15 août ou le 13 mai.

Sainte Marie ou saint Maël sont ses patrons.

Caractère : énergie, activité, ambition, charme.

Maëlle

Ce féminin de Maël connaît un discret succès depuis les années 1980.

Origine celtique, signifie « princesse ».

Chiffre 3 - couleur bleue.

Fête le 13 mai.

Saint Maël, moine chassé du pays de Galles au Ve s., évangélise la lande bretonne.

Caractère : vivacité, charisme, curiosité, séduction.

Maëva

Ce prénom connaît un succès qui ne se dément pas depuis les années 1990.

Origine polynésienne, signifie « bienvenue ».

Chiffre 6 - couleur bleue.

Caractère : sensibilité, harmonie, ambition, sens des responsabilités.

Maïlys

Ce prénom d'origine basque est une contraction de Marie-des-Lys, une madone vénérée dans cette région.

Chiffre 7 - couleur bleue.

Fête le 15 août.

Sainte Marie est sa patronne.

Caractère : affectivité, activité, énergie, ambition.

Autres orthographes : Maëlys, Maylis.

Maiwen

Ce prénom, forme contractée de Marie et de Gwenn, est très en vogue depuis les années 1990.

Origine hébraïque et celtique, signifie « goutte de mer sacrée ».

Chiffre 2 - couleur blanche.

Fête le 15 août.

Sainte Marie, mère de Jésus, est sa patronne.

Caractère : adaptabilité, diplomatie, émotivité, sensibilité.

Manon

Ce prénom est une forme dérivée de Marianne, traditionnelle dans le Midi de la France avant de devenir un des prénoms les plus appréciés dans les années 1980.

Origine hébraïque, signifie « goutte de mer ».

Chiffre 3 - couleur rouge.

Fête le 9 juillet.

Sainte Marianne, née à Fontainebleau, prend le voile et, sous la Révolution, refuse de trahir l'Église en prêtant serment à la Constitution civile ; elle est fusillée.

Caractère : sociabilité, fantaisie, indépendance, adaptabilité.

Margot

La reine Margot, Marguerite de Valois, épouse d'Henri IV, a rendu ce prénom célèbre.

Origine latine, signifie « perle ».

Chiffre 2 - couleur rouge.

Fête le 20 juillet.

Sainte Marguerite d'Antioche, chassée par son père qui lui reproche son baptême, est enlevée par le préfet d'Orient ; elle repousse ses avances, il la fait périr.

Caractère : indépendance, prudence, exigence, volonté.

Autre orthographe : Margaux.

Marie

Ce prénom est, par le monde, le plus attribué. Il est au hit-parade de l'état civil depuis les années 1980, et ses variantes sont très nombreuses.

Origine hébraïque, signifie « goutte de mer ».

Chiffre 1 - couleur bleue.

Fête le 15 août.

Sainte Marie, épouse de Joseph le charpentier, est la mère de Jésus dont la naissance lui est annoncée par l'archange Gabriel.

Caractère : réserve, douceur, sens des responsabilités, exigence.

Variantes : Maïté, Marielle, Mariette, Marion, Maritie, Marlène, Marylène, Maryline, Marylise, Maryse, Maryvonne, Milène, Mirabelle, Myriam.

Marilou

Ce prénom est une contraction de Marie-Louise, en vogue depuis 2000.

Origine hébraïque, signifie « goutte de mer », et germanique, signifie « victoire glorieuse ».

Chiffre 1 - couleur verte.

Fête le 15 août ou le 15 mars.

Sainte Marie et sainte Louise sont ses patronnes.

Caractère : énergie, autorité, travail, persévérance.

Marine

Cette forme féminine de Marin est un des prénoms phares des années 1990.

Origine latine, signifie « mer ».

Chiffre 6 - couleur rouge.

Fête le 20 juillet.

Au XIe s., sainte Marine se travestit en garçon pour accompagner son père dans un monastère. Elle se livre courageusement aux travaux des champs pour le compte d'un homme malade d'un village voisin du monastère. Or cet homme a une fille, qui met au monde un bébé de père inconnu. La jeune mère tourmentée par son père accuse « Marin » de l'avoir séduite. Le prétendu moine accusé est chassé du monastère et condamné à élever l'enfant. Il (elle) se tait pour ne pas dénoncer son père. Lorsque l'enfant est adulte, il (elle) retourne au couvent et y meurt.

Caractère : vivacité, sensibilité, optimisme, affectivité.

Variante : Marinette.

Marion

Cette forme dérivée de Marie a connu le succès dans les années 1970.

Origine hébraïque, signifie « goutte de mer ».

Chiffre 7 - couleur bleue.

Fête le 15 août.

Sainte Marie, mère de Jésus, est sa patronne.

Caractère : intuition, calme, réflexion, esprit d'analyse.

Mathilde

Ce prénom est un des favoris dans les années 1990, après avoir été fréquent au Moyen Âge.

Origine germanique, signifie « force au combat ».

Chiffre 9 - couleur jaune.

Fête le 14 mars.

Sainte Mathilde, reine de Germanie au xe s., consacre sa vie à son mari Henri Ier l'Oiseleur, à ses enfants et aux œuvres de charité. Elle meurt dans le monastère qu'elle a fondé.

Caractère : douceur, sensibilité, harmonie, curiosité.

Variantes : Mahaut, Maud, Mechtilde.

Mélanie

Origine latine, signifie « noire ».

Chiffre 5 - couleur orange.

Fête le 31 décembre.

Sainte Mélanie, jeune Romaine du ve s., vend ses biens à la suite de la mort de ses deux enfants et part pour la Sicile avec son mari où ils fondent chacun un monastère. À son veuvage, elle s'établit en Palestine et crée un monastère sur le mont des Oliviers.

Caractère : franchise, curiosité, vivacité, indépendance.

Mélissa

Ce prénom est une forme dérivée de Melle.

Origine latine, signifie « miel ».

Chiffre 6 - couleur bleue.

Fête le 9 mars.

Sainte Melle est la patronne de Mélissa. Jeune femme de bonne famille en Irlande, au viiie s., elle se retire dans un couvent à son veuvage et se consacre à la prière et à la charité.

Caractère : douceur, harmonie, intuition, diplomatie.

Morgane

Dans la légende médiévale, Morgane est la sœur du roi Arthur, fée bienveillante et guérisseuse dont les exploits sont cités dans les chansons de Merlin et d'Ogier le Danois.

Ce prénom mixte a connu son apogée dans les années 1980. Il est plus féminin que masculin.

Origine celtique, signifie « enfant de la mer ».

Chiffre 1 - couleur bleue.

Fête le 13 juillet.

Caractère : volonté, vivacité, goût de l'aventure, originalité.

Variantes : Morgaine, Morganenn, Morganez, Morrigaine, Morrigane.

Nikita

Ce prénom est une forme russe de Nicétas, prénom rarissime en France. Il est aujourd'hui attribué aussi bien aux filles qu'aux garçons.

Origine grecque, signifie « vainqueur ».

Chiffre 1 - couleur bleue.

Fête le 24 juin.

Saint Nicétas est évêque et missionnaire en Serbie, au ve s.

Caractère : ordre, travail, exigence, autorité.

Nine

Ce prénom est une forme diminutive d'Anne.

Origine hébraïque, signifie « grâce ».

Chiffre 6 - couleur orange.

Fête le 26 juillet.

Sainte Anne est la mère de la Vierge Marie.
Caractère : harmonie, fidélité, affectivité, sens des responsabilités.
Variantes : Nina, Ninon, Ninotchka.

Noa

Dans la Bible, Noa est une descendante de Joseph.
Origine hébraïque, signifie « la mouvante ».

Chiffre 3 - couleur verte.

Caractère : énergie, sociabilité, adaptabilité, goût de l'aventure.
Autre orthographe : Noah.

Noémie

Rare pendant des siècles, Noémie apparaît discrètement à l'état civil.
Origine hébraïque, signifie « gracieuse ».

Chiffre 7 - couleur jaune.

Fête le 21 août.

Dans la Bible, Noémie est la belle-mère de Ruth.
Caractère : critique, exigence, prudence, travail.

Nolwenn

Ce prénom mixte est un des grands favoris de ce début de XXIe s.
Origine celtique, signifie « agneau blanc ».

Chiffre 7 - couleur blanche.

Fête le 6 juillet.

Sainte Nolwenn, princesse de Cornouailles du VIe s., se fait ermite en Bretagne. Un païen des environs la poursuit de ses assiduités. Comme elle le repousse, il la fait décapiter.
Caractère : sensibilité, intuition, altruisme, rêverie.
Diminutifs : Nolwenna, Nolwennig.
Variantes : Gwennoal, Gwennig, Noalig, Noluen, Noyale.

Nora

Ce prénom peut être considéré comme le diminutif d'Éléonore.
Origine grecque, signifie « compassion ».

Chiffre 3 - couleur orange.

Fête le 25 juin.

Sainte Éléonore, belle-sœur de Saint Louis, épouse du roi d'Angleterre Henri III, se retire dans un monastère de Bénédictines à la mort de son mari.
Caractère : sociabilité, franchise, adaptabilité, indépendance.

Océane

Dans la mythologie grecque, Océan est l'aîné des Titans et le père des Océanides, nymphes de la mer et des eaux. Ce prénom apparaît à l'état civil dans le sillage de Marine.
Origine grecque, signifie « océan ».

Chiffre 7 - couleur bleue.

Fête le 2 novembre.

Saint Océan est un soldat romain en garnison

en Asie Mineure au début du IVe s. Chrétien, il refuse de renier sa foi et meurt sur le bûcher.
Caractère : activité, dynamisme, perfectionnisme, générosité.

Olivia

Origine latine, signifie « olive ».

Chiffre 5 - couleur jaune.

Fête le 12 juillet.

Saint Olivier, prêtre irlandais, passe quinze années à Rome au XVIIe s., puis revient chez lui pour être nommé évêque ; calomnié, il est pendu.
Caractère : réflexion, étude, indépendance, rapidité.

Orlane

Ce prénom est la version francisée d'Orlana, dérivé d'Orlanda, forme italienne de Rolande. Il grimpe doucement au hit-parade.
Origine germanique, signifie « terre glorieuse ».

Chiffre 2 - couleur rouge.

Fête le 15 septembre.

Saint Roland est son patron.
Caractère : énergie, charme, sensibilité, idéalisme.

Pauline

Cette forme féminine de Paul connaît le succès aux XVIIIe et XIXe s., et depuis les années 1980.
Origine latine, signifie « faible ».

Chiffre 6 - couleur rouge.

Fête le 9 juillet.

Sainte Pauline, religieuse missionnaire en Chine à la fin du XIXe s., est martyrisée puis exécutée en 1900 par les Boxers, secte de fanatiques opposés à la présence d'Occidentaux dans leur pays.
Caractère : douceur, calme, sens artistique, affectivité.

Philippine

Forme féminine de Philippe.
Origine grecque, « qui aime les chevaux ».

Chiffre 6 - couleur jaune.

Fête le 18 novembre.

Sainte Philippine, religieuse sous la Révolution, se dévoue aux prisonniers. Elle part ensuite pour la Louisiane où elle assure l'éducation des jeunes filles.
Caractère : élégance, perfectionnisme, sensibilité, indépendance.

Raphaëlle

Ce féminin de Raphaël partage le succès avec lui depuis les années 1980.
Origine hébraïque, signifie « Dieu a guéri ».

Chiffre 6 - couleur jaune.

Fête le 29 septembre.

Sainte Raphaëlle, mère de famille très nombreuse en Espagne au XIXe s., fonde plusieurs institutions pour l'accueil et l'éducation des jeunes filles pauvres.
Caractère : communication, créativité, énergie, sociabilité.

Romane

Cette forme féminine de Romain connaît le succès depuis les années 1980.

Origine latine, signifie « romaine ».

Chiffre 3 - couleur verte.

Fête le 28 février.

Saint Romain, ermite dans le Jura au Ve s., fonde avec son frère Lupicin plusieurs monastères, parmi lesquels l'abbaye de Condat.

Caractère : vivacité, enthousiasme, charme, intuition.

Rosalie

En faveur au XIXe s., Rosalie revient discrètement à l'état civil.

Origine latine, signifie « rose » et « lis ».

Chiffre 7 - couleur bleue.

Fête le 4 septembre.

Sainte Rosalie est ermite en Sicile au XIIe s.

Caractère : curiosité, étude, réflexion, secret.

Rose

Ce prénom est très répandu au XIXe s., dans le sillage de Marguerite.

Origine latine, signifie « rose ».

Chiffre 3 - couleur bleue.

Fête le 23 août.

Sainte Rose, née à Lima au Pérou au XVIe s., refuse d'obéir à son père qui veut la marier et se réfugie chez les dominicaines.

Caractère : dynamisme, éloquence, vivacité, charme.

Salomé

Ce joli prénom est une forme féminine de Salomon. Salomé, fille d'Hérodiade et nièce d'Hérode Antipas, séductrice redoutable et perverse, danse devant son oncle au cours d'une fête et lui demande en récompense qu'on lui apporte la tête de Jean le Baptiste sur un plateau.

Origine hébraïque, signifie « paix ».

Chiffre 2 - couleur verte.

Fête le 22 octobre.

Sainte Marie-Salomé est la mère des disciples Jacques et Jean.

Caractère : charme, courage, franchise, professionnalisme.

Sarah

Dans la Bible, Sarah est l'épouse d'Abraham ; elle n'a pas eu d'enfant, en a toujours souffert, et n'a plus l'âge d'en avoir lorsque l'ange vient lui annoncer sa prochaine maternité. Isaac naît dans l'année.

Ce prénom fait partie des intemporels, toujours en vogue, jamais démodés.

Origine hébraïque, signifie « princesse ».

Chiffre 2 - couleur rouge.

Fête le 20 décembre.

Sainte Sarah est la servante de Marie-Jacobi et de Marie-Salomé en Galilée, au Ier s. ; elle les suit pendant leur voyage vers la Gaule et s'installe avec elles en Provence. Elle meurt en Camargue. La ville des Saintes-Maries-de-la-Mer les vénère toutes les trois.

Caractère : douceur, charme, générosité, affectivité.

Sasha

Diminutif d'Alexandre, ce prénom s'orthographie Sacha pour les garçons et se féminise en Sasha.
Origine grecque, signifie « qui repousse l'ennemi ».

Chiffre 3 - couleur jaune.

Fête le 22 avril.

Sainte Alexandra est sa patronne.
Caractère : vivacité, adresse, tact, activité.

Solène

Ce prénom, exclusivement masculin au Moyen Âge, est devenu féminin. Il est l'un des favoris depuis les années 1980.
Origine latine, signifie « annuelle ».

Chiffre 7 - couleur verte.

Fête le 25 septembre.

Saint Solène est évêque de Chartres au Ve s. et conseiller de Clovis.
Caractère : secret, esprit d'analyse, réflexion, sérieux.

Thaïs

Ce prénom très ancien revient au goût du jour, sans doute pour sa consonance de diminutif.
Origine grecque, signifie « bandeau ».

Chiffre 3 - couleur rouge.

Fête le 8 octobre.

Sainte Thaïs, courtisane égyptienne du IVe s., est convertie par un moine et se retire dans un monastère.
Caractère : séduction, optimisme, ordre, rigueur.

Théa

Ce prénom est un diminutif de Théodora qui semble suivre la vogue de Théo.
Origine grecque, signifie « don de Dieu ».

Chiffre 7 - couleur rouge.

Fête le 28 avril.

Sainte Théodora fut enfermée dans un lupanar en Égypte au IVe s. pour la punir de sa conversion ; elle s'échappe avec la complicité d'un chrétien, mais ils sont repris et elle l'accompagne au supplice.
Caractère : indépendance, dynamisme, adaptabilité, curiosité.

Tiphaine

Ce prénom connaît le succès depuis les années 1980.
Origine grecque, signifie « illustre ».

Chiffre 1 - couleur jaune.

Fête le 6 janvier

Saint Épiphane, évêque de Pavie au Ve s., a joué un rôle modérateur entre les souverains d'Europe : il réconcilie le roi des Wisigoths Euric avec l'empereur de Rome Julius Nepos, et accueille Théodoric, roi des Ostrogoths, menacé par son frère.
Caractère : courage, exigence, rigueur.
Autre orthographe : Tiffenn.

Valentine

Cette forme féminine de Valentin est en vogue depuis les années 1980.
Origine latine, signifie « vaillante ».

Chiffre 3 - couleur bleue.

Fête le 25 juillet.

Sainte Valentine, chrétienne en Palestine au IVe s., est martyrisée pour avoir saccagé un temple païen.
Caractère : enthousiasme, dynamisme, vivacité, éclectisme.

Victoire

Ce féminin de Victor est un des prénoms favoris des années 1990.
Origine latine, signifie « victoire ».

Chiffre 2 - couleur verte.

Fête le 15 novembre.

Sainte Victoire, chrétienne en Afrique du Nord au IVe s., se réunit pour prier avec ses amies. Elles sont mises à mort.
Caractère : volonté, travail, courage, affectivité.
Variante : Victorine.

Violette

Ce prénom connaît un court succès au début du XXe s., dans le sillage de Rose et de Marguerite.
Origine latine, signifie « violette ».

Chiffre 9 - couleur violette.

Fête le 5 octobre.

Sainte Fleur, religieuse dans le Quercy au XIVe s., est sa patronne.
Caractère : idéalisme, sensibilité, dévouement, collaboration.

Yasmina

Origine arabe, signifie « jasmin ».

Chiffre 5 - couleur blanche.

Fête le 5 octobre.

Sainte Fleur, religieuse dans le Quercy au XIVe s., est sa patronne.
Caractère : sensibilité, créativité, imagination, épicurisme.
Variantes : Jasmine, Yasmine.

Yona

Mixte à l'origine dans la Bible, ce prénom est dorénavant exclusivement féminin.
Origine hébraïque, signifie « colombe ».

Chiffre 1 - couleur rouge.

Caractère : indépendance, réflexion, volonté.

Zoé

Origine grecque, signifie « vie ».

Chiffre 1 - couleur bleue.

Fête le 2 mai.

Sainte Zoé, esclave chez un citoyen romain, en Turquie, au IIe s., avec son mari et ses deux fils, est brûlée vive avec sa famille parce qu'elle refuse d'abjurer.
Caractère : indépendance, ambition, affectivité, rigueur.

Prénoms de garçon

Adam

Ce prénom, longtemps resté dans l'ombre, est plus fréquent en ce début de XXIe s. En revanche, Adam est un patronyme courant tant en Europe qu'aux États-Unis.
Origine hébraïque, signifie « fait de terre ».

Chiffre 1 - couleur rouge.

Fête le 24 décembre.

Caractère : énergie, ambition, audace, autorité.

Adrien

Ce prénom d'empereur romain connaît un grand succès depuis 1990.
Origine latine, signifie « originaire d'Adria », ville de Vénétie qui donne son nom à l'Adriatique.

Chiffre 6 - couleur bleue.

Fête le 8 septembre.

Saint Adrien, gardien de prison au IVe s., se fait baptiser par les chrétiens qu'il surveille. Il les suit dans le martyre.
Caractère : équilibre, diplomatie, courage, générosité.
Autre orthographe : Hadrien.

Alan

Forme celte d'Alain, ce prénom à consonance anglo-saxonne est très en vogue aujourd'hui.
Origine latine, signifie « issu des Alani », nom d'une tribu des bords de la mer Noire
qui envahit la Gaule en 406 et qui, passée en Espagne, fut vaincue par les Wisigoths.

Chiffre 1 - couleur orange.

Fête le 9 septembre.

Saint Alain de La Roche, dominicain breton au XVe s., prôna pendant tout son sacerdoce le culte de la Vierge Marie en Europe.
Caractère : passion, efficacité, volonté, rigueur.
Autre orthographe : Allan.

Alban

Ce prénom, qui dénote le raffinement, a été en vogue dans les années 1990.
Origine latine, signifie « blanc ».

Chiffre 3 - couleur blanche.

Fête le 22 juin.

Saint Alban, païen de Verulanum, en Angleterre, au IIIe s., recueille un prêtre traqué ; il se convertit, prend son habit, et subit le martyre à sa place.
Caractère : élégance, éloquence, sensibilité, diplomatie.

Alexandre

Prénom de rois, d'empereurs, de papes et de plus de quarante saints, Alexandre est une valeur sûre. Illustré par Alexandre le Grand, conquérant par excellence, il est synonyme de puissance et de gloire. Aujourd'hui ce sont ses diminutifs Alex et Sacha qui sont à l'honneur.
Origine grecque, signifie « l'homme qui repousse ».

Chiffre 3 - couleur bleue.

Fête le 3 mai.

Saint Alexandre, pape au début du IIe s., subit le martyre sur ordre de l'empereur Trajan.
Caractère : séduction, éloquence, épicurisme, force.
Diminutifs : Alex, Sacha.

Alexis

Ce prénom, qui a la même étymologie qu'Alexandre, est devenu un grand classique dès les années 1990 et demeure un favori.
Origine grecque, « l'homme qui repousse ».

Chiffre 7 - couleur bleue.

Fête le 17 février.

Saint Alexis Falconieri, riche marchand florentin du XIIIe s., fonde l'ordre des Servites de Marie, consacré au travail manuel et à la prière.
Caractère : indépendance, affectivité, ambition, volonté.

Ambroise

La vogue des prénoms Renaissance nous ramène ce beau prénom distingué.
Origine grecque, signifie « immortel ».

Chiffre 1 - couleur violette.

Fête le 7 décembre.

Saint Ambroise, avocat puis gouverneur à Milan au IVe s., devient théologien, lutte contre le paganisme et rédige plusieurs manuels pour l'éducation chrétienne des fidèles. Il est docteur de l'église.
Caractère : autorité, indépendance, énergie.
Variantes : Ambroisie, Ambroisin.

Angelo

Cette forme italienne d'Ange est l'un des favoris de ce début de XXIe s., dans le sillage de Matteo et Enzo.
Origine grecque, signifie « messager ».

Chiffre 9 - couleur bleue.

Fête le 5 mai.

Saint Ange, théologien romain, convertit la fille d'un prince sicilien incestueux ; furieux, celui-ci l'assassine dans l'église où il est en train de prier, en 1220.
Caractère : finesse, subtilité, sens artistique, diplomatie.
Diminutif : Angelino.

Antonin

Ce prénom dérivé d'Antoine, qui date de l'Antiquité, revient au goût du jour.
Origine latine, signifie « inestimable ».

Chiffre 6 - couleur jaune.

Fête le 5 mai.

Saint Antonin, dominicain italien, est archevêque de Florence au XVe s. ; il passe commande à Fra Angelico de fresques et peintures pour le couvent Saint-Marc.
Caractère : sociabilité, sérieux, calme, sens des responsabilités.

Armand

Ce prénom de charme de la fin du XIXe s. n'est pas encore revenu à la mode.
Origine germanique, signifie « homme fort ».

Chiffre 6 - couleur jaune.

Fête le 23 décembre.

Saint Armand, prêtre bavarois du XIIe s., devient évêque de Brixen, en Vénétie.
Caractère : calme, sérieux, stabilité, sens des responsabilités.
Variante : Armandin.

Armel

Typiquement breton, ce joli prénom est plus fréquent dans sa forme féminine.

Origine celtique, signifie « prince » et « ours ».

Chiffre 4 - couleur orange.

Fête le 16 août.

Saint Armel, ermite au pays de Galles au VIe s., fonde deux monastères en Armorique.
Caractère : réserve, travail, opiniâtreté, stabilité.
Variante : Armaël.

Arthur

Arthur est un prénom médiéval par excellence. Valeureux et royal, il est entré dans la légende avec les chevaliers de la Table ronde. Il est à l'honneur depuis 1980.
Origine celtique, signifie « ours ».

Chiffre 5 - couleur violette.

Fête le 15 novembre.

Saint Arthur, moine à l'abbaye de Glastonbury, dans le Somerset, au XVIe s., soupçonné par le roi Henri VIII de refuser la séparation entre l'église d'Angleterre et Rome, est exécuté.
Caractère : indépendance, volonté, énergie, charme.
Variantes : Arthus, Artus, Thurel.

Aubin

Cette forme dérivée d'Albin, d'une sonorité plus virile, commence à apparaître.
Origine latine, signifie « blanc ».

Chiffre 2 - couleur orange.

Fête le 1er mars.

Saint Aubin fut évêque d'Angers au VIe s., renommé pour sa piété et sa générosité.
Caractère : exigence, fidélité, travail, volonté.

Augustin

Bien moins en vogue qu'Auguste au XIXe s., Augustin, son dérivé, est plus apprécié que lui aujourd'hui.
Origine latine, signifie « vénérable ».

Chiffre 4 - couleur verte.

Fête le 28 août.

Saint Augustin, né en Tunisie au IVe s., fait de brillantes études de philosophie. Il se convertit au catholicisme et prend l'habit. Nommé évêque d'Hippone, il lutte, en Afrique du Nord, contre les hérétiques, et rédige deux ouvrages majeurs, les Confessions, et La Cité de Dieu. Il est nommé docteur de l'église.
Caractère : sérieux, prudence, fidélité, opiniâtreté.

Axel

Ce prénom nordique est une forme dérivée de l'hébraïque Absalom. Il est en vogue depuis les années 1980.
Origine hébraïque, signifie « père de la paix ».

Chiffre 6 - couleur jaune.

Fête le 21 mars.

Saint Axel, né au Danemark au XIIe s., fait ses études à Paris puis devient premier conseiller du roi Valdemar Ier, et archevêque de Lund.
Caractère : sensibilité, diplomatie, courage, harmonie.

Balthazar

Voici les Rois mages qui font une entrée remarquée dans l'état civil.
Origine akkadienne, signifie « Dieu protège le roi ».

Chiffre 8 - couleur rouge.

Fête le 6 janvier.

Saint Balthazar, homme de couleur, est, selon la tradition, l'un des trois Rois mages venus adorer Jésus dans la crèche. Il offre à l'Enfant la myrrhe, résine odorante d'un arbre d'Arabie.
Caractère : sensibilité, adaptabilité, rigueur, opportunisme.

Baptiste

« Le baptiste », c'est ainsi que l'on surnommait Jean, qui annonçait la venue du Christ sur la rive du Jourdain. Ce surnom est devenu prénom. Il a été courant sous sa forme composée avec Jean dès le XVIIe s. Aujourd'hui, on le préfère dans sa simplicité.
Origine grecque, signifie « celui qui baptise ».

Chiffre 2 - couleur jaune.

Fête le 29 août.

Saint Jean le Baptiste, fils d'Élisabeth et de Zacharie, est appelé par Dieu alors qu'il médite dans le désert. Il s'établit sur les rives du Jourdain, exhorte à la justice, à la charité, et baptise en immergeant dans l'eau du fleuve ceux qu'il convertit. Mais Hérode, tétrarque tout-puissant de Galilée, ne supporte pas qu'il lui fasse la morale et le fait décapiter à la demande de Salomé.
Caractère : altruisme, calme, diplomatie, persuasion.
Variante : Baptistin.

Barnabé

Ce prénom est en vogue depuis les années 1990.
Origine araméenne, signifie « fils de Nabû ».

Chiffre 7 - couleur verte.

Fête le 11 juin.

Saint Barnabé, chypriote, vend ses terres à l'appel du Christ et en distribue le revenu aux pauvres ; apôtre de Jésus, il accompagne saint Paul en Asie Mineure, puis revient à Chypre où il meurt lapidé par les Juifs.
Caractère : sensibilité, réserve, affectivité, discrétion.

Bastien

Ce diminutif de Sébastien est en vogue depuis les années 1990.
Origine grecque, signifie « couronné ».

Chiffre 7 - couleur verte.

Fête le 20 janvier.

Saint Sébastien, chrétien, capitaine de la garde prétorienne au IIIe s., est dénoncé ; il est livré aux archers de Dioclétien qui le laissent pour mort ; soigné par une sainte femme, il va reprocher à l'empereur sa cruauté ; il est assommé.
Caractère : sensibilité, exigence, volonté, travail.

Bryan

Ce prénom est la forme anglo-saxonne de Briac.
Origine celtique, signifie « importance ».

Fête le 18 décembre.

Chiffre 6 - couleur bleue.

Saint Briag, irlandais, étudie au pays de Galles, au VIIe s., puis s'installe avec saint Tudwall en Armorique où il fonde plusieurs monastères.
Caractère : individualisme, intuition, sens du devoir, fiabilité.
Autre orthographe : Brian.

Célian

Ce prénom est une variante de Célin, forme masculine de Céline, qui fut méconnue jusqu'en 2000. Elle apparaît discrètement à l'état civil.

Origine latine, signifie « qui se tait ».

Chiffre 8 - couleur verte.

Fête le 7 octobre.

Saint Celin, éduqué par des missionnaires irlandais, évangélise l'Angleterre au VIIe s.

Caractère : sociabilité, charisme, ambition, curiosité.

Charles

Ce prénom a connu bien des heures de gloire, depuis le Moyen Âge. De grands hommes l'ont illustré dans des domaines très divers : Charlemagne, Charles de Gaulle, Charlie Chaplin... Son dernier succès remonte aux années 1990 et ne se dément pas.

Origine germanique, signifie « viril ».

Chiffre 3 - couleur rouge.

Fête le 4 novembre.

Saint Charles Borromée est docteur en droit à seize ans, cardinal à vingt-deux, administrateur du diocèse de Milan à vingt-trois, et sacré archevêque de Milan quelques années plus tard ; il renonce alors aux biens matériels, se dévoue au service des humbles et des malades, participe au concile de Trente et met en place une nouvelle règle de discipline ecclésiastique. Il meurt à Milan en 1584.

Caractère : indépendance, sens des responsabilités, passion, autorité.

Diminutifs : Charlie, Charlot.

Clément

Ce prénom a été porté par quatorze papes. Après avoir été méconnu pendant plusieurs siècles, il est en vogue depuis 1980.

Origine latine, signifie « indulgent ».

Chiffre 7 - couleur rouge.

Fête le 23 novembre.

Saint Clément (fin du Ier s.), est un homme instruit et cultivé converti par saint Pierre. Il prêche la bonne parole avec tant de succès que l'empereur Trajan l'envoie aux travaux forcés en Crimée : il convertit les prisonniers, les gardes, et on accourt même de tout le pays... pour acheter les pierres qu'il casse ! Trajan ordonne qu'il soit jeté dans la mer Noire, lesté d'une ancre de fonte.

Caractère : tendresse, émotivité, stabilité.

Clovis

Ce prénom évoque le célèbre roi des Francs au Ve s., grand conquérant païen qui épouse Clothilde la chrétienne, accepte le baptême et réunit le concile d'Orléans pour établir l'organisation administrative de l'église franque.
Sur le plan étymologique, il est une forme franque de Louis.

Origine germanique, « glorieux vain-queur ».
Chiffre 8 – couleur verte.

Fête le 25 août.

Saint Louis est son patron.

Caractère : énergie, autorité, détermination, réserve.

Colin

Il est l'un des dérivés de Nicolas.

Origine grecque, signifie « victoire du peuple ».

Chiffre 8 - couleur jaune.

Fête le 6 décembre.

Saint Nicolas, évêque de Myra en Anatolie au IIIe s., lutte contre le paganisme malgré les persécutions de l'empereur Dioclétien.
Caractère : persévérance, énergie, sociabilité, autorité.

Constantin

Origine latine, signifie « constance ».

Chiffre 3 - couleur rouge.

Fête le 21 mai.

Saint Constantin Ier le Grand, empereur de Rome au IVe s., est païen, mais tolérant. Il garantit la liberté de culte aux chrétiens, fonde Constantinople et se fait baptiser quelques mois avant sa mort.
Caractère : opportunisme, adaptabilité, sociabilité, prudence.

Corentin

La fin du XXe s. a vu le succès de Corentin dans le sillage de Malo et d'Arthur.
Origine celtique, signifie « ami ».

Chiffre 8 - couleur bleue.

Fête le 12 décembre.

Saint Corentin, ermite en Bretagne à la fin du Ve s., fonde un monastère en Cornouailles, puis est nommé évêque de Quimper.
Caractère : énergie, activité, tendresse, exigence.

David

Ce prénom majestueux évoque les exploits du roi David. Tout jeune, il vainc le géant Goliath en l'assommant avec sa fronde. Sacré roi de Juda et d'Israël en 1010 av. J.-C., il succède à Saül le mélancolique dont, d'après la légende, il apaisait la dépression en jouant de la harpe… Grand adorateur de Yahvé, il compose les plus belles prières de la Bible. Il fait de Jérusalem sa capitale, et remporte de nombreuses victoires sur les envahisseurs.
Origine hébraïque, signifie « bien-aimé de Dieu ».

Chiffre 4 - couleur bleue.

Fête le 29 décembre.

Saint David, moine au pays de Galles, au VIe s., voyage à travers le pays, créant abbayes et monastères.
Caractère : détermination, indépendance, charisme, sociabilité.

Diego

Forme espagnole de Jacques, ce prénom suit la vogue des prénoms des pays latins.
Origine hébraïque, signifie « Dieu a soutenu ».

Chiffre 4 - couleur rouge.

Fête le 25 juillet.

Saint Jacques le Majeur, frère de saint Jean l'évangéliste, pêcheur galiléen au Ier s. et témoin des miracles de Jésus, est décapité en Espagne où il prêche, dans un village qui prit le nom de Saint-Jacques-de-Compostelle.
Caractère : émotivité, intuition, indépendance, humour.

Dorian

Il est une forme moderne de Théodore, illustrée par Le Portrait de Dorian Gray, d'Oscar Wilde, en 1891.

Origine grecque, signifie « don de Dieu ».

Chiffre 4 - couleur verte.

Fête le 9 novembre.

Saint Théodore, abbé d'un monastère en Asie Mineure au IXe s., est exilé par l'empereur Nicéphore à qui il reproche sa conduite ; l'empereur Michel, son successeur, le rappelle, mais Théodore est emprisonné pour avoir lutté contre le paganisme et meurt des suites de sa captivité.
Caractère : sensibilité, réflexion, prudence.

Dylan

Bob Dylan n'est sans doute pas étranger au succès de ce prénom. Mais avant lui Dylan Marlais Thomas, poète anglais des années 1950, est un héros et un modèle d'anticonformisme pour la jeunesse anglo-saxonne. Dans la mythologie galloise, Dylan est un demidieu, fils de la mer.
Origine galloise, signifie « mer ».

Chiffre 2 - couleur verte.

Caractère : travail, discipline, persévérance, fiabilité.

Éden

Apparu à la fin du XXe s. aux États-Unis, Éden est aujourd'hui en plein essor en France, aussi bien pour les garçons que pour les filles.
Origine hébraïque, signifie « paradis ».

Chiffre 1 - couleur rouge.

Caractère : énergie, fierté, persévérance.

Édouard

Parmi les huit monarques prénommés Édouard qui règnent sur l'Angleterre, Édouard III, petit-fils de Philippe le Bel, revendique le trône de France et déclenche la guerre de Cent Ans.
Origine germanique, signifie « gardien de richesse ».

Chiffre 5 - couleur rouge.

Fête le 5 janvier.

Saint Édouard le Confesseur, roi d'Angleterre au XIe s., se consacre au bien-être de ses sujets, soulage la misère, évite les combats, s'attirant l'affection de son peuple et le respect de ses ennemis.
Caractère : curiosité, ambition, sens des responsabilités, autorité.

Élian

Il est le masculin d'Éliane et l'une des nombreuses variantes d'Élie, en vogue depuis 2000.
Origine hébraïque, signifie « mon maître est Dieu ».

Chiffre 5 - couleur rouge.

Fête le 20 juillet.

Le prophète Élie est son patron.
Caractère : autonomie, curiosité, vivacité, optimisme.
Variante : Elien.

Éliott

Cette forme anglo-saxonne d'Élie s'implante en France depuis la fin du XXe s.
Origine hébraïque, « mon maître est Dieu ».

Chiffre 9 - couleur rouge.

Fête le 20 juillet.

Élie, prophète au royaume d'Israël au IXe s. av. J.-C., participe aux affaires publiques et lutte contre les cultes idolâtriques.

Caractère : communication, éloquence, élégance, sensibilité.

Éloi

Ce prénom médiéval, inséparable du « bon roi Dagobert », réapparaît depuis la fin du XXe s.
Origine latine, signifie « élu ».

Chiffre 5 - couleur jaune.

Fête le 1er décembre.

Saint Éloi, forgeron dans le Limousin au vie s., devient orfèvre pour Clotaire II qui le nomme « maître de la monnaie ». Il se lie d'amitié avec Dagobert, son fils, dont il devient le trésorier et le conseiller. À la mort de Dagobert, Éloi est ordonné prêtre et fonde des monastères, ouvre des hôpitaux. Sacré évêque de Noyon, il entreprend l'évangélisation des Flamands et des Frisons.
Caractère : vivacité, ambition, sens de l'observation, détermination.

Émile

Origine latine, signifie « émule ».

Chiffre 8 - couleur bleue.

Fête le 22 mai.

Saint Émile, arrêté et condamné à mort à Carthage au IIIe s. avec son ami Caste, renie tout d'abord sa foi par crainte du supplice, puis se reprend et meurt sur le bûcher.
Caractère : sensibilité, passion, enthousiasme, exigence.
Variantes : Émilien, Milan.

Émilien

Dérivé d'Émile, Émilien était rare au XIXe s., quand Émile était un favori. Aujourd'hui, il est en bonne place parmi les prénoms « rétro ».
Origine latine, signifie « émule ».

Chiffre 4 - couleur verte.

Fête le 18 juillet.

Saint Émilien, soldat romain du IVe s. se fait baptiser, et fête l'événement en renversant les statues des dieux païens. Il est condamné au bûcher.
Caractère : charme, discrétion, volonté, énergie.
Variantes : Émile, Émilian, Émilion.

Enzo

Il est la forme italienne d'Henri.
Origine germanique, « maison du roi ».

Chiffre 6 - couleur jaune.

Fête le 13 juillet.

Saint Henri, roi de Bavière au XIe s., bâtit des cathédrales, fonde des monastères et des hôpitaux, et mène une vie exemplaire de bonté et de piété.
Caractère : indépendance, activité, communication, rigueur.

Erwann

Ce prénom en vogue est la forme bretonne d'Yves.
Origine celtique, signifie « if ».

Chiffre 3 - couleur verte.

Fête le 19 mai.

Saint Yves Hilory, avocat des pauvres en Bretagne au XIIIe s., arbitre les conflits, et fait l'aumône. Ordonné prêtre, il fonde un hôpital et soigne lui-même les malades.
Caractère : indépendance, affectivité, exigence, communication.

Esteban

Il est la forme espagnole d'Étienne et Stéphane, prénoms qui ont tous deux la même étymologie.
Origine grecque, signifie « couronné ».

Chiffre 3 - couleur rouge.

Fête le 26 décembre.

Saint Étienne est le premier martyr chrétien, à Jérusalem, au Ier s., lapidé pour avoir prêché l'évangile.
Caractère : communication, opportunisme, charisme, générosité.

Evan

Ce prénom, forme galloise de Jean, est l'un des favoris de ce début de XXIe s.
Origine hébraïque, « Dieu a fait grâce ».

Chiffre 6 - couleur bleue.

Fête le 24 juin.

Saint Jean apôtre est son patron.
Caractère : harmonie, responsabilités, générosité, sociabilité.

Ewan

Forme bretonne d'Yves.
Origine celtique, signifie « if ».

Chiffre 7 - couleur orange.

Fête le 19 mai.

Saint Yves Hilory, né près de Tréguier au XIIIe s., étudie le droit et devient l'avocat des pauvres en Bretagne ; sa piété, sa générosité, ses talents de négociateur en ont fait de lui l'un des saints les plus importants.
Caractère : réflexion, étude, réserve, spiritualité.

Fabien

Origine latine, signifie « issu des Fabius », illustre famille romaine du Ier s.

Chiffre 1 - couleur jaune.

Fête le 20 janvier.

Saint Fabien, pape au IIIe s., gère les affaires de l'église avec sagesse et subit le martyre sur ordre de l'empereur Dèce.
Caractère : réserve, stabilité, opiniâtreté, exigence.

Faust

Ce prénom est celui du héros d'un drame de Goethe, dont le thème a été repris dans par Berlioz et de Gounod dans leurs opéras.
Origine latine, signifie « fortuné ».

Chiffre 4 - couleur rouge.

Fête le 19 novembre.

Saint Faust, diacre à Alexandrie en Égypte au IIIe s., est exilé par l'empereur Valérien, puis décapité sur ordre de l'empereur Dioclétien.
Caractère : réflexion, sens des responsabilités, perfectionnisme, altruisme.
Variante : Faustin.

Félicien

Cette forme dérivée de Félix revient au goût du jour.
Origine latine, signifie « heureux ».

Chiffre 9 - couleur orange.

Fête le 9 juin.

Saint Félicien refuse de renier sa foi : il est martyrisé avec deux de ses amis en Italie, au IIIe s.
Caractère : énergie, exigence, autorité, affectivité.

Félix

Origine latine, signifie « heureux ».

Chiffre 2 - couleur orange.

Fête le 12 janvier.

Saint Félix, prêtre en Campanie au IIIe s., est arrêté et condamné au martyre, mais il survit. Il refuse l'évêché qu'on lui propose et termine ses jours dans la prière et la contemplation.
Caractère : intuition, charme, sens artistique, épicurisme.

Florian

Origine latine, signifie « fleuri ».

Chiffre 3 - couleur orange.

Fête le 4 mai.

Saint Florian, soldat romain au IIIe s., se fait baptiser. Il visite les prisonniers, les réconforte, et prêche l'évangile. Il est arrêté par ses supérieurs et jeté dans la rivière Enns avec une pierre au cou.
Caractère : vivacité, adaptabilité, sociabilité, indépendance.

Gabin

Origine latine, signifie « de Gabies », ville du Latium, en Italie centrale.

Chiffre 6 - couleur jaune.

Fête le 19 février.

Saint Gabin, sénateur à Rome au IIIe s., se fait baptiser avec sa fille malgré les persécutions. Ils sont arrêtés, la jeune fille subit le martyre et Gabin se laisse mourir de faim dans sa cellule.
Caractère : séduction, sens des responsabilités, exigence, affectivité.

Gabriel

L'archange Gabriel, messager du Ciel, annonça à Zacharie et Élisabeth la naissance de leur fils Jean le Baptiste, et à Marie qu'elle avait été choisie par Dieu pour être la mère de son Fils. Ce prénom est un grand favori depuis les années 1990.
Origine hébraïque, signifie « force de Dieu ».

Chiffre 9 - couleur bleue.

Fête le 29 septembre.

Saint Gabriel, né en Cappadoce, consacre toute sa vie au monastère de Jérusalem, au Ve s.
Caractère : sociabilité, tolérance, adaptabilité, diplomatie.

Gaël

Origine celtique, du nom du peuple gaélique, Celtes qui s'établissent en Irlande au Ve s.

Chiffre 7 - couleur jaune.

Fête le 17 décembre.

Saint Gaël, abbé de Guingamp, puis évêque de Saint-Malo au XIIe s., fonde de nombreux monastères.
Caractère : indépendance, ambition, exigence, affectivité.

Gaspard

Son succès accompagne celui de Balthazar et de Melchior.
Origine sanskrite, signifie « celui qui vient voir ».

Chiffre 3 - couleur rouge.

Fête le 6 janvier.

Gaspard, selon la tradition chrétienne, est l'un des trois Rois mages venus d'Orient pour adorer l'Enfant Jésus quelques jours après sa naissance.

Caractère : curiosité, vivacité, éloquence, tact.

Grégoire

Sa consonance médiévale en a fait un favori, contemporain de Gautier et prédécesseur d'Arthur.

Origine grecque, signifie « celui qui veille ».

Chiffre 3 - couleur violette.

Fête le 3 septembre.

Saint Grégoire, arrière-petit-fils du pape Félix III, devient préfet à Rome au VIIe s. Lassé des honneurs, il fait construire un monastère sur ses terres et s'y retire. Appelé par le pape Pélage II, il devient diacre, administrateur, puis évêque, et enfin il est élu pape alors qu'une épidémie de peste sévit, que les barbares et des inondations menacent la ville et que partout règnent la corruption et la violence. Il s'efforce de combattre l'esclavage, réforme la liturgie, tente de négocier avec l'église byzantine, organise l'évangélisation de la Grande-Bretagne. On lui attribue la création du chant grégorien. À sa mort, il est nommé docteur de l'église.

Caractère : rapidité, curiosité, indépendance, sociabilité.

Guihem

Ce prénom est une forme dérivée de Guillaume.

Origine germanique, signifie « volonté » et « protection ».

Chiffre 3 - couleur verte.

Fête le 10 janvier.

Saint Guillaume, archevêque de Bourges au XIIIe s., consacre sa vie au service des pauvres, des malades et des débauchés.

Caractère : sociabilité, vivacité, énergie, humour.

Autre orthographe : Guillem.

Gustave

Assez courant au XIXe s., Gustave a vite été abandonné. Auguste, qui a la même étymologie, revient à la mode aujourd'hui.

Origine latine, signifie « vénérable ».

Chiffre 5 - couleur violette.

Fête le 7 octobre.

Saint Gustave, handicapé à Bourges au vie s., mendie dans les rues et consacre ses faibles gains à la construction d'un oratoire pour saint Martin ; il guérit, prend l'habit et dirige un monastère.

Caractère : curiosité, dynamisme, indépendance, épicurisme.

Gwenaël

Il est l'un des prénoms traditionnels de la Bretagne.

Origine celtique, signifie « ange blanc ».

Chiffre 4 - couleur blanche.

Fête le 3 novembre.

Saint Gwenaël, abbé du monastère de Landévennec, en Bretagne, au VIe s., part évangéliser l'Irlande puis revient dans son pays pour y mourir.

Caractère : sensibilité, travail, rigueur, persévérance.

Diminutif : Gaël.

Variantes : Guénaut, Gwellaouen, Gwenal, Gwinal.

Gwendal

Typiquement breton, ce prénom suit la vogue de Malo.
Origine celtique, signifie « au front pur ».

Chiffre 3, couleur verte.

Fête le 18 janvier.

Saint Gwendal est inscrit au calendrier des saints bretons, mais sa vie est obscure.
Caractère : communication, vivacité, épicurisme, adaptabilité.

Hugo

Cette forme d'Hugues est l'un des favoris des années 1990-2000.
Origine germanique, signifie « intelligence ».

Chiffre 6 - couleur violette.

Saint Hugues, abbé de Cluny au XIe s., se consacre pendant cinquante-deux ans à l'ordre dont il est chargé.
Caractère : sensibilité, perfectionnisme, exigence, réserve.

Ilan

Ce prénom moderne est très répandu en Israël.
Origine hébraïque, signifie « arbre ».

Chiffre 9 - couleur verte.

Caractère : sensibilité, altruisme, attention, charisme.

Jean

Il est le prénom intemporel par excellence.
Origine hébraïque, signifie « Dieu a fait grâce ».

Chiffre 3 - couleur jaune.

Fête le 24 juin.

De très nombreux saints figurent au calendrier sous ce prénom.
Saint Jean, disciple du Christ et auteur présumé du quatrième évangile, de trois épîtres et de l'Apocalypse.
Saint Jean Chrysostome, évêque de Constantinople au IVe s. et docteur de l'église.
Saint Jean le Baptiste, fils d'Élisabeth et de Zacharie, né en Palestine au début du Ier s., appelé par Dieu pour se retirer dans le désert et établi sur la rive du Jourdain pour baptiser tous ceux qu'il convertissait.
Saint Jean Bosco, Piémontais du XIXe s., qui voue sa vie à l'éducation des enfants pauvres.
Caractère : curiosité, communication, exigence, charisme.

Jérémie

Origine hébraïque, signifie « Dieu élève ».

Chiffre 2 - couleur rouge.

Fête le 1er mai.

Saint Jérémie, prophète, réfugié en Égypte en 587 av. J.-C. après la destruction de Jérusalem, est accusé de trahison et meurt lapidé.
Caractère : activité, adaptabilité, sociabilité, diplomatie.

Jessie

Ce prénom est la forme américaine de Jessé, prénom biblique. Il apparaît discrètement à l'état civil, aussi bien pour les filles, comme diminutif de Jessica, forme féminine de Jessé, que pour les garçons.
Origine hébraïque, signifie « Dieu existe ».

Chiffre 4 - couleur rouge.

Fête le 4 novembre.

Saint Jessé, évêque en Géorgie au VIe s., est assassiné par les Perses lorsqu'ils envahissent le pays.
Dans la Bible, Jessé est le père du roi David.
Caractère : méthode, ordre, persévérance, travail.
Variante : Jessy.

Joris

Il est la forme néerlandaise de Georges.
Origine grecque, signifie « qui travaille la terre ».

Chiffre 8 - couleur bleue.

Fête le 23 avril.

Saint Georges, chevalier romain originaire de Cappadoce, est arrêté et décapité par les soldats de l'empereur au IVe s. La légende raconte qu'au cours d'un voyage en Libye, il avait terrassé un dragon qui menaçait une ville.
Caractère : ambition, imagination, courage.

Joshua

Ce prénom est la forme anglaise du prénom biblique Josué.
Origine hébraïque, signifie « Dieu sauvera ».

Chiffre 3 - couleur bleue.

Josué est, dans la Bible, le successeur de Moïse. Il établit les tribus d'Israël au pays de Canaan.
Caractère :prudence, réflexion, réserve.

Josselin

Ce prénom est la forme moderne de Josse.
Origine germanique, du nom de Gauz, divinité.

Chiffre 4 - couleur bleue.

Fête le 13 décembre.

Saint Josse, frère de Judicaël, roi des Bretons au VIIe s., quitte la cour pour vivre dans un ermitage en Picardie.
Caractère : calme, intuition, émotivité, sociabilité.
Variante : Josserand.

Jules

Ce prénom est en vogue dans l'Antiquité et au XIXe s. ; il réapparaît timidement, alors que sa forme féminine est appréciée depuis longtemps.
Origine latine, de Iulius, nom d'une illustre famille romaine de l'Antiquité.

Chiffre 4 - couleur rouge.

Fête le 12 avril.

Saint Jules, pape au IVe s., fait établir la primauté de Rome sur les autres églises.
Caractère : ambition, opiniâtreté, travail, autorité.

julian

Ce prénom est la forme anglaise et occitane de Julien. Il le remplace peu à peu.
Origine latine, signifie « de la famille Iulius ».

Chiffre 4 - couleur orange.

Fête le 27 janvier.

Saint Julien est son patron.
Caractère : calme, réserve, fierté, travail.

Justin

Ce prénom est une variante de Juste qui n'est plus employé.
Origine latine, signifie « juste ».

Chiffre 3 - couleur verte.

Fête le 1er juin.

Saint Justin, Grec né en Palestine au IIe s., jeune homme brillant et cultivé, étudie la théologie à Rome, se fait baptiser ; il est décapité sur ordre de l'empereur Marc Aurèle pour avoir tenté d'intercéder en faveur des chrétiens emprisonnés.

Caractère : sociabilité, optimisme, curiosité, vivacité.

Variante : Justinien.

Kenan

Origine celtique, signifie « beau ».

Chiffre 9 - couleur rouge.

Fête le 24 novembre.

Saint Kenan est évêque en Irlande au Ve s.

Caractère : dynamisme, curiosité, indépendance, activité.

Variante : Kened.

Kenzo

Ce prénom a une double origine, arabe et japonaise. Il est connu en Europe grâce au couturier Kenzo Takada.

Origine arabe, signifie « petit trésor », ou origine japonaise, signifie « qui avance ».

Chiffre 8 - couleur orange.

Caractère : charisme, sociabilité, imagination, épicurisme.

Kevin

Ce prénom est l'un des favoris des années 1990. C'est une forme dérivée de Coemgen.

Origine celtique, signifie « de race noble ».

Chiffre 7 - couleur violette.

Fête le 3 juin.

Saint Coemgen, ermite en Irlande au VIe s., fonde un monastère pour les nombreux pèlerins qui viennent le visiter.

Caractère : intuition, discrétion, sensibilité, rêverie.

Variantes : Gavin, Kelvin, Kéven.

Killian

Ce prénom a suivi la vogue des prénoms celtiques des années 1990.

Origine celtique, signifie « assaut du guerrier ».

Chiffre 2 - couleur verte.

Fête le 13 novembre.

Saint Killian, moine irlandais évangélisateur au VIIe s., est assassiné par la concubine du duc de Bavière.

Caractère : énergie, passion, autorité, charisme.

Lenny

Il est le diminutif anglo-américain de Léonard et commence à concurrencer Léon et Léo.

Origine latine et germanique, signifie « lion fort ».

Chiffre 7 - couleur jaune.

Fête le 26 novembre.

Saint Léonard est son patron.

Léo

Ce diminutif de Léon, devenu un prénom à part entière, est, avec Théo, l'un des favoris des années 1990.

Origine latine, signifie « lion ».

Chiffre 5 - couleur verte.

Fête le 10 novembre.

Saint Léon, pape au Ve s., lutte contre le paganisme, impose Rome comme capitale de la chrétienté, négocie avec Attila, entretient une correspondance suivie avec les intellectuels de son temps, et rédige une centaine de sermons dont les théologiens reconnaissent la grande valeur. Il est nommé docteur de l'église.
Caractère : charme, passion, communication, diplomatie.

Léon

Il est un des classiques du XIXe s.
Origine latine, signifie « lion ».

Chiffre 1 - couleur verte.

Fête le 10 novembre.

Saint Léon, secrétaire des papes Célestin Ier et Sixte III, devient pape au Ve s., lutte contre le paganisme, impose Rome comme capitale de la chrétienté, négocie avec Attila, entretient une correspondance suivie avec les intellectuels de son temps, et rédige une centaine de sermons dont les théologiens reconnaissent la grande valeur. Il est nommé docteur de l'église.
Caractère : émotivité, intuition, courage, ténacité.
Variantes : Léo, Léonce, Léontin, Léonard, Lionel.

Léonard

Origine latine et germanique, signifie « lion fort ».

Chiffre 6 - couleur verte.

Fête le 26 novembre.

Saint Léonard Casanova, franciscain au XVIIIe s. en Italie, fonde un ermitage, et tente de rétablir l'ordre en Corse ; il meurt d'épuisement à la tâche.
Caractère : hyperactivité, ambition, travail, goût du pouvoir.

Liam

Ce prénom est une forme irlandaise de Guillaume.
Origine germanique, signifie « volonté » et « protection ».

Chiffre 8 - couleur verte.

Fête le 10 janvier.

Saint Guillaume, archevêque de Bourges au XIIIe s., consacre sa vie au service des pauvres, des malades et des débauchés.
Caractère : altruisme, sensibilité, ambition, intuition.

Lilian

Ce prénom est le masculin méconnu de Liliane, qui s'est révélé dès les années 2000.
Origine latine, signifie « lys ».

Chiffre 3 - couleur verte.

Fête le 27 juillet.

Sainte Liliane est sa patronne.
Caractère : séduction, fierté, vivacité, adresse.

Lino

Il est un diminutif d'Angelino, lui-même diminutif d'Angelo. La vogue des prénoms italiens le fait apparaître dès 2005.
Origine grecque, signifie « messager ».

Chiffre 5 - couleur bleue.

Fête le 5 mai.

Saint Ange est son patron.
Caractère : volonté, ambition, impatience.

Loan

Très en vogue depuis 2005, ce prénom a une origine incertaine. Il peut être le masculin de Loanne, dérivé de Louise et d'Anne, ou bien encore un diminutif d'Élouan.
Origine germanique, signifie « glorieux vainqueur », ou origine celtique, signifie « belle lumière ».

Chiffre 6 - couleur jaune.

Fête le 25 août ou le 28 août.

Saint Louis ou saint Élouan sont ses protecteurs.
Caractère : curiosité, vivacité, autonomie.
Variantes : Louan, Louen, Luan.

Logan

Prénom rare dans les pays celtes, Logan est en passe de devenir un successeur de Killian.
Origine celtique, signifie « petite caverne ».

Chiffre 4 - couleur verte.

Caractère : ordre, persévérance, travail, courage.

Lorenzo

Forme italienne de Laurent, qui suit la popularité de Matteo et d'Enzo.
Origine latine, signifie « laurier ».

Chiffre 6 - couleur verte.

Fête le 10 août.

Saint Laurent est son patron.
Caractère : perfectionnisme, séduction, charisme, sens artistique.

Loris

Ce prénom, forme néerlandaise de Laurent, est en vogue depuis les années 1990.
Origine latine, signifie « laurier ».

Chiffre 1 - couleur verte.

Fête le 10 août.

Saint Laurent, diacre à Rome au IIIe s., subit le supplice pour avoir provoqué la colère de l'empereur Valérien.
Caractère : sociabilité, éloquence, imagination, fantaisie.

Louis

Louis a vécu de nombreuses heures de gloire ; dès le Moyen Âge, il est prénom de roi. Les XVIIe et XIXe s. affirment sa puissance. Après une courte disparition, il connaît un nouveau succès depuis les années 1990.
Origine germanique, signifie « glorieux combattant ».

Chiffre 4 - couleur rouge.

Fête le 25 août.

Saint Louis, roi de France au XIIIe s., inaugure une ère de paix et de sécurité intérieure et extérieure pour son royaume. Pieux, juste et magnanime, il est aimé de tous ses sujets. Il meurt de la peste devant Tunis pendant la quatrième croisade.
Caractère : détermination, méthode, opiniâtreté, travail.
Forme médiévale : Clovis.
Variantes : Aloïs, Ludovic.

Louison

Fille ou garçon, Louison est un diminutif de Louis et connaît un regain de faveur.

Surtout masculin dans les années 1950, il est aujourd'hui féminisé à parité.
Origine germanique, signifie « glorieux vainqueur ».

Chiffre 6 - couleur jaune.

Fête le 25 août

Saint Louis est son patron.
Caractère : charme, sens des responsabilités, sociabilité, raffinement.

Lucas

Cette forme dérivée de Luc bat les records de popularité depuis l'an 2000.
Origine latine, signifie « lumière ».

Chiffre 2 - couleur orange.

Fête le 18 octobre.

Saint Lucas, missionnaire dominicain, meurt en martyr au Japon au XVIIe s.
Caractère : affectivité, sens de l'organisation, rigueur, réserve.

Maël

Origine celtique, signifie « prince ».

Chiffre 4 - couleur bleue.

Fête le 13 mai.

Saint Maël, moine chassé du pays de Galles au Ve s., évangélise la lande bretonne.
Caractère : indépendance, affectivité, ambition, travail.

Malo

Ce prénom typiquement breton connaît un discret succès depuis les années 1980.
Origine celtique, signifie « gage lumineux ».

Chiffre 5 - couleur bleue.

Fête le 15 novembre.

Saint Malo quitte le pays de Galles pour la Bretagne au VIe s. et devient évêque d'Aleth.
Caractère : stabilité, efficacité, détermination, travail.
Variante : Maclou.

Marco

Il est la forme italienne de Marc. Ce prénom connaît un grand succès dans les années 1950, puis disparaît peu après. Marco suit de loin Matteo et Enzo depuis 2000.
Origine latine, signifie « marteau ».

Chiffre 5 - couleur orange.

Fête le 25 avril.

Saint Marc est son patron.
Caractère : réflexion, passion, curiosité, activité.

Marin

En ce début de XXIe s., il suit le succès de Gabin et Robin.
Origine latine, signifie « mer ».

Chiffre 1 - couleur bleue.

Fête le 3 mars.

Saint Marin, soldat romain chrétien en Palestine au IIIe s., espérait une promotion ; il est dénoncé par un concurrent et décapité.
Caractère : tendresse, émotivité, générosité, autorité.

Marius

Ce prénom est particulièrement populaire en Provence au XIXe et au début du XXe s. Il doit son succès à la victoire du général romain Marius, oncle de Jules César, sur les Wisigoths dans la montagne Sainte-Victoire, près d'Aix-en-Provence.

Origine latine, du nom du général Marius.

Chiffre 9 - couleur bleue.

Fête le 19 janvier.

Saint Marius, chrétien à Rome au IIe s., visite les prisonniers arrêtés pour leur foi, ensevelit les martyrs... Il est lui aussi condamné au supplice.

Caractère : sociabilité, activité, fantaisie, goût de l'aventure.

Martin

Ce prénom est l'un des favoris des années 1980 à 2000.

Origine latine, signifie « guerrier ».

Chiffre 3 - couleur jaune.

Fête le 11 novembre.

Saint Martin, soldat de l'armée romaine au IVe s., se fait baptiser à Amiens. Il devient évêque de Tours, parcourt les villages pour faire l'aumône, soigner les malades et fonder des monastères.

Caractère : communication, diplomatie, enthousiasme, exigence.

Marvin

Origine galloise, signifie « celui qui aime la mer ».

Chiffre 5 - couleur bleue.

Caractère : adaptabilité, indépendance, sensibilité, goût de l'aventure.

Mathis

Il est la forme néerlandaise de Mathieu, un concurrent très sérieux de Matteo, l'italien.

Origine hébraïque, signifie « don ».

Chiffre 7 - couleur verte.

Fête le 21 septembre.

Saint Mathieu est son patron.

Caractère : réserve, réflexion, étude, travail.

Autres orthographes : Mathys, Matis, Matisse.

Matteo

Il est italien, ou espagnol lorsqu'il s'orthographie avec un seul « t ». Tous deux sont issus de Mathieu et dominent le hit-parade des prénoms masculins depuis le début des années 2000.

Origine hébraïque, signifie « don ».

Chiffre 2 - couleur rouge.

Fête le 21 septembre.

Saint Mathieu est son patron.

Caractère : vivacité, activité, rapidité, ambition.

Autres orthographes : Matéo, Mathéo.

Maxence

Ce prénom est déjà fréquent dans la Rome antique. Devenu mixte, il est en vogue depuis les années 1990.

Origine latine, signifie « le plus grand ».

Chiffre 2 - couleur rouge.

Fête le 20 novembre.

Sainte Maxence, disciple de saint Patrick, au IIIe s., en Irlande, s'établit en Île-de-France où elle vit en ermite. Elle est décapitée par les païens de son village qu'elle tente de convertir.

Caractère : idéalisme, générosité, altruisme, écoute.

Maxime

Un des favoris des années 1980.

Origine latine, signifie « le plus grand ».

Chiffre 2 - couleur orange.

Fête le 14 avril.

Saint Maxime de Chrysopolis, secrétaire particulier de l'empereur de Constantinople au VIe s., se fait le défenseur de l'orthodoxie, prêchant en Afrique du Nord et à Rome. Il meurt en martyr.

Caractère : activité, travail, adaptabilité, diplomatie.

Melchior

Selon la tradition chrétienne, Melchior est l'un des Rois mages venus d'Orient guidés par une étoile. C'est lui qui offre l'or à l'Enfant Jésus.

Origine hébraïque, signifie « Dieu protège le roi ».

Chiffre 2 - couleur rouge.

Fête le 6 janvier, jour de l'épiphanie.

Caractère : sensibilité, générosité, rêverie, disponibilité.

Merlin

Merlin l'enchanteur est un des grands personnages de légende du cycle du roi Arthur.

Origine celtique, du nom du héros de la littérature.

Chiffre 8 - couleur verte.

Caractère : sens pratique, équilibre, rigueur, justice.

Milan

Il est une variante du prénom slave Miloslav.

Origine slave, signifie « brillante victoire ».

Chiffre 4 - couleur verte.

Caractère : charisme, détermination, sociabilité, épicurisme.

Milo

Il est le diminutif du prénom tchèque Miloslav, comme Milan, qu'il concurrence depuis 2005.

Origine slave, signifie « brillante victoire ».

Chiffre 4 - couleur rouge.

Caractère : action, ambition, passion, autorité.

Variante : Milos.

Nathan

Grand personnage biblique, Nathan est le conseiller très écouté de David au Xe s. av. J.-C., qui ne craint pas de réprimander le roi à propos de sa liaison avec Bethsabée.

Origine hébraïque, signifie « Dieu a donné ».

Chiffre 4 - couleur bleue.

Fête le 24 août.

Saint Nathanaël est l'un des apôtres de Jésus. Après la Pentecôte, il part évangéliser l'Arménie, et y meurt en martyr.

Caractère : sensibilité, réserve, prudence, affectivité.

Nicolas

Grand classique, Nicolas s'impose d'abord dans les pays slaves ; il apparaît au XVIIe s. en Europe. C'est l'un des favoris du XXe s.

Origine grecque, signifie « victoire du peuple ».

Chiffre 1 - couleur rouge.

Fête le 6 décembre.

Saint Nicolas, évêque de Myra en Anatolie au IIIe s., résiste aux persécutions de Dioclétien et poursuit son combat contre le paganisme.
Caractère : charme, communication, travail.

Niels

Ce prénom en vogue actuellement est la forme danoise de Niel.
Origine irlandaise, signifie « champion ».

Chiffre 5 - couleur verte.

Fête le 5 décembre.

Saint Niels, géologue au Danemark au XVIIe s., est luthérien. Il se convertit, abandonne ses travaux et devient évêque en Allemagne.
Caractère : rapidité, intelligence, exi-gence.
Autres orthographes : Niel, Nils.
Variante : Nelson.

Nino

Italien, Nino a des origines controversées. Il peut être le masculin de Nina, dérivé d'Anne ou encore le diminutif de Giannino (littéralement, petit Jean). Il est en tout cas un des prénoms en pleine évolution de ce début de XXIe s.
Origine hébraïque, « Dieu a fait grâce ».

Chiffre 7 - couleur verte.

Fête le 24 juin.

Saint Jean est son patron.
Caractère : indépendance, réserve, idéalisme, exigence.

Noah

Origine hébraïque, signifie « qui erre ».

Chiffre 2 - couleur bleue.

Caractère : diplomatie, adaptabilité, sociabilité, goût de l'aventure.

Noé

Personnage biblique, Noé est le héros du déluge. Sur ordre divin, il construit une arche, y place un couple de chaque espèce animale et navigue sur les mers déchaînées pendant des mois. Ce prénom réapparaît après des siècles d'absence.
Origine hébraïque, signifie « qui console ».

Chiffre 7 - couleur violette.

Fête le 10 novembre.

Caractère : activité, curiosité, imagination, réserve.

Nolan

Un tout nouveau prénom irlandais qui complète la série des Logan, Loan, Killian et Cie.
Origine celtique, signifie « jeune champion ».

Chiffre 2 - couleur bleue.

Caractère : sociabilité, diplomatie, éloquence, charisme.

Octave

Ce prénom est illustre dans l'Antiquité et au XIXe s.
Origine latine, signifie « huitième ».

Chiffre 3 - couleur bleue.

Fête le 20 novembre.

Saint Octave, légionnaire dans l'armée romaine dans le Valais au VIe s., refuse d'adorer les dieux païens ; il est mis à mort.
Caractère : communication, intuition, psychologie, rapidité.

Pablo

Ce prénom, forme espagnole de Paul, remporte, comme Paolo, un succès qui ne cesse de s'affirmer.
Origine latine, signifie « petit ».

Chiffre 1 - couleur orange.

Fête le 29 juin.

Saint Paul, de son prénom Saül, juif et pharisien, est converti par le Christ ; il rédige quatorze épîtres et construit des églises en Asie Mineure, en Macédoine et en Grèce.
Caractère : ambition, travail, autorité, charisme.

Paul

Ce grand classique du XIXe s. est à l'honneur depuis les années 1990.
Origine latine, signifie « petit ».

Chiffre 6 - couleur orange.

Fête le 29 juin.

Saint Paul, de son prénom Saül, juif et pharisien, est converti par le Christ ; il rédige quatorze épîtres et construit des églises en Asie Mineure, en Macédoine et en Grèce.
Caractère : intuition, passion, intelligence, ambition.
Autre orthographe : Pol.
Variante : Paulin.

Pierre

Prénom intemporel, une valeur sûre.
Origine latine, signifie « pierre ».

Chiffre 8 - couleur jaune.

Fête le 29 juin.

Saint Pierre, pêcheur du lac de Tibériade, devient le chef des douze apôtres et le premier pape de la chrétienté. Après la Pentecôte, il prêche en Palestine, puis en Grèce et enfin à Rome. Il aurait été crucifié sous Néron.
Caractère : passion, activité, secret, énergie.
Diminutif : Pierrot.

Quentin

Il est dans les premiers au hit-parade des prénoms masculins depuis les années 1990.
Origine latine, signifie « cinquième ».

Chiffre 1 - couleur bleue.

Fête le 31 octobre.

Saint Quentin, cinquième enfant d'un sénateur de Rome au IIIe s., devient prêtre et quitte son pays pour évangéliser la Picardie. Il est arrêté sur l'ordre de l'empereur Maximien, emprisonné et décapité à Vermand, ville qui porte aujourd'hui le nom de Saint-Quentin.
Caractère : vivacité, curiosité, sensibilité, prudence.

Raphaël

Ce prénom est, comme Gabriel, l'un des favoris de ce début de siècle.
Origine hébraïque, signifie « Dieu a guéri ».

Chiffre 7 - couleur jaune.

Fête le 29 septembre.

Saint Raphaël est archange, comme Michel et Gabriel. Messager de Dieu, d'après la Bible, il accompagne le jeune Tobie dans son voyage, et guérit la cécité de son père.
Caractère : émotivité, calme, étude, réflexion.

Rayan

Il est une forme anglo-saxonne de Briac, en faveur dans les années 1990.

Origine celtique, signifie « estime ».

Chiffre 5 - couleur verte.

Fête le 17 décembre.

Saint Briac, né en Irlande au VIIe s., fait ses études au pays de Galles, puis s'installe en Bretagne avec saint Tudwall ; il y fonde plusieurs monastères.

Caractère : rigueur, sens des responsabilités, activité, goût de l'aventure.

Autre orthographe : Ryan.

Rémi

Sobre et classique, ce prénom, en vogue au Moyen Âge, revient discrètement au goût du jour.

Origine latine, signifie « remède ».

Chiffre 9 - couleur orange.

Fête le 15 janvier.

Saint Remi, évêque de Reims au Ve s., homme instruit et habile gestionnaire, est le conseiller de la reine Clotilde ; il baptise Clovis et trois mille hommes de son armée.

Caractère : sensibilité, intuition, adaptabilité, indépendance.

Autre orthographe : Rémy.

Robin

Cette forme dérivée de Robert est courante au Moyen Âge ; elle est illustrée par le personnage de Robin des Bois, héros de légende anglais, symbolisant la résistance des Saxons aux envahisseurs normands. Robin est en vogue depuis les années 1990.

Origine germanique, signifie « gloire illustre ».

Chiffre 4 - couleur rouge.

Fête le 17 septembre.

Saint Robert est son patron.

Caractère : prudence, intuition, stabilité, réflexion.

Romain

Ce prénom est l'un des favoris depuis les années 1980.

Origine latine, signifie « romain ».

Chiffre 7 - couleur rouge.

Fête le 28 février.

Saint Romain, ermite dans le Jura au Ve s., fonde avec son frère Lupicin plusieurs monastères, parmi lesquels l'abbaye de Condat.

Caractère : sensibilité, étude, réflexion, discrétion.

Roman

Cette variante de Romain lui dispute le succès depuis les années 1980.

Origine latine, signifie « romain ».

Chiffre 7 - couleur rouge.

Fête le 28 février.

Saint Romain est ermite dans le Jura au Ve s. ; il fonde avec son frère Lupicin l'abbaye de Condat, entre autres monastères.

Caractère : sensibilité, charme, fidélité, secret.

Sacha

Diminutif russe d'Alexandre, ce prénom devenu mixte est très en vogue.

Origine grecque, signifie « l'homme qui repousse ».

Chiffre 5 - couleur bleue.

Fête le 3 mai.

Saint Alexandre, pape au début du IIe s., subit le martyre sur ordre de l'empereur Trajan.
Caractère : sensibilité, volonté, activité, opportunisme.

Samuel

Origine hébraïque, signifie « son nom est Dieu ».

Chiffre 8 - couleur rouge.

Fête le 20 août.

Samuel, juge et prophète, est l'un des guides d'Israël et rédacteur d'un récit historique et de poèmes nommés Livre de Samuel.
Caractère : passion, autorité, énergie, exigence.
Diminutif : Sam.

Santiago

Ce prénom a pour origine le cri de guerre des chrétiens « Sancte Iacobe » dans les combats médiévaux en Espagne.
Origine espagnole, signifie « saint Jacques ».

Chiffre 2 - couleur rouge.

Fête le 25 juillet.

Caractère : activité, curiosité, sociabilité, indépendance.

Simon

Ce prénom est l'un des grands traditionnels de la culture hébraïque.
Origine hébraïque, signifie « exaucé ».

Chiffre 7 - couleur rouge.

Fête le 28 octobre.

Saint Simon dit le Zélote est l'un des douze apôtres du Christ. Après la Pentecôte, il part en Perse où il subit le martyre.
Caractère : indépendance, affectivité, adaptabilité, charisme.

Térence

Ce prénom est illustré par le poète comique latin du IIe s. av. J.-C., qui fut un modèle pour Molière. Il réapparaît à l'état civil depuis les années 1990.
Origine latine, signifie « issu des Terentius », nom d'une célèbre famille patricienne de Rome du IIe s.

Chiffre 7 - couleur verte.

Fête le 10 avril.

Saint Térence, arrêté avec plusieurs compagnons chrétiens comme lui à Carthage au IIe s., subit le martyre.
Caractère : indépendance, travail, affectivité, adaptabilité.
Germanique : Terentius.

Théo

Ce diminutif de Théodore est considéré comme un prénom à part entière depuis les années 1990.
Origine grecque, signifie « don de Dieu ».

Chiffre 3 - couleur verte.

Fête le 11 novembre.

Caractère : éloquence, adaptabilité, harmonie, charisme.
Autre orthographe : Théau.

Théodore

Origine Grecque, signifie « don de Dieu ».

Chiffre 9 - couleur rouge.

Fête le 11 novembre.

Saint Théodore, abbé d'un monastère de Constantinople, est exilé par l'empereur Nicéphore à qui il reproche sa rigueur. Rappelé par l'empereur Michel, il s'oppose violemment aux iconoclastes, est emprisonné de nombreuses années et meurt peu après sa libération.
Caractère : sensibilité, affectivité, ordre, sociabilité.
Variantes : Théodorit, Théodote.

Théophile

Ce prénom de l'Antiquité connaît le succès au XIXe s., comme Théophraste et Théodule. La légende de Théophile est chantée par le poète Rutebeuf.
Origine grecque, signifie « qui aime Dieu ».

Chiffre 8 - couleur verte.

Fête le 4 février ou le 13 octobre.

Saint Théophile d'Adana, économe de l'église d'Adana, dépité d'être privé de sa charge, vend, d'après la légende, son âme au diable à qui la Vierge arrache l'annulation du marché.
Saint Théophile d'Antioche est évêque d'Antioche, auteur d'une apologie. Il est nommé docteur de l'église au IVe s.
Caractère : rapidité, intelligence, travail, activité.

Thibaud

Ce prénom courant au Moyen Âge connaît un discret succès depuis les années 1960. Il est la forme francisée de Théobald.
Origine germanique, signifie « dieu audacieux ».

Chiffre 2 - couleur violette.

Fête le 8 juillet.

Saint Thibaud de Montmorency, moine au XIIIe s. dans un monastère cistercien, est un conseiller de Saint Louis.
Caractère : affectivité, ordre, rigueur, sen-sibilité.
Autre orthographe : Thibault.

Thomas

Origine araméenne, signifie « jumeau ».

Chiffre 4 - couleur bleue.

Fête le 3 juillet.

Saint Thomas, surnommé Didyme, est l'apôtre de Jésus qui refuse un moment de croire à sa résurrection. Après la Pentecôte, il évangélise la Perse et l'Inde, où il meurt après avoir fondé une très importante colonie chrétienne.
Caractère : sérieux, réflexion, fidélité, réalisme.

Tiago

Il est le diminutif de Santiago, et sa popularité croît depuis 2005.
Origine espagnole, signifie « saint Jacques », cri de guerre des chevaliers chrétiens en Espagne pendant les combats.

Chiffre 7 - couleur bleue.

Fête le 25 juillet.

Saint Jacques est son patron.
Caractère : étude, réflexion, réserve, attention.

Timéo

Il est un dérivé de Timothée qui est apparu en 2000 et qui progresse rapidement.
Origine grecque, signifie « honneur de Dieu ».

Chiffre 8 - couleur bleue.

Fête le 26 janvier.

Saint Timothée est son patron.
Caractère : équilibre, sens pratique, activité, persévérance.

Timothée

Ce prénom longtemps méconnu apparaît discrètement à l'état civil.
Origine grecque, signifie « honneur de Dieu ».

Chiffre 5 - couleur verte.

Fête le 26 janvier.

Saint Timothée, converti et baptisé par saint Paul, devient son disciple. Il est le premier évêque d'Éphèse, où il meurt lapidé par les infidèles à la fin du Ier s.
Caractère : curiosité, réflexion, indépendance, habileté.

Tom

Ce diminutif de Thomas est devenu un prénom à part entière depuis le début de ce XXIe s.
Origine araméenne, signifie « jumeau ».

Chiffre 3 - couleur bleue.

Fête le 3 juillet.

Saint Thomas, surnommé Didyme, est l'apôtre de Jésus qui refuse de croire un moment à sa résurrection. Après la Pentecôte, il évangélise la Perse et l'Inde, où il meurt après avoir fondé une très importante colonie chrétienne.
Caractère : communication, créativité, harmonie, éclectisme.

Tristan

Tristan est un personnage clé de la légende celtique : il forme avec Yseult le couple légendaire le plus célèbre d'Occident. Les différentes versions en vers et en prose parues au XIIe et au XIIIe s. sont toutes inspirées de la légende celtique. Richard Wagner en fait un drame lyrique en 1865. Ce prénom est en vogue depuis 1980.
Origine galloise, de Dristan, nom d'un héros de légende médiévale celtique.

Chiffre 2 - couleur rouge.

Fête le 12 novembre.

Caractère : activité, indépendance, autorité, rigueur.

Ulysse

Ce prénom évoque le héros de la mythologie grecque, dont les exploits sont contés par Homère dans L'Iliade et l'Odyssée. Roi d'Ithaque, vaillant guerrier et habile stratège, il imagine le cheval de Troie pour tromper l'ennemi. Il retrouve son royaume et sa fidèle épouse Pénélope après dix ans d'errance, soumis aux tentations des sirènes, entre autres.
Origine grecque, du titre de l'œuvre d'Homère.

Chiffre 2 - couleur bleue.

Caractère : passion, courage, audace, ténacité.

Valentin

Ce prénom est en vogue depuis les années 1990.
Origine latine, signifie « vaillant ».

Chiffre 7 - couleur bleue.

Fête le 14 février.

Saint Valentin, prêtre à Rome au IIIe s. est décapité, victime de la persécution de l'empereur Claude.
Caractère : sociabilité, diplomatie, écoute, adaptabilité.

Victor

Très prisé au XIXe s., ce prénom est une vedette des années 1980.
Origine latine, signifie « vainqueur ».

Chiffre 6 - couleur verte.

Fête le 21 juillet.

Saint Victor, soldat romain chrétien en poste à Marseille au IIIe s., refuse d'honorer l'empereur Maximien en visite dans la ville ; il est arrêté et, dans sa prison, convertit ses gardiens et détruit la statue de Jupiter. Il est décapité.
Caractère : épicurisme, calme, générosité, sociabilité.
Variantes : Victorian, Victorien.

Yanis

Il est la forme grecque de Jean, qui prend la relève de Yann depuis 2000.
Origine hébraïque, signifie « Dieu a fait grâce ».

Chiffre 5 - couleur rouge.

Fête le 24 juin.

Saint Jean est son patron.
Caractère : vivacité, activité, épicurisme, charisme.
Autre orthographe : Yannis.

Index des prénoms

Prénoms de filles

Prénoms de garçons

Dépôt légal : janvier 2010

Imprimé en Chine par Starlite

le kit
future maman
★

petit guide de l'homéopathie

Dr Claudette Rocher

★ Marabout ★

original & créatif
depuis 1949

Sommaire

Introduction

Grâce à une contraception efficace bien suivie, nous avons la chance, aujourd'hui, de considérer la plupart du temps la grossesse comme un grand bonheur et non comme une catastrophe par fatalité et manque de chance. Tout à la joie de cette grossesse attendue, la femme enceinte va être d'autant plus étonnée de ressentir des manifestations désagréables (fatigue, écœurement) ou des troubles plus importants (vomissements, constipation inhabituelle ou accrue). Bien sûr, la grossesse est un état physiologique et non une maladie ; elle ne nécessite, le plus souvent, qu'une bonne hygiène de vie et un solide bon sens. Mais cet état physiologique peut être émaillé de troubles variés dus à un nouvel équilibre hormonal, circulatoire et physiologique.

Les « signes sympathiques » de grossesse

Tout d'abord, peuvent survenir ce qu'on appelle les signes sympathiques de grossesse (c'est-à-dire d'ordre neurovégétatif) : nausées, vomissements, dyspepsie, tension mammaire, congestion pelvienne, troubles de l'humeur, du sommeil, fatigue. Ces troubles évoquent le plus souvent, mais de façon plus intense, les différents troubles du syndrome prémenstruel, conséquences de l'ajustement d'un équilibre hormonal sur un terrain particulier. Dans le cadre de la grossesse, il s'agit d'une véritable « inondation hormonale » d'origine ovarienne, puis placentaire, destinée à soutenir cette grossesse débutante.

- Les **congestions utérine et pelvienne** entraînent des envies fréquentes d'uriner. L'utérus, qui est en train de s'arrondir et de grossir, tire sur ses ligaments comme un bateau tire sur ses amarres, ce qui génère des tiraillements du bas-ventre.
- L'**augmentation de la masse sanguine** de la mère, indispensable pour le développement du bébé, entraîne une difficulté de retour veineux vers le cœur, avec risques de stase, lourdeur des membres inférieurs, dilatation capillaire, varices, hémorroïdes. Il faut alors écourter la station debout immobile, marcher plusieurs fois par jour, éviter la chaleur et le soleil.
- La **diminution du tonus musculaire** en cours de grossesse, la modification de la forme, de la courbure et la compression de l'estomac provoquées par l'utérus gravide entraînent brûlures d'estomac, pyrosis, reflux gastro-œsophagien.

- On peut également constater des **anomalies du transit**, avec une constipation parfois opiniâtre.

Cette femme enceinte, et heureuse de l'être, peut présenter des malaises, des crampes, être fatiguée, dormir trop ou pas assez. Elle peut être beaucoup plus sensible à son entourage familial, social, professionnel, se découvrir hargneuse, anxieuse ou voir son anxiété habituelle s'aggraver. Elle peut avoir mal au dos par mauvaise posture du fait du développement abdominal.

Enfin, pour des femmes qui autrefois présentaient une contre-indication à une grossesse (diabète, hypertension, par exemple), il peut exister une pathologie plus lourde de la grossesse nécessitant une surveillance accrue.

Quelle médication ?

Dès l'installation de ces troubles, même légers, mais difficiles à assumer dans la vie active ou actuellement les femmes, l'inquiétude s'installe, surtout en lisant certaines notices comprenant des avertissements de cet ordre : « *L'utilisation de ce médicament en cours de grossesse ne doit être envisagée que si nécessaire, sans que toutefois on ait pu mettre en évidence de risque malformatif (pour l'enfant), mais des études complémentaires seraient nécessaires…* »

Bien sûr, cela inquiète une future maman ! Ce qui explique que beaucoup de femmes enceintes, même non habituées aux traitements homéopathiques, pensent à cette possibilité thérapeutique pendant leur grossesse ou se montrent intéressées lorsque leur médecin leur en parle.

Parfois, la femme est sceptique : « *Je ne crois pas à l'homéopathie, sauf à l'Arnica quand je me fais mal !* » Si l'Arnica est efficace sur les bleus et les courbatures, d'autres médicaments homéopathiques le seront sur d'autres troubles : la constatation en est faite par les médecins et les utilisateurs.

Pourquoi l'homéopathie ?

En tant que médecin gynécologue surveillant des femmes enceintes (et également des femmes non-enceintes), j'ai été attirée par d'autres possibilités thérapeutiques aussi efficaces, voire davantage, **sans effets secondaires connus ni risques de retentissement sur le bébé en cas de grossesse**. L'homéopathie m'a alors paru intéressante et les résultats ont justifié mon choix.

Bien sûr, il serait agréable d'avoir un médecin gynécologue et/ou accoucheur pratiquant l'homéopathie. Ils sont rares à l'heure actuelle, mais le médecin généraliste homéopathe est parfaitement capable de traiter les différents maux d'une femme enceinte.

Le choix du médicament relève à la fois d'une connaissance des troubles (le plus souvent communs aux deux sexes et quel que soit leur âge…) et de celle du médicament homéopathique approprié. C'est ce que je signalais souvent à l'époque de ma consultation homéopathique en service hospitalier aux femmes me consultant… alors qu'elles avaient un médecin généraliste homéopathe tout à fait compétent !

À chaque mal son médicament

Le médecin gynéco-obstétricien assurera en parallèle le suivi technique de la grossesse et le dépistage des risques. **Certains troubles pourront être traités uniquement en homéopathie ; d'autres, en revanche, nécessiteront la compétence du médecin accoucheur avec un traitement allopathique** qui pourra être complété efficacement par un traitement homéopathique qui l'allégera ou le renforcera.

Le praticien doit avant tout être médecin, savoir écouter, questionner, diagnostiquer, choisir le bon médicament homéopathique et savoir aussi passer à d'autres moyens thérapeutiques. Sa priorité ? La santé et la guérison de la mère, sans risque pour l'enfant. Dans le même esprit, la patiente ne doit pas vouloir se cramponner coûte que coûte à l'homéopathie alors que les troubles continuent ou s'aggravent. **Il faut aussi savoir ne pas continuer l'automédication, mais consulter** et accepter l'avis du médecin dans le choix du médicament.

Cibler les malaises propres à la grossesse

La totalité de la surveillance de la grossesse n'est pas traitée dans cet ouvrage, par exemple le dépistage de la Trisomie 21, les échographies, les pathologies lourdes telles que diabètes ou cardiopathies.

J'ai choisi de vous conseiller pour tous les désagréments qui accompagnent la grossesse et la rendent pénible. Il s'agit le plus souvent de pathologies aiguës ponctuelles et les conseils thérapeutiques sont essentiellement symptomatiques.

Vous trouverez dans cet ouvrage les médicaments les plus couramment utilisés au cours de ma pratique. Ce livre n'a pas la prétention de remplacer la consultation médicale, il s'agit d'un guide. Votre médecin homéopathe peut vous prescrire d'autres médicaments choisis avec plus de précision dans un contexte de réactions particulières de votre part.

En effet, la façon de réagir de chacune face à une même pathologie permet souvent de choisir un médicament homéopathique plus « pointu », plus caractéristique de l'individu : il s'agit de la sensibilité particulière de la patiente, de ses tendances à réagir, de ce qu'on appelle son terrain. Par exemple, on ne soignera pas toutes les douleurs circulatoires de la femme, enceinte ou non, de la même façon (voir à ce sujet la rubrique **Varices**).

Médicaments et posologie

Chaque fois qu'il s'agit d'un tableau aigu (abcès du sein, cystite), j'ai mentionné des prises de 5 granules rapprochées toutes les 1 à 2 heures.
J'ai parfois indiqué « à espacer suivant amélioration ». J'entends par là quand les douleurs ou autres troubles sont moins aigus, quand la patiente ressent un soulagement, bien qu'elle ne soit pas complètement rétablie. La prise du médicament homéopathique indiqué peut alors ne se faire qu'au bout de 4 voire 6 heures, puis s'arrêter quand le symptôme a disparu (par exemple pour l'œdème de la vulve :
Apis mellifica 15 CH se prend toutes les 20 minutes pour permettre une diminution rapide de l'œdème, puis toutes les 2 heures pendant que la vulve est encore un peu enflée, la prise de granules s'arrêtant avec la disparition de l'œdème).
Il faut avant tout savoir apprécier l'efficacité du médicament homéopathique choisi et ne pas vouloir s'acharner. L'absence de résultat signifie que votre médicament homéopathique a été mal choisi – il est souvent difficile de savoir reconnaître les caractéristiques de ses propres symptômes car on a l'impression de tous les avoir !
Il est nécessaire alors, pour le bien de la patiente, de passer à un autre traitement qui vous sera conseillé par votre médecin homéopathe ou gynéco-obstétricien. J'ai d'ailleurs pris soin de vous le conseiller chaque fois que je l'ai jugé nécessaire.
Je pense et j'espère que, dans ces conditions, les conseils donnés vous apporteront de bons résultats, que cela vous aidera à vivre une grossesse de façon heureuse et que cela vous donnera envie par la suite de continuer à vous soigner, ainsi que votre famille, par homéopathie.

Dr Claudette Rocher

⚠ *N.B. : le symbole accompagnera les maladies ou les circonstances pour lesquelles un avis médical et un suivi médical sont indispensables.*

L'homéopathie en bref

Il était une fois l'homéopathie…

Christian Samuel Hahnemann – né en Saxe (actuelle Allemagne) en 1755 – est considéré non seulement comme le fondateur de l'homéopathie, mais aussi comme l'un des véritables pères de la « pharmacologie scientifique contemporaine », c'est-à-dire l'étude expérimentale des médicaments.

Docteur en médecine en 1779, il soigne tout d'abord avec les remèdes de son temps. Mais, très rapidement, il prend conscience de leur manque d'efficacité et, surtout, de leur toxicité. Ne supportant pas cette impuissance face au malade, il cesse alors momentanément son activité de médecin pour se consacrer à l'élaboration de nouveaux médicaments à partir de nouvelles bases pharmacologiques. Il en vient à expérimenter tant la similitude que les hautes **dilutions infinitésimales** (voir encadré).

Fort de nombreuses expérimentations sur des sujets sains volontaires, puis auprès de malades, il publie les résultats de ses travaux de 1796 jusqu'à sa mort, qui survient à Paris en 1843.Il est ainsi le premier à formaliser la fabrication du médicament homéopathique et les domaines de sa prescription.

Les médicaments homéopathiques sont les premiers à avoir été mis au point scientifiquement, c'est-à-dire à la suite d'une expérimentation. Cette expérimentation est à la fois pharmacologique (étude d'une substance sur des sujets sains) et clinique (étude de la même substance sur des sujets malades). À l'époque de Hahnemann, en effet, on ne connaissait et on n'utilisait les médicaments que par réputation.

à savoir

La fabrication des médicaments suit un schéma très rigoureux

- Souches
- Dilutions
- Imprégnation
- Conditionnement

Similitude et dilutions infinitésimales

Toute substance capable à dose pondérable de provoquer des symptômes chez un sujet sain peut, à dose faible ou infinitésimale, faire disparaître les mêmes symptômes lorsqu'ils sont présents chez un malade

La fabrication du médicament homéopathique

Des laboratoires spécialisés

Hahnemann élaborait lui-même les médicaments qu'il administrait à ses patients. Ses successeurs firent de même pendant des décennies. Comme les utilisateurs de médicaments homéopathiques furent de plus en plus nombreux, il fallut préparer de plus en plus de médicaments. C'est pour faire face à cette demande et pour être certains d'avoir des médicaments fabriqués avec le maximum de rigueur que les médecins prescripteurs initièrent eux-mêmes la création des laboratoires homéopathiques au début du XXe siècle.

Aujourd'hui, la distribution des médicaments homéopathiques est assurée par les pharmaciens et leur préparation est du ressort des laboratoires, qui associent respect de la tradition hahnemannienne et innovations technologiques.

Pour cela, une équipe pluridisciplinaire, composée de pharmaciens, de vétérinaires, de chimistes, de botanistes et de techniciens, assure au sein du laboratoire un suivi et un contrôle permanent de toutes les étapes de la fabrication des médicaments.

Les matières premières : les souches

L'homéopathie utilise plus de 3 000 substances (souches) différentes issues du monde végétal, animal, minéral ou chimique.

- L'approvisionnement des plantes est cadencé par le rythme naturel des saisons.
- Chaque plante est identifiée sous sa dénomination internationale (nom latin), après avoir satisfait à tous les tests scientifiques de reconnaissance.
- Les plantes, dans leur immense majorité, sont utilisées fraîches après avoir été récoltées à l'état sauvage dans leur environnement naturel ; les conditions de prélèvement respectent l'équilibre naturel de la flore et de la faune.
- Tous les prélèvements sur des animaux sont effectués par des vétérinaires. Les laboratoires s'approvisionnent auprès de sociétés spécialisées qui garantissent la qualité et l'origine des souches. À la fin du contrôle, chaque souche animale est lyophilisée.

Préparation pour la dilution

Si elle est soluble dans l'eau ou dans l'alcool, la souche est mise à macérer dans un mélange eau/alcool ; les proportions de chacun des composants de la préparation sont parfaitement définies par les Pharmacopées française et européenne. Cette macération est ensuite filtrée : on obtient ainsi une **Teinture Mère** (TM).

Si elle n'est pas soluble (cas de certaines souches minérales, chimiques ou animales), la souche est alors broyée dans du lactose. Le produit obtenu s'appelle une trituration ; après plusieurs déconcentrations successives (toujours dans des conditions bien définies), il devient soluble dans un mélange d'eau et d'alcool.

La dilution

La dilution homéopathique est l'une des clés de la qualité du médicament homéopathique. Elle consiste en une série de déconcentrations successives d'une Teinture Mère (ou d'une trituration) dans des conditions très précises. Dès que le produit à diluer est soluble, chaque opération de déconcentration est effectuée dans un milieu liquide ; le mélange subit une agitation standardisée appelée « dynamisation », spécifique à la fabrication homéopathique. Deux méthodes de déconcentration sont utilisées.

La dilution hahnemannienne (CH)

Il s'agit de la méthode la plus couramment utilisée, dont le principe est le suivant :

- On mélange une partie de la première dilution liquide à 99 parties d'alcool, puis on agite vivement, on « dynamise ». Si l'on part d'une Teinture Mère, on obtient ainsi la première dilution centésimale hahnemannienne ou 1 CH.
- On mélange ensuite une partie de cette dilution 1 CH à 99 parties d'alcool dans un flacon neuf. On « dynamise » et on obtient la deuxième dilution centésimale hahnemannienne ou 2 CH.
- Et ainsi de suite pour chaque nouvelle dilution jusqu'à 30 CH, hauteur de dilution maximale autorisée en France.

Ces dilutions peuvent alors être incorporées à un support neutre, des granules par exemple. Les dilutions les plus prescrites sont 4 CH, 5 CH, 7 CH, 9 CH, 15 CH, 30 CH. On a coutume de parler de dilutions basses, moyennes et hautes. Les dilutions correspondant à ces paliers ont varié au cours du temps ; actuellement, on entend :

- basses dilutions : 4 CH et 5 CH ;
- dilutions moyennes : 7 CH et 9 CH ;
- hautes dilutions : 15 CH et 30 CH.

Les dilutions korsakoviennes (K)

Les déconcentrations successives sont réalisées dans un même et unique flacon. En vidant par aspiration ce flacon préalablement rempli de Teinture Mère, il reste 1 % de la quantité initiale sur les parois du flacon. On remplit le flacon de solvant (ce qui correspond à ajouter 99 %) et on « dynamise » ; on obtient ainsi la première dilution korsakovienne ou 1 K. L'opération (vidage, remplissage, succussion) est répétée jusqu'à l'obtention de la hauteur de dilution recherchée.

L'imprégnation

L'étape de l'imprégnation consiste à incorporer la dilution homéopathique liquide souhaitée dans un support neutre. Ce support neutre est généralement un granule ou un globule. Cette étape doit permettre une imprégnation homogène jusqu'au cœur du granule.

Le conditionnement

Le médicament homéopathique est ensuite conditionné pour s'adapter à la prescription médicale : les tubes de granules et les doses de globules sont les formes pharmaceutiques les plus couramment utilisées en homéopathie. Le tube, incassable et neutre, assure une parfaite protection du médicament. Les autres formes pharmaceutiques habituelles (gouttes buvables, comprimés, pommades, ampoules, collyres, etc.) existent également pour les médicaments homéopathiques, même si elles sont moins courantes.

Le contrôle

La préparation des médicaments homéopathiques est soumise à des règles très strictes et à des contraintes techniques complexes qui garantissent la fiabilité et la reproductibilité optimales. Le laboratoire de contrôle assure un suivi et un contrôle permanent de toutes les étapes de la fabrication. Il s'appuie sur les équipements et les appareillages d'analyse de pointe.

Recherche et homéopathie

La recherche fondamentale pour comprendre

La recherche fondamentale en homéopathie a pour but d'identifier les lois physiques ou biologiques qui entrent en jeu dans l'action des hautes dilutions. Ces travaux ont ainsi démon-

tré l'existence d'une pharmacologie spécifique pour les dilutions homéopathiques.
Les chercheurs s'emploient aujourd'hui à amplifier ces résultats, à les faire connaître et à toujours mieux étudier le mécanisme de l'activité des hautes dilutions.

La recherche clinique pour prouver l'efficacité

La recherche clinique a pour objectif de confirmer scientifiquement l'efficacité thérapeutique des médicaments homéopathiques. À ce titre, plus de cent essais cliniques ont été publiés, auxquels s'ajoutent les thèses soutenues en médecine humaine, en médecine vétérinaire ainsi qu'en pharmacologie. Ces travaux ont livré des conclusions positives sur l'efficacité de médicaments homéopathiques dans l'allergie, l'asthme, les diarrhées aiguës ou encore le sevrage des traitements par anxiolytiques.
Il est vrai que nous avons encore beaucoup à apprendre sur l'homéopathie et c'est à cette tâche que s'attellent plusieurs équipes de recherche dans le monde entier (Europe, États-Unis, Canada, Mexique, Brésil, Inde, Russie, Israël…).

★

Réponse à tout

• Que signifie le mot « homéopathie » ?

« Homéopathie » est composé à partir de deux mots grecs : homoios (« semblable ») et pathos (« maladie »). Les médicaments homéopathiques soignent donc par ce qui est « semblable à la maladie ».

• Qu'est-ce qu'un médicament homéopathique ?

C'est un médicament préparé selon une technique particulière à partir d'une substance de base dont l'origine est végétale, animale, minérale ou chimique.

• Pourquoi les noms des médicaments homéopathiques sont-ils en latin ?

Il existe plus de 3 000 substances de base (souches) pour l'usage homéopathique.

Les souches végétales (exemple : Arnica montana) et animales (exemple : Apis mellifica) sont définies par leur dénomination scientifique internationale qui est exprimée en latin. Par extension, on utilise une appellation latine pour les autres souches dont la composition ou la préparation obéit à des règles strictes. Ainsi, les médecins du monde entier peuvent identifier avec précision les médicaments dont ils parlent.

• Comment se présentent les médicaments homéopathiques ?

Ils se présentent le plus souvent sous forme de tubes de granules ou de doses de globules. Les granules et les globules sont fabriqués avec 85 % de saccharose (sucre de canne) et 15 % de lactose (sucre de lait). Une dose de globules contient 1 gramme de sucre et un tube de 80 granules en contient 4 grammes. Par comparaison, un morceau de sucre contient 5 grammes de sucre. Le contenu d'une dose (200 globules environ) est à prendre entièrement, en une seule fois ; une prise de granules se compose, en général, de 5 granules.

• Que signifie CH ?

CH est l'abréviation de Centésimale Hahnemannienne. Il indique que le médicament a été préparé selon le procédé de fabrication des dilutions inventé par le docteur Christian

Samuel Hahnemann. Le nombre (un ou deux chiffres) qui précède les lettres CH indique le nombre de dilutions subies par la souche. Le respect de la dilution prescrite par votre médecin est fondamental.

• Quel est le champ d'action de l'homéopathie ?

Le champ d'action de l'homéopathie est vaste et votre médecin en connaît parfaitement les possibilités et les limites.

L'homéopathie couvre notamment la plupart des pathologies courantes : grippe, troubles ORL à répétition, troubles digestifs, stress, insomnies, etc.

Il existe cependant un certain nombre de maladies que les médicaments homéopathiques ne soignent pas. C'est notamment le cas des maladies évolutives graves (cancers, leucémies, maladies sexuellement transmissibles, etc.) et celui des maladies nécessitant une intervention chirurgicale. Les médicaments homéopathiques sont aussi parfois prescrits en complément d'autres traitements.

• Qui est le médecin homéopathe ?

Le médecin homéopathe est un médecin qui a complété sa formation en étudiant les techniques de prescription des médicaments homéopathiques. Il choisit le traitement (allopathique et/ou homéopathique) le mieux adapté au cas du malade.

• L'automédication peut-elle suffire ?

Dans certains cas, l'automédication suffira à soigner une maladie aiguë car le médicament homéopathique peut apporter une solution fiable, rapide et adaptée à la circonstance.

Mais, si aucune amélioration n'est visible rapidement, il est alors impératif de consulter un médecin afin d'obtenir un diagnostic précis et d'établir un traitement adapté.

• Pourquoi n'y a-t-il pas de notice ? Pourquoi n'y a-t-il ni posologie ni indication ?

L'homéopathie est une thérapeutique individualisée : deux personnes peuvent recevoir un traitement différent pour une même maladie, selon les symptômes qui prédominent chez l'un ou chez l'autre. Par ailleurs, un même médicament peut traiter différentes affections. Il n'est donc pas possible de mettre une indication et une posologie précises par médicament. Demandez conseil à votre médecin ou à votre pharmacien.

• Les médicaments homéopathiques sont-ils remboursables ?

La plupart le sont dans les mêmes conditions que les autres médicaments. Ils bénéficient en France d'un statut officiel depuis 1965, date à laquelle ils ont été inscrits à la Pharmacopée Française.

• Les traitements homéopathiques et allopathiques sont-ils compatibles ?

Il n'y a généralement pas de contre-indication concernant la prise simultanée de médicaments allopathiques et homéopathiques. En cas de doute, votre médecin et votre pharmacien sont là pour vous conseiller. Même si l'homéopathie est capable de soigner seule de nombreuses affections, votre médecin pourra être amené, le cas échéant, à prescrire d'autres médicaments que des médicaments homéopathiques. Ces différents médicaments peuvent être complémentaires.

• Quand prendre le(s) médicament(s) homéopathique(s) ?

Respectez les indications portées sur l'ordonnance ou dans cet ouvrage.

D'une façon générale, les médicaments homéopathiques se prennent en dehors des repas. De même, café, tabac, alcool, menthe sont déconseillés au moment de la prise d'un médicament homéopathique.

• Les médicaments homéopathiques agissent-ils rapidement ?

Oui, lorsqu'ils sont employés dans les maladies aiguës. Dans le cas des pathologies chroniques, où il s'agit de modifier le terrain d'un malade, le délai de réponse sera évidemment plus long.

• Les femmes enceintes peuvent-elles être soignées par homéopathie ?

Du fait de leur déconcentration, les médicaments homéopathiques n'ont ni toxicité chimique, ni contre-indication, ni interaction médicamenteuse, ni effet indésirable lié à la quantité de produit ingéré. Ils peuvent donc être administrés aux femmes enceintes, aux nourrissons, aux enfants, aux adultes et aux personnes âgées. Cependant, les Teintures Mères sont alcoolisées (voir : « Préparation pour la dilution » plus haut). Il en est de même de toutes les gouttes buvables préparées en solution alcoolique. Ainsi, 100 gouttes de Teinture Mère à 65 % contiennent 1,026 gramme d'alcool pur (un verre de vin à 12 degrés en contient 9,5 grammes). Il est donc recommandé de demander conseil à votre médecin ou à votre pharmacien.

• J'ai une vie active. L'homéopathie est-elle faite pour moi ?
L'homéopathie est, par excellence, la médecine des personnes en activité : efficace et rapide dans son action, sans effet indésirable. Elle permet de se soigner avec le minimum de contraintes.

• Peut-on associer les oligoéléments au traitement homéopathique ?
Bien souvent, les médecins associent aux traitements homéopathiques des oligo-éléments (cuivre-or-argent, manganèse-cuivre, etc.). Ils présentent, dans bien des cas, une très bonne complémentarité.

• Et les compléments alimentaires ?
Des travaux scientifiques récents ont mis en évidence le rôle essentiel des micronutriments (vitamines, minéraux, acides gras, etc.) dans la nutrition des cellules pour optimiser la forme et la santé. C'est ainsi qu'est née la nutrithérapie, thérapeutique originale en plein développement, qui propose une supplémentation adaptée en micronutriments pour tous les moments de la vie. Votre médecin pourra, s'il le juge nécessaire, associer des compléments alimentaires à votre traitement homéopathique.

Contacts

Comment trouver un médecin prescripteur de médicaments homéopathiques ?

- En consultant l'annuaire téléphonique www.pagesjaunes.fr ou par minitel 3611, rubrique médecine générale, orientation homéopathie.
- En interrogeant votre pharmacien.
- En vous adressant au Syndicat national des médecins homéopathes français : SNMHF G.O.MED. 79, rue de Tocqueville 75017 Paris ; Tél. : 01 44 29 01 31
  e-mail : snmhf@club-internet.fr

De A comme … à V comme …

Acidité gastrique

Voir **Brûlures gastro-œsophagiennes**.

Acné

Il s'agit d'une hypersécrétion des glandes sébacées (au niveau de la peau), avec prolifération bactérienne plus ou moins importante, et formation d'un bouton plus ou moins inflammatoire. Elle peut apparaître chez la femme enceinte à la suite d'une modification de l'équilibre hormonal et des récepteurs périphériques (la peau, en l'occurrence).

Consulter votre médecin homéopathe pour qu'il vous prescrive le médicament de terrain. En cours de grossesse, il s'agit souvent de ***Sepia officinalis*** ou ***Natrum muriaticum***.

En attendant, prendre :

Sulfur iodatum 9 CH, 5 granules par jour jusqu'à amélioration.

Si les boutons sont infectés, ajouter jusqu'à amélioration :

Kalium bromatum 9 CH, 5 granules par jour, et

Hepar sulfur 15 CH, 1 dose le dimanche.

Plus rarement, s'il s'agit de simples boutons sensibles avec une tête blanche, ajouter plutôt :

Eugenia jambosa 5 CH, 5 granules par jour jusqu'à amélioration.

Acupuncture

C'est une partie de la médecine chinoise utilisant des aiguilles pour traiter différents symptômes. Comme l'homéopathie, elle fait appel aux possibilités réactionnelles du patient. C'est une technique de régulation, de rééquilibrage des différentes énergies permettant au corps d'être en bonne santé. On y aura recours pour préparer l'accouchement, durant la dernière quinzaine de la grossesse, ainsi que pour déclencher celui-ci. Une séance le plus tôt possible après l'accouchement permettra de remonter l'état général et d'aider à contrer la chute des cheveux.

Indications chez la femme enceinte

- Angoisses, anxiété, nausées
- Fatigue, en équilibrant le tonus
- Régulation d'appétit chez une boulimique anxieuse
- Toutes douleurs musculotendineuses (sciatiques, lombalgies, pubalgies avant et après accouchement)
- Tabagie (aide à la suppression du tabac).

Par ailleurs, l'acupuncture apporte une aide pour certains cas de stérilité dus à un dysfonctionnement hormonal, accompagné ou non de troubles anxieux.

Aérophagie

Phénomène nerveux avec déglutition d'air provoquant distension gastrique et renvois.

Prendre jusqu'à amélioration :

Nux moschata 5 CH, 5 granules avant les repas, s'il y a aussi hypersomnie dès le matin.

Nux vomica 5 CH, 5 granules avant les repas, chez une grosse mangeuse irritable avec besoin de petite sieste après les repas.

Asa fœtida 15 CH, 5 granules le matin, chez une femme nerveuse avec impression de boule remontant dans l'œsophage.

Argentum nitricum 15 CH, 5 granules 1 à 3 fois par jour en cas d'agitation, de précipitation avec volubilité, de crainte d'être en retard et de désir de tout finir avant même d'avoir commencé.

Kalium carbonicum 9 CH, 5 granules avant les repas, lorsque la distension abdominale est importante même en mangeant peu, avec fatigue, dorsalgies, spasmes digestifs améliorés en se penchant en avant.

⚠ Albuminurie (albumine dans les urines)

La présence d'albumine dans les urines, à surveiller régulièrement, signale une anomalie. Parlez-en à votre médecin (voir **Examens d'urines**).

Il faut éviter le froid humide, les causes de fatigue, notamment le surmenage, et être particulièrement attentive s'il y a des troubles urinaires (brûlures, mictions plus fréquentes), une fatigue inhabituelle, de la fièvre. S'il y a association d'œdèmes, prise de poids anormale et augmentation de la tension artérielle, penser à la **toxémie gravidique** (voir ce mot).

Alcool

À proscrire dès l'annonce de la grossesse, et même dès la décision d'une grossesse ! Méfiez-vous des conseils « amicaux » : « une petite goutte ne peut pas faire de mal, et puis c'est ton anniversaire ! ».

Alimentation

Choisissez l'alimentation la plus naturelle et équilibrée possible et respectez ces quelques consignes :

- On ne mange pas pour deux (c'est la mère qui grossit…) mais on ne saute pas de repas, on les fractionne en cas de nausées. Pas de grignotage entre les repas : en cas de fringale, croquez une pomme ou une carotte crue.
- Supprimez les alcools, diminuez la consommation de thé ou de café (1 à 2 fois par jour). Augmentez la quantité d'eau (non gazeuse) à boire.
- Privilégiez le lait, les laitages et les froma-

ges à pâtes cuites. Si vous n'en mangez pas, signalez-le à votre médecin accoucheur, qui vous prescrira du calcium.

- Privilégiez également les fruits et légumes frais, les poissons et les viandes non grasses (bien cuites si vous n'êtes pas immunisée contre la toxoplasmose).
- Préférez les bons produits congelés aux conserves.
- Évitez les graisses, les fritures, la charcuterie, les plats en sauce, les ragoûts, les abats, les coquillages et le gibier.
- Méfiez-vous des « douceurs » qui font grossir (bonbons, glaces, chocolat, pâtisserie) sans apporter d'avantages particuliers.

⚠ Allergies

Pour les allergies ORL cutanées ou bronchiques, consultez votre médecin homéopathe, qui obtiendra de bons résultats avec des traitements symptomatiques et de terrain.

Alopécie

Voir **Chute des cheveux**.

Amniocentèse

Il s'agit d'un examen indolore qui n'est pas systématique. C'est un prélèvement de liquide amniotique par ponction transabdominale effectué entre la 15e et la 17e semaine d'aménorrhée, parfois plus tard.

Si vous appréhendez cet examen, prendre la veille, le matin de la ponction et une heure avant 5 granules du médicament d'**anxiété** (voir ce mot) qui vous convient.

⚠ Anémie

L'anémie est une carence en substances nutritives, souvent le **fer**. Elle se soigne donc par un apport en **fer** (voir ce mot). Pour favoriser son absorption, prendre en même temps :

Ferrum metallicum 5 CH, 5 granules 2 fois par jour pendant toute la durée du traitement de fer.

⚠ Angines

Les angines ne relevant pas toutes forcément d'un traitement antibiotique, consultez votre médecin homéopathe.

Anxiété

On peut prendre des médicaments homéopathiques à effet relaxant :

Sédatif PC®, 2 comprimés 3 fois par jour,

ou, si tremblements et maux de tête,

Gelsemium Complexe n° 70, 20 gouttes 3 fois par jour.

Si ce n'est pas suffisant, remplacer en choisissant parmi les médicaments suivants, selon les symptômes. Les prises peuvent être répétées dans une crise aiguë d'anxiété toutes les 2 heures, puis espacées selon l'amélioration. Le plus souvent, 2 prises par jour sont suffisantes.

Gelsemium sempervirens 15 CH, 5 granules 2 fois par jour en cas d'appréhension avec sensation d'inhibition, de paralysie, avec tremblements et maux de tête.

Ignatia amara 15 CH, 5 granules 2 fois par jour, si l'émotivité fait apparaître des symptômes à type de spasmes (boule dans la gorge, spasme colique, toux spasmodique, oppression respiratoire) ou de douleurs punctiformes (migraines « comme un clou dans la tête » ou autre localisation des douleurs). Bâillements et soupirs sont fréquents. Tous ces symptômes disparaissent si la femme est distraite par quelque chose qui l'intéresse.

Argentum nitricum 15 CH, 5 granules 2 fois par jour, en cas d'agitation, de précipitation avec volubilité, de crainte d'être en retard et de désir de tout finir avant même d'avoir commencé. Des symptômes digestifs sont généralement associés (aérophagie, gastralgie, diarrhée motrice).

Staphysagria 15 CH, 5 granules 2 fois par jour, si vous culpabilisez, si vous êtes susceptible mais refoulez vos émotions, ce qui entraîne des troubles somatiques (digestifs, urinaires, pseudo-cardiaques, cutanés avec prurit).

Moschus 15 CH, 5 granules 2 fois par jour, en cas d'hyperexcitabilité nerveuse avec tendance aux malaises en public, aux palpitations, à l'alternance de pleurs et de fous rires.

Aconitum napellus 15 CH, 5 granules 2 fois par jour, en cas de peur de mort immédiate, de palpitations, de malaises.

Actæa racemosa 15 CH, 5 granules 2 fois par jour, en cas d'affolement sans aucun contrôle, avec loquacité sans suite, de peur panique de la grossesse, de l'accouchement, des risques pour la mère et le bébé.

Vous pouvez faire le choix d'oligo-éléments :

Oligogranul Manganèse-Cobalt et

Oligogranul Lithium, 5 comprimés 1 fois par jour jusqu'à amélioration.

Ou encore choisir une phytothérapie à effet relaxant, en prenant 2 à 6 comprimés par jour d'un des médicaments suivants :

Euphytose® ou *Spasmine®* ou *Lenicalm®*.

Ballonnement abdominal

Il s'agit d'un gonflement souvent visible de l'abdomen, qui sonne creux, avec gaz et bruits hydroaériques, distinct de la congestion pelvienne. Il est fréquent en cours de grossesse ou après l'accouchement. Si tout l'abdomen est gonflé et sensible, souvent accompagné d'une diarrhée (non obligatoire pour prendre le médicament), prendre :

Basilicum Complexe n° 96, 20 gouttes

3 fois par jour, ou

China rubra 9 CH, 5 granules 3 fois par jour.

Si la distension abdominale est plutôt sous-ombilicale chez une femme mangeant peu, vite rassasiée malgré une impression de faim impérieuse et importante, et si le gonflement survient dès la fin du repas, avec parfois un maximum vers 17 heures, prendre :

Lycopodium 9 CH, 5 granules 3 fois par jour.

Si tous les aliments « se transforment en gaz », que le ballonnement commence dès le matin avec une amélioration par les éructations, ce trouble survenant plus volontiers chez une grosse mangeuse, prendre :

Carbo vegetabilis 9 CH, 5 granules au lever et après chaque repas.

En cas de flatulence post-prandiale immédiate, même en mangeant peu, accompagnée d'aérophagie avec sensation de compression de la poitrine, l'oppression respiratoire, nocturne en particulier, obligeant le sujet à s'asseoir au bord de son lit, penché en avant, prendre :

Kalium carbonicum 9 CH, 5 granules après les repas et au coucher.

Si le ballonnement est surtout gastrique 2 heures après les repas, avec impression de « ceinture trop serrée », avec somnolence importante améliorée par une courte sieste, chez une grosse mangeuse nerveuse, impatiente, autoritaire, supportant mal le bruit et la contradiction, prendre :

Nux vomica 9 CH, 5 granules après chaque repas et éventuellement au coucher pour favoriser le sommeil.

Il existe d'autres médicaments pouvant être prescrits par votre médecin homéopathe dans un contexte plus complet, comportant d'autres symptômes non digestifs.

Biopsie de trophoblaste

Il s'agit d'un examen plus précoce que l'**amniocentèse** (voir ce mot). C'est un prélèvement au niveau du futur placenta en vue d'un examen chromosomique.

Si vous appréhendez cet examen, prenez la veille, le matin de la ponction et 1 heure avant 5 granules du médicament d'**anxiété** (voir ce mot) qui vous convient.

De plus, en entrant dans la cabine de déshabillage, prendre :

Magnesia phosphorica 9 CH, 1 dose, pour éviter un spasme du col si la ponction est pratiquée par voie transcervicale (passage par le col utérin). Si la ponction est faite par voie transabdominale, ce médicament est inutile.

Boissons

Boire abondamment de l'eau non gazeuse (1,5 litre par jour au moins) pendant la grossesse et l'allaitement. On peut en partie remplacer l'eau par des jus de fruits pressés et du lait. Supprimer l'alcool, le vin. Diminuer le plus possible la quantité de café et de thé (1 à 2 tasses par jour).

Bouffées de chaleur

Certaines femmes supportent beaucoup moins la chaleur pendant leur grossesse et signalent des bouffées de chaleur.

Essayer :

Lachesis muta 9 CH, 5 granules par jour, surtout s'il existe des troubles circulatoires associés (gonflement des veines, bleus spontanés, céphalées débutant à gauche), ou *Glonoïnum 9 CH*, 5 granules à répéter si nécessaire jusqu'à disparition des symptômes, s'il existe en plus des céphalées congestives battantes, surtout après exposition au soleil. Espacer selon l'amélioration.

Boule à la gorge (sensation de)

Voir **Anxiété**.

Bronchite

Consulter votre médecin homéopathe.

Brûlures gastro-œsophagiennes (pyrosis)

Elles surviennent le plus souvent en fin de grossesse, mais elles peuvent apparaître dès le deuxième mois et sont accompagnées de reflux gastro-œsophagiens.

Quelques conseils

- Supprimer fritures, jus d'orange, tomates, chocolat, les aliments qui fermentent. Privilégier les légumes, les fruits et les laitages.
- Si on veut s'étendre après le repas, attendre un moment et choisir la position demi-couchée.
- Ne pas se pencher en avant, plier les jambes au lieu de se baisser en avant pour éviter un reflux gastro-œsophagien.
- Porter des vêtements lâches pour éviter d'augmenter la pression intra-abdominale.

Prendre :

Robinia 5 CH ou *Gastrocynésine®*, 5 granules 15 minutes avant les repas, au coucher et au moment des brûlures.

S'il existe également des ballonnements et des éructations prendre :

Kalium carbonicum 9 CH, 5 granules au moment des troubles et au coucher.

Si les brûlures sont accompagnées de ballonnements irradiant dans les côtes flottantes gauches et le dos, aggravées par les sucreries dont on a envie, prendre :

Argentum nitricum 9 CH, 5 granules au moment des brûlures. (Chez une femme anxieuse, voir Anxiété).

Si les douleurs brûlantes sont à leur maximum vers 1 heure du matin, améliorées par une boisson chaude, voire très chaude, prendre :

Arsenicum album 9 CH, 5 granules au moment des troubles et au coucher.

S'il y a aussi des vomissements, prendre :

Kreosotum 5 CH, 5 granules au rythme des nausées.

Si des maux de tête s'ajoutent aux vomissements et aux nausées, prendre à la place :

Iris versicolor 5 CH, 5 granules au rythme des nausées.

Voir aussi **Aérophagie, Ballonnement abdominal**.

Brûlures urinaires

Voir **Cystite**.

Brûlures vulvaires

Voir **Mycoses vulvaire et vaginale**.

Cauchemars

Ils sont fréquents en début de grossesse ou plus tard.

Prendre :

Homéogène 46®, 2 comprimés le soir et au coucher, pour le nervosisme et les troubles du sommeil, ou *Tarentula Complexe n° 71*, 20 gouttes 3 fois par jour, dont la 3e fois au coucher, en cas d'agitation nerveuse accompagnée d'état anxieux.

En cas de rêve de mort, de deuil, prendre :

Lachesis muta 15 CH, 5 granules au coucher.

En cas de terreur nocturne, peur du noir, visions de spectres ou d'animaux, prendre :

Stramonium 15 CH, 5 granules au coucher.

Céphalées

Voir **Maux de tête**.

Cerclage du col

C'est une indication beaucoup moins fréquente aujourd'hui. Elle se fait sous anesthésie générale (voir **Soins préopératoires**) ou sous péridurale (injection, entre la 3e et la 4e vertèbre lombaire, d'un produit anesthésique qui agit sur les nerfs partant de la moelle épinière).

Les 7 jours suivants, prendre, à visée antispasmodique :

Magnesia phosphorica 9 CH, 5 granules 4 fois par jour.

Chloasma

Voir **Masque de grossesse**.

Chute des cheveux

Elle peut se produire dans les 4 à 20 semaines suivant l'accouchement.

Prendre :

Bioptimum Cheveux®, 2 comprimés au petit déjeuner et au dîner pendant 2 mois. Demander à votre médecin homéopathe un traitement de fond complémentaire.

On peut penser à :

Sepia officinalis 9 CH, 5 granules par jour pendant 2 mois.

L'acupuncture donne également de bons résultats.

Cicatrisation

Pour aider la cicatrisation après une incision, prendre :

Staphysagria 9 CH, 5 granules matin et soir pendant 15 jours.

En cas de démangeaisons au niveau de la cicatrice, prendre en plus :

Fluoricum acidum 5 CH, 5 granules matin et soir jusqu'à amélioration. S'il y a un antécédent de cicatrice chéloïde (boursouflée, épaisse, irrégulière), prendre pendant 2 mois :

Staphysagria 9 CH et

Graphites 9 CH, 5 granules de chaque, matin et soir sauf le dimanche. Le dimanche, prendre 1 dose de :

Thuya occidentalis 15 CH.

Masser la cicatrice chaque jour pendant 2 mois avec :

Pommade au Calendula par digestion®.

Circulation du sang

Voir **Varices**.

Cœlioscopie

La cœlioscopie est une technique consistant à introduire dans la cavité abdomino-pelvienne, sous anesthésie générale, un fin tube plastique muni d'un système d'optique. Cela permet de voir l'utérus, les ovaires et les trompes, et de réaliser quelques gestes chirurgicaux. On l'utilise, entre autres, dans des cas de stérilité ou pour diagnostiquer une grossesse extra-utérine (c'est-à-dire se développant non pas dans la cavité utérine, mais dans une trompe).

Congestion pelvienne

Très fréquente en début de grossesse, elle se traduit par une sensation de gêne et de pesanteur du bas-ventre, évoquant, en plus important, les sensations d'avant les règles. Elle peut entraîner une pollakiurie (mictions plus fréquentes, sans brûlures). Prendre :

Sepia composé, 5 granules 3 fois par jour jusqu'à amélioration.

Conseils avant de décider une grossesse

Il y a des grossesses surprises... et bien acceptées quand même. Mais quand il s'agit d'une grossesse prévue et « programmée », pourquoi ne pas en parler avant à votre gynécologue ? Tout d'abord, vous pouvez être porteuse d'une pathologie antérieure à la grossesse (diabète, hypertension artérielle, par exemple) et il faudra en faire le bilan avant le début de la grossesse. Votre médecin peut avoir à changer certains médicaments pour en prescrire de plus compatibles avec la grossesse. Il aura des conseils à vous donner sur la surveillance de votre pathologie durant ces neuf mois.

Même sans pathologie particulière connue, il est utile de parler de votre projet de grossesse avant l'arrêt de votre méthode de contraception. Votre médecin peut alors vérifier votre bonne santé, votre groupe sanguin, votre immunité éventuelle par rapport à la rubéole et à la toxoplasmose, l'absence de traitement que vous n'auriez pas pensé à signaler, l'absence d'antécédents personnels et familiaux. On peut alors vous vacciner contre la rubéole pendant que vous suivez encore, durant deux ou trois cycles, votre méthode contraceptive. Il n'existe pas de vaccin contre la toxoplasmose, mais si vous n'êtes pas immunisée (on peut l'être sans avoir de signes pathologiques de cette infection), vous pouvez faire attention dès le début de la grossesse à votre alimentation.

Votre médecin va aussi s'intéresser à vos conditions de travail, à votre hygiène de vie. Enfin, il va vous expliquer que vous pouvez être enceinte dès le cycle suivant l'arrêt de votre pilule contraceptive. Donc ne l'arrêtez pas avant des vacances prévoyant un voyage fatigant sous prétexte que vos meilleures amies « ont mis trois mois avant d'y arriver » (à obtenir une grossesse) ! Ce n'est pas une fatalité « post-pilule », et la survenue d'une grossesse dépend de multiples facteurs sans que la prise antérieure de la pilule n'intervienne. Certains couples sont moins féconds que d'autres. Par ailleurs, si les cycles menstruels, avant la prise de pilule, étaient irréguliers, il y a de fortes chances pour qu'ils le soient à nouveau après l'arrêt de la pilule.

Constipation

Elle est fréquente en cours de grossesse. Il faut boire suffisamment, en particulier de l'eau Hépar (riche en magnésium) et des jus d'oranges pressés. Il existe de nombreux médicaments.

Dans ma pratique, je conseille de prendre jusqu'à amélioration :

Sepia officinalis 9 CH, 5 granules le matin chez une femme fatiguée avec nausées, lenteur digestive, congestion pelvienne et troubles circulatoires.

En cas de constipation indolore, sans besoin douloureux d'aller à la selle, prendre jusqu'à amélioration :

Alumina 5 CH, 5 granules matin et soir, si intestins et rectum sont paresseux, avec longs efforts d'expulsion et selles molles.

Hydrastis canadensis 5 CH, 5 granules matin et soir, s'il s'agit d'une constipation chronique sans envie, avec selles dures en morceaux.

Collinsonia canadensis 5 CH, 5 granules matin et soir si les selles sont volumineuses, difficiles à expulser, avec des hémorroïdes tendant à saigner.

Opium 9 CH, 5 granules matin et soir en cas d'inertie intestinale sans aucun besoin, avec selles noires, sèches et dures. Ce médicament est une bonne indication dans les retards de reprise du transit intestinal après une opération ou un accouchement.

En cas de constipation douloureuse, plus rare chez la femme enceinte, prendre jusqu'à amélioration :

Plumbum metallicum 5 CH, 5 granules matin et soir, si les coliques sont violentes, les selles en billes dures, noires ; l'émission difficile, douloureuse, nécessitant beaucoup d'efforts et avec spasmes de l'anus.

Raphanus niger 5 CH, 5 granules matin et soir si le ballonnement abdominal est important avec gonflement de la partie supérieure gauche de l'abdomen. Spasmes et douleurs sont améliorés par l'émission de gaz difficiles à expulser.

S'il y a beaucoup de gaz, alterner avec :

China rubra 5 CH, 5 granules toutes les 2 heures.

En cas de constipation en voyage, avec selles dures et sèches, prendre jusqu'à améliorationsn :

Platina 7 CH, 5 granules matin et soir.

⚠ Contractions utérines

En cours de grossesse, la femme peut ressentir 5 à 6 contractions par jour, sans douleur et sans rythme ; c'est tout à fait normal.

Si des contractions utérines sont fréquentes dans la journée, demandez-vous pourquoi : trop de ménage, de courses, de fatigue, de longs voyages ? Et reposez-vous...

Si vous avez envie de vous reposer en chien de fusil et la main appuyée sur le ventre avec besoin de chaleur, prenez :

Magnesia phosphorica 9 CH, 5 granules, 4 fois par jour.

En l'absence de ces caractéristiques, prenez :

Cuprum metallicum 5 CH, 5 granules, 4 fois par jour.

Si les contractions utérines sont plus rapprochées et surtout douloureuses, avertir votre médecin accoucheur.

Contractions utérines de début d'accouchement : voir **Dilatation du col**.

Courbatures

Elles peuvent survenir après un effort prolongé en cours de grossesse. Elles sont fréquentes après l'accouchement.

Prendre :

Arnica montana 9 CH, 5 granules 2 fois par jour jusqu'à disparition des troubles.

Crampes

Elles surviennent essentiellement au niveau des membres inférieurs, surtout la nuit, et au 3e trimestre de grossesse.

Prendre du magnésium en cure de 1 à 2 mois, soit en oligoéléments, soit :

Biomag®, 2 comprimés 2 fois par jour.

Ajouter au coucher :

Cuprum metallicum 5 CH, 5 granules jusqu'à disparition des crampes.

⚠ Cystite

Les cystites infectieuses

Caractérisées par des urines troubles, des brûlures intenses à la miction et l'envie fréquente d'uriner, elles sont favorisées par la grossesse. La femme enceinte craint le grand froid et la grande chaleur, qui peuvent être à l'origine de ces cystites, autant que la station assise prolongée – notamment pendant les longs voyages en voiture ou en avion : privilégier les voyages en train, où l'on peut bouger. En attendant le résultat de l'examen cyto-bactériochimique des urines, boire au moins 2 litres d'eau plate par jour en plus des boissons prises pendant les repas.

Prendre :

Serum anticolibacillaire 5 CH, 1 ampoule avant chaque repas, ainsi que

Cantharis vesicatoria 9 CH, et

Mercurius corrosivus 9 CH, 5 granules de chaque en alternance toutes les heures, puis espacer selon l'amélioration.

En l'absence d'amélioration au bout de 24 heures, consulter votre médecin homéopathe.

En cas de fièvre et de frissons associés à la cystite, en cas de sang dans les urines, consulter rapidement votre médecin homéopathe, car il s'agit sans doute d'une pyélonéphrite.

Si les crises se répètent, consulter votre médecin homéopathe, qui prescrira un traitement de fond supplémentaire.

Les cystites non infectieuses

Caractérisées par des mictions fréquentes d'urines claires, elles apparaissent après des rapports sexuels répétés ou après sondage. Les brûlures cessent en urinant.

Boire abondamment et prendre :

Staphysagria 9 CH, 5 granules 4 fois par jour.

Parfois les femmes se plaignent de l'aspect trouble et de la mauvaise odeur de leurs urines, pourtant en quantité normale, avec examens de laboratoire négatifs.

Boire davantage et prendre :

Formica rufa 5 CH, 5 granules matin et soir jusqu'à disparition des troubles.

Voir aussi **Examens d'urines**.

Dégouts alimentaires

Ils sont fréquents en début de grossesse. Ce symptôme peut orienter ou confirmer le choix d'un médicament en fonction de la sensibilité ou du terrain du sujet. Parlez-en à votre médecin homéopathe, qui pourra alors vous prescrire le médicament adapté avec sa hauteur de dilution, la prise pouvant être journalière ou hebdomadaire.

Sepia officinalis pour le dégoût du lait.

Calcarea carbonica pour le dégoût du café.

Ignatia amara pour le dégoût du tabac (environnement tabagique).

Pulsatilla pour le dégoût du gras.

Lycopodium ou*China rubra* pour le dégoût de la viande.

⚠ Démangeaisons

Prurit de la grossesse sans éruption.

Il s'agit d'une affection pouvant survenir en cours de grossesse. On parle de stase hépatovésiculaire (ou encore de cholostase ou d'ictère cholostatique). Bien entendu, vous devez être vue par votre médecin accoucheur, qui demandera des examens de laboratoire.

Après son diagnostic, en plus de ses prescriptions, vous pouvez prendre jusqu'à disparition des troubles l'un ou l'autre de ces médicaments :

Chelidonium majus 5 CH, 5 granules 3 fois par jour, si votre langue est flasque, étalée avec un enduit jaunâtre et garde l'empreinte des dents en la « mordant », ou

Taraxacum 5 CH, 5 granules 3 fois par jour, si votre langue est dépapillée, en « carte de géographie », avec des zones plus planes et plus rouges, et si elle est douloureuse.

De plus, contre ce prurit sans éruption mais parfois sévère, prendre :

Dolichos pruriens 9 CH, 5 granules à répéter à chaque reprise du prurit (2 à 6 fois par jour).

Consulter également votre médecin homéopathe qui peut prescrire des médicaments de fond supplémentaires.

Autres prurits

Chez une femme anxieuse, mais se taisant et refoulant ses émotions, peuvent apparaître des symptômes tels que le prurit (il y en a d'autres), amélioré par le grattage mais réapparaissant ailleurs. Prendre :

Staphysagria 15 CH, 5 granules à la demande ou en cas de contrariétés.

Si le prurit est accompagné d'éruptions urticariennes (voir **Urticaire**) : plaques œdémateuses rose rouge localisées avec sensation de piqûres, brûlures, sensation améliorée par des applications froides, prendre :

Apis mellifica 15 CH, 5 granules à répéter souvent (toutes les 30 minutes si nécessaire), puis à espacer selon l'amélioration.

Si le prurit présente les mêmes plaques et s'il est aggravé par l'eau et les applications froides, prendre :

Urtica urens 9 CH, 5 granules toutes les 2 heures en espaçant selon l'amélioration.

En cas de prurit vulvaire de la femme enceinte hors du contexte précédent et en dehors d'une infection, prendre :

Caladium 9 CH, 5 granules 2 fois par jour jusqu'à disparition des symptômes.

Dans tous les cas, consultez votre médecin homéopathe, car il existe des médicaments de terrain pour éviter les récidives.

Désirs alimentaires

La femme enceinte peut avoir davantage envie de certains aliments ou d'aliments dont elle n'avait pas l'habitude. Cela ne veut pas dire qu'il faut absolument céder à cette envie ! Mais cela peut orienter votre médecin homéopathe vers le choix du médicament adapté avec sa hauteur de dilution. Ces médicaments correspondent souvent à des médicaments de terrain ; votre médecin homéopathe peut vous les prescrire une fois par semaine ou tous les jours.

Sepia officinalis en cas de désir d'acidité (vinaigre, cornichons).

Natrum muriaticum, en cas de désir d'aliments salés ou de poissons.

Nux vomica ou *Natrum muriaticum*, en cas de désir de mets épicés.

Lycopodium clavatum ou *Argentum nitricum*, en cas de désir de sucre.

⚠ Diabète

C'est un trouble du fonctionnement du pancréas. Si le trouble est connu avant la conception, faire pratiquer un contrôle minutieux par un endocrinologue en vue de la grossesse pour un équilibrage du traitement, puis se faire suivre ensuite régulièrement. L'homéopathie peut apporter une aide supplémentaire. des symptômes :

⚠ Diarrhées

La diarrhée est beaucoup moins fréquente que la constipation en cours de grossesse.

Consulter rapidement votre médecin homéopathe :

- Si la durée excède 24 heures et si l'état général s'altère.
- Si la fièvre existe ou ne baisse pas rapidement.
- Si les douleurs sont très violentes.
- S'il y a du sang dans les selles.

En cas de diarrhée banale sans atteinte de l'état général, prendre jusqu'à disparition des symptômes :

Aloe composé, 10 gouttes 3 fois par jour dans un peu d'eau.

En cas de diarrhée impérieuse, brûlante le

matin au réveil ou après les repas, accompagnée d'insécurité sphinctérienne et d'hémorroïdes, prendre jusqu'à disparition des symptômes :

Aloe socotrina 9 CH, 5 granules matin et soir.

En cas de diarrhée se répétant au cours de la journée, avec éructations, langue chargée blanche chez une personne plutôt grosse et gloutonne, prendre jusqu'à disparition des symptômes :

Antimonium crudum 9 CH, 5 granules à chaque selle.

En cas de diarrhée jaune en jets répétés dans la journée, accompagnée de spasmes, prendre jusqu'à disparition des symptômes :

Podophyllum 9 CH, 5 granules à chaque selle.

En cas de diarrhée indolore mais avec quantité de gaz abdominaux, prendre :

China rubra 9 CH, 5 granules à chaque selle.

En cas de diarrhée aqueuse et de douleurs crampoïdes calmées en se mettant en « chien de fusil » ou en position fœtale, en appuyant sur le ventre, avec de la chaleur, prendre jusqu'à disparition des symptômes :

Magnesia phosphorica 9 CH, 5 granules au rythme des douleurs.

En cas de douleurs violentes comme des crampes à début et fin brusques irradiant jusqu'aux mollets, accompagnées parfois de vomissements, prendre jusqu'à disparition des symptômes :

Cuprum metallicum 9 CH, 5 granules à chaque douleur.

En cas d'intoxication alimentaire grave avec diarrhée abondante, déshydratation rapide et atteinte de l'état général, consulter dès que possible votre médecin homéopathe.

Prendre en attendant :

Veratrum album 15 CH, 5 granules à chaque selle, en cas de tendance à la syncope et aux sueurs froides ;

Arsenicum album 15 CH, 5 granules à chaque selle, en cas de vomissements, soif vive, selles brûlantes, fièvre et l'ensemble amélioré par la chaleur et les boissons chaudes.

En cas de tourista, ces médicaments sont à emporter en voyage et à prendre en fonction des caractéristiques citées plus haut :

Veratrum album 15 CH,

Arsenicum album 15 CH,

Podophyllum 9 CH.

Pour la petite diarrhée du voyageur, prendre :

Geranium Complexe n° 108, 20 gouttes 3 fois par jour jusqu'à disparition des symptômes.

Digestion difficile (dyspepsie)

En cas de lenteur digestive avec sensation de pesanteur, l'impression d'être « barbouillée », prendre dans un peu d'eau avant chaque repas ou au moment des troubles :

Chelidonium composé ou

Choléodoron®, 15 gouttes dans un peu d'eau 3 fois par jour, après les repas, ou

Digestodoron®, 15 gouttes dans un peu d'eau 3 fois par jour, 1/4 d'heure avant les repas, si brûlures, ballonnements, constipation, ou encore

Nux vomica composé, 15 gouttes dans un peu d'eau 2 fois par jour, si besoin de sieste.

Avant un « bon repas » et par crainte de mal digérer, prendre 1/2 heure avant :

Nux vomica 9 CH, 5 granules.

Dilatation du col

Lorsque les contractions utérines deviennent régulières (toutes les 5 à 10 minutes) et d'intensité croissante, elles correspondent au début de la dilatation du col : c'est le « travail obstétrical », qui peut générer de l'**anxiété**.

Prendre alors 5 granules du médicament d'anxiété (voir ce mot) choisi, le reprendre au besoin pendant la dilatation. En l'absence de symptômes caractéristiques, prendre :

Ignatia 9 CH. Puis, toutes les 15 à 30 minutes jusqu'à l'accouchement, même sous péridurale, prendre :

Caulophyllum 5 CH, 5 granules.

Si les contractions s'arrêtent, il s'agit d'un faux travail. Ne pas continuer le traitement mais le recommencer à la réapparition de contractions utérines régulières, qui peuvent avoir lieu un autre jour.

Accouchement « par les reins » :

Caulophyllum 5 CH, comme ci-dessus, et à chaque contraction remplacer par :

Dioscorea villosa 9 CH, 5 granules.

Après l'expulsion du placenta, prendre :

Arnica montana 15 CH, 1 dose.

Dorsalgies (douleurs du dos)

Elles surviennent surtout dans la seconde partie de la grossesse, du fait de la cambrure du dos pour rétablir l'équilibre.

Porter des chaussures confortables, talons « trotteurs » au maximum, faire des exercices de bascule du bassin et prendre :

Kalium carbonicum 9 CH, 5 granules matin et soir, et

Ruta graveolens 5 CH, 5 granules à midi.

Ces médicaments peuvent être associés, si nécessaire, à raison de 5 granules 2 fois par jour jusqu'à disparition des douleurs, aux médicaments suivants :

Bryonia alba 9 CH, si les douleurs sont améliorées par le repos absolu et la chaleur ;

le mouvement avec réapparition des douleurs à la fatigue ;

Arnica montana 9 CH, s'il y a des courbatures ;

Magnesia phosphorica 9 CH, si les douleurs sont améliorées en position fœtale (ou « chien de fusil »), par la pression et la chaleur sur la zone douloureuse.

Douleurs articulaires (musculo-tendineuses)

Voir **Dorsalgies** (douleurs du dos), **Lombalgies** (douleurs au bas du dos), **Pubalgies** (douleurs du pubis), **Sacro-iliaque** (jonction sacrum bassin), **Sciatalgies** (sciatiques).

⚠ Douleurs pelvo-abdominales

Des douleurs pelviennes et/ou abdominales intenses et de survenue brutale, accompagnées ou non d'une atteinte de l'état général, nécessitent une hospitalisation, quel que soit le stade de la grossesse.

Voir **Ballonnement abdominal**, **Congestion pelvienne**, **Constipation**, **Contractions utérines**, **Diarrhée**, **Dilatation du col**.

Épistaxis

Voir **Saignements de nez**.

Examens d'urines

Il est important de surveiller soi-même ses urines du matin, tous les 15 jours tout au long de la grossesse, puis 1 fois par semaine au cours du 9e mois ou en cas de trouble urinaire. Acheter en pharmacie :

Uritest®, pour rechercher sucre, albumine, leucocytes, nitrites.

En présence d'albumine, prévenir le médecin accoucheur.

En présence de leucocytes et/ou de nitrites, il faut rechercher une infection, donc voir votre médecin homéopathe.

La présence de sucre est fréquente en fin de grossesse mais il faut en parler au médecin accoucheur, qui, seul, peut diagnostiquer une origine physiologique ou non.

Exercices physiques

Voir **Sport**.

Fatigue

Revoir son emploi du temps, se reposer, dormir davantage, se faire aider : tels sont les mots d'ordre contre la fatigue de la femme enceinte. Pendant la grossesse, prendre jusqu'à amélioration :

Acidum phosphoricum composé, 5 granules 3 fois par jour, en cas de fatigue physique et nerveuse, ou

Kalium phosphoricum 9 CH, 5 granules matin et soir, en cas de fatigue physique.

Si vous préférez un complexe vitaminiques, prenez :

Bioptimum Grossesse®, 2 comprimés après le petit-déjeuner et le dîner, que l'on peut continuer pendant toute la grossesse,

ou

Sels calcaires nutritifs Weleda 1 et 2, 1/4 de cuiller à café de chaque par jour, n° 1 le matin, n° 2 le soir, pendant 6 semaines.

Si vous êtes une femme un peu déprimée, constipée, nauséeuse, avec des troubles circulatoires, fatiguée dès le matin et toute la journée, prenez :

Sepia officinalis 9 CH, 5 granules au lever.

Si vous sortez d'une maladie, d'une infection ou si vous êtes épuisée, surtout si vous avez une tendance aux fissures buccales, aux crises d'herpès, en cas de fatigue, prenez :

Natrum muriaticum 15 CH, 1 dose 3 fois par semaine pendant 1 semaine, 2 fois par semaine la 2e semaine, 1 fois par semaine les semaines suivantes.

⚠ Fausse couche

Fausse couche spontanée

Ne pas faire de traitement jusqu'au 3e mois. Il s'agit d'une anomalie chromosomique. Il faut prévenir votre médecin accoucheur et vous reposer pour ne pas augmenter le saignement.

Contre les douleurs éventuelles, prendre :

Magnesia phosphorica 9 CH, 5 granules au rythme des douleurs, si elles sont améliorées par la position « en chien de fusil », la chaleur et la pression.

Si les douleurs sont semblables à des crampes violentes, prendre :

Cuprum metallicum 5 CH, 5 granules au rythme des douleurs.

Après la fausse couche, prendre :

China rubra 9 CH et

Ferrum metallicum 9 CH, 5 granules de chaque 2 fois par jour pendant 1 mois.

En cas de syndrome dépressif causé par la fausse couche, prendre en plus :

Sepia officinalis 30 CH, 5 granules par jour.

Fausses couches spontanées à répétition

Après bilan du couple pour vérifier s'il y a des problèmes d'antécédents d'infection génitale, d'ovulation et de sécrétions hormonales perturbées, consulter son médecin homéopathe pour un traitement de terrain et d'hormones diluées dynamisées. Il existe d'autres causes de fausses couches spontanées à répétition ne relevant pas du domaine de l'homéopathie.

Fausses couches provoquées

Voir **Interruption médicale de grossesse**, **Interruption volontaire de grossesse**.

Faux travail

Le travail est la période de l'accouchement pendant laquelle les contractions utérines aboutissent à l'expulsion du fœtus. On parle de faux travail quand les contractions régulières du début de la dilatation du col s'arrêtent ou quand la dilatation ne progresse pas malgré des contractions utérines qui sont plus irrégulières en intensité et en fréquence.

Si les contractions utérines s'arrêtent, ne rien faire. S'il s'agit de contractions utérines irrégulières et sans effet sur la dilatation du col, alterner toutes les 15 minutes environ :

Ignatia amara 9 CH et ***Caulophyllum 5 CH***, 5 granules de chaque.

Soit le processus est stoppé et on arrête la prise de médicaments : il s'agissait d'un faux travail et on attendra la reprise de contractions régulières pour reprendre le traitement.

Soit la régularisation va se faire, la dilatation va continuer régulièrement et le traitement sera suivi jusqu'à l'accouchement.

Fécondation *in vitro*

Pendant la surveillance du protocole, prendre régulièrement son médicament contre l'anxiété (voir ce mot), 2 fois par jour.

Pour la réimplantation de l'œuf, prendre en partant de chez soi : ***Ignatia amara 15 CH***, 1 dose, et au moment du déshabillage, pour favoriser la dilatation du col : ***Magnesia phosphorica 9 CH***, 1 dose.

Fer

Certains médecins prescrivent systématiquement un complément en fer ; d'autres non.

Si les analyses sanguines ont permis de détecter une carence, prendre le fer prescrit et ajouter pendant ce même temps :

Ferrum metallicum 5 CH, 5 granules 2 fois par jour, qui permet son absorption (voir Anémie).

Parfois, le fer prescrit est mal supporté. Essayer alors pendant 2 mois ces comprimés, mieux assimilables :

Biofer®, 2 comprimés par jour, ou

Spasmibiane®, 1 comprimé par jour.

⚠ Fièvre

En cas de fièvre, consulter son médecin homéopathe. Il faut savoir qu'une femme enceinte a une température de base normale au réveil de 37 °C au minimum, en l'absence de toute fièvre.

Flatulence

Voir **Ballonnement**.

Fluor

Le fluor (1 mg par jour) prescrit à la mère à partir du 5e mois de grossesse pour protéger les dents des enfants a été demandé par certains stomatologues. La prescription dépend du médecin accoucheur.

Fortifiants

On les appelle aussi « compléments nutritionnels ». Certaines femmes préfèrent en prendre systématiquement ; d'autres pensent que leur **alimentation** (voir ce mot) équilibrée leur suffit.

Il existe de nombreux complexes vitaminiques pour la période de grossesse, que vous choisirez avec votre pharmacien.

Fourmillements des doigts

Il s'agit :

• soit d'un syndrome du canal carpien, fréquent en cours de grossesse et disparaissant après l'accouchement,

• soit d'une compression nerveuse et artérielle au niveau de la 1re côte et de la clavicule, le plus souvent au 3e trimestre de la grossesse, améliorée après l'accouchement.

Cela peut nécessiter une position demi-assise pour dormir. Éviter les activités qui impliquent de garder les bras en l'air.

Prendre jusqu'à disparition des symptômes :

Aranea diadema 5 CH, 5 granules le soir,

ou

Bovista 5 CH, 5 granules 2 fois par jour s'il y a aussi, le matin, un gonflement des doigts ou plus généralisé, après avoir vérifié qu'à ces symptômes ne s'ajoutent pas l'albuminurie et l'hypertension (voir **Toxémie gravidique**).

S'il y a une tendance spasmophile, prendre :

Magnesia phosphorica 9 CH, 5 granules matin et soir, et consulter son médecin homéopathe pour des médicaments de terrain personnalisés.

Fuites urinaires

Elles peuvent exister à la fin de la grossesse à cause de l'appui réalisé sur la vessie par l'utérus, qui a beaucoup augmenté de volume. C'est donc une pression mécanique : il n'y a pas grand-chose à faire. Ne pas attendre que la vessie soit trop pleine et uriner régulièrement.

⚠ Gastro-enterite

En attendant de consulter, dès que possible dans les 24 heures, prendre :

Nux vomica 9 CH, 5 granules toutes les 2 heures, en cas de vomissements qui soulagent les nausées, ou

Ipeca 5 CH, 5 granules toutes les 2 heures, en cas de vomissements qui ne soulagent pas les nausées.

En cas de diarrhée sans fièvre ni vomissements, voir **Diarrhées**.

En cas de diarrhée, de vomissements et de malaises (intoxication alimentaire ou origine virale) : voir **Diarrhée**, **Intoxication alimentaire**.

Gencives (saignements)

Voir **Saignement** (de gencives).

Gonflement

Voir **Ballonnement abdominal**, **Œdème**.

⚠ Grippe

Consulter votre médecin homéopathe.

En prévention :

Oscillococcinum®, 1 dose par semaine d'octobre à mars.

S'il existe un risque de contagion (grippe dans l'entourage) :

Oscillococcinum®, 1 dose chaque soir pendant la période de risque de contamination grippale.

Début d'état grippal

Oscillococcinum®, 1 dose dès que possible à répéter 3 fois toutes les 6 heures.

Dès les premiers symptômes, prendre :

Paragrippe®, 2 comprimés par heure,

ou

Homéogrippe®, 1 comprimé par heure,

ou

L52®, 20 gouttes toutes les 2 heures, ou

Infludo®, 5 gouttes toutes les heures dans un peu d'eau tiède.

⚠ Hématurie (sang dans les urines)

Voir votre médecin homéopathe.

⚠ Hémorragie utérine

Voir votre médecin accoucheur en urgence. Si l'examen est normal, il s'agit de petites pertes de sang : voir **Saignements utérins**.

Hémorroïdes

Elles sont fréquentes en cours de grossesse et après l'accouchement.

D'emblée, prendre :

Aesculus composé, 5 granules 3 fois par jour.

Aesculus composé, 1 suppositoire matin et soir

Aesculus composé, pommade en onction anale après chaque selle.

Pour une crise aiguë particulièrement douloureuse, alterner jusqu'à amélioration :

Lachesis muta 9 CH,

Muriaticum acidum 9 CH et

Arnica montana 9 CH, 5 granules de chaque médicament toutes les heures.

Il existe d'autres médicaments en fonction de symptômes particuliers et de nombreux médicaments de terrain, que votre médecin homéopathe vous prescrira si nécessaire.

Herpès

Il peut être buccal ou génital, ce qui est plus gênant en cas de crise lors de l'accouchement. Le signaler à votre médecin accoucheur. Il existe des traitements de fond que votre médecin homéopathe vous prescrira.

Dès que vous sentez arriver une crise, avant l'éruption (picotements, tiraillements, brûlures toujours au même endroit, vous en avez l'habitude), prendre :

Rhus toxicodendron 15 CH, 5 granules toutes les heures en espaçant selon l'amélioration.

Hoquet

Le hoquet peut survenir après un repas trop hâtif ou en cas de perturbation, à la suite de contrariétés, ressenties de façon plus profonde en cours de grossesse. Prendre :

Nux vomica 5 CH, 5 granules avant les repas, si vous mangez trop et/ou trop vite ;

Ignatia amara 15 CH, 5 granules avant les repas, dans un contexte de nervosité, de contrariétés, d'émotions, avec bâillements et sensation de boule dans la gorge ;

Cuprum metallicum 9 CH, 5 granules matin et soir, en l'absence de contexte spécifique.

En cas de crises de hoquet continu (après chirurgie en particulier), prendre :

Cuprum metallicum 5 CH et

Hyoscyamus niger 9 CH, 5 granules de chaque, en alternance toutes les 5 minutes jusqu'à cessation.

Hygiène de vie

Faire surveiller régulièrement sa dentition. Éviter les poids lourds à porter ou à traîner, les gros travaux tels que la peinture, la réfection d'appartement ou le déménagement : c'est une manie en cours de grossesse ! Voir **Alcool**, **Alimentation**, **Soleil**, **Sommeil**, **Tabac**, **Voyage**.

Hypersalivation

Elle est fréquente en cours de grossesse.

Si la salive est visqueuse comme du blanc d'œuf chez une femme nauséeuse, transpirant beaucoup, prendre jusqu'à disparition des symptômes :

Jaborandi 9 CH, 5 granules 3 fois par jour.

Chez une femme en proie à de violentes nausées et des douleurs coliques, si la langue est rose et qu'il n'y a pas de soif, prendre jusqu'à disparition des symptômes :

Ipeca 9 CH, 5 granules 3 fois par jour.

Si la langue est jaunâtre, l'haleine fétide, avec un raclement constant de la gorge à cause de mucosités abondantes (sensation d'échardes dans la gorge), prendre jusqu'à disparition des symptômes :

Nitricum acidum 9 CH, 5 granules 3 fois par jour.

Si la salive est visqueuse, l'haleine fétide, la langue épaisse, flasque, gardant l'empreinte des dents quand on la « mord », avec une soif intense, prendre jusqu'à disparition des symptômes :

Mercurius solubilis 9 CH, 5 granules 3 fois par jour.

⚠ Hypertension artérielle

À faire suivre impérativement par votre médecin accoucheur à cause des risques de conséquences sur la grossesse et par votre médecin homéopathe, qui peut prescrire un traitement complémentaire à celui de l'accoucheur.

Vérifier l'absence d'albuminurie et d'œdèmes.

Hypotension artérielle

Fréquente chez la femme enceinte.

Attention à ne pas se redresser brusquement et se lever du lit en roulant sur le côté, sinon risque de **vertiges** (voir ce mot).

⚠ Infection urinaire

Voir **Cystite**.

Insomnie

Si l'insomnie est due à une excitation joyeuse (annonce de la grossesse, 1re échographie...), prendre :

Coffea tosta 15 CH, 5 granules au coucher ou en constatant l'insomnie.

Il existe plusieurs médicaments efficaces dans ce contexte de déséquilibre neurovégétatif créé par le nouvel état hormonal.

Dans un contexte d'anxiété, prendre :

Sedatif PC®, 2 comprimés à sucer au dîner et au coucher.

Troubles du sommeil :

Passiflora composé, 5 granules 3 fois par jour, dont 1 fois au coucher. En reprendre en cas de réveil.

Insomnie à la montagne :

Coca 9 CH, 5 granules 3 fois par jour, dont une fois au coucher.

Réveil avant l'aurore chez une femme au caractère autoritaire qui travaille avec beaucoup de responsabilités et qui se rendormirait volontiers lorsque le réveil sonne :

Nux vomica 15 CH, 5 granules au coucher.

Insomnie à la suite de veilles, réveils nocturnes et perturbation du sommeil :

Cocculus indicus 15 CH, 5 granules au coucher (pour le père aussi !).

Insomnie en fin de grossesse : si elle est consécutive au problème de volume et d'inconfort dans le lit, il y a peu de solutions. Essayez d'être le plus à l'aise possible... Si elle est liée à l'appréhension de l'accouchement, prendre 1 h avant le coucher 5 granules d'un médicament d'anxiété (voir ce mot) puis, au coucher, l'un des médicaments ci-dessus, selon le contexte.

Interruption médicale de grossesse

Cet événement se situe le plus souvent dans un contexte d'angoisse, de culpabilité (« c'est à cause de moi que rien n'est normal »), de révolte ou de deuil.

Prendre dès l'annonce de l'intervention,

chaque jour et le jour de l'interruption, 1 dose d'un médicament d'angoisse :

Lachesis muta 15 CH, médicament de deuil qui peut être remplacé par

Ignatia amara 15 CH, si les troubles anxieux correspondent à ce médicament (voir **Anxiété**).

Dès le début des contractions utérines, prendre :

Caulophyllum 5 CH, 5 granules toutes les 15 minutes jusqu'à l'expulsion.

Voir **Dilatation du col**.

Interruption volontaire de grossesse

C'est une décision souvent difficile à prendre, qui entraîne un sentiment de culpabilité et/ou d'**anxiété** (voir ce mot).

Si l'IVG se pratique par aspiration, prendre :

Ignatia amara 9 CH, 5 granules la veille, 5 autres avant de se rendre au rendez-vous, et 5 encore en arrivant.

Au moment du déshabillage, prendre :

M*agnesia phosphorica 9 CH*, 1 dose.

Pour les IVG médicamenteuses, ne prendre que votre médicament d'**anxiété** (voir ce mot).

Jambes (douleurs des)

Voir **Varices**.

⚠ Leucorrhées (pertes blanches d'origine vaginale)

Il y a le plus souvent augmentation des pertes blanches physiologiques pendant la grossesse par augmentation des sécrétions hormonales agissant aussi au niveau du vagin.

Ne s'inquiéter que si ces pertes deviennent très abondantes, foncées et/ou irritantes. Consulter le médecin accoucheur, qui fera un prélèvement et donnera un traitement. Celui-ci pourra être complété par le médecin homéopathe, notamment par un traitement de terrain.

S'inquiéter également devant un écoulement permanent d'un liquide incolore ou opalescent, accentué par les changements de position et les contractions utérines (à distinguer d'une perte d'urine, souvent à l'effort, se tarissant immédiatement, de couleur plus jaune et d'odeur caractéristique). Il peut s'agir d'une rupture des membranes protégeant le fœtus, avec issue de liquide amniotique. Il faut alors consulter très rapidement son médecin accoucheur.

Voir le chapitre spécial concernant les problèmes de **Mycose vulvo-vaginale**.

Lipothymie

Voir **Malaise**.

Lombalgies

Les douleurs lombaires sont fréquentes en cours de grossesse du fait du changement de la statique vertébrale entraînée par le développement abdominal.

Prendre jusqu'à disparition des douleurs :

Kalium carbonicum 9 CH, 5 granules matin et soir, et

Ruta graveolens 5 CH, 5 granules à midi.

D'autres médicaments sont possibles en fonction du caractère des douleurs. Voir les médicaments des Dorsalgies.

Lourdeur des jambes (sensation de)

Le système veineux est modifié par l'imprégnation hormonale de la grossesse. On constate fréquemment une dilatation veineuse, des varices ou de simples varicosités plus ou moins douloureuses, avec sensation de brûlures ou de poids – les femmes parlent souvent de sensation de lourdeur avec fatigue. Voir **Varices**.

⚠ Lymphangite

C'est une infection remontant le long des vaisseaux lymphatiques, isolée ou à la suite d'une infection locale (abcès du sein par exemple), qui se traduit par une traînée rouge, chaude, douloureuse, superficielle, partant vers l'aisselle, où se forment des ganglions douloureux.

En plus du traitement de l'abcès, prendre :

Rana bufo 5 CH, 5 granules toutes les 4 heures jusqu'à disparition de la lymphangite.

Si les symptômes ne sont pas améliorés en 24 heures, prévenir le médecin accoucheur.

Malaise (lipothymie)

Les malaises sont dus le plus souvent à l'hypotension artérielle liée à la grossesse et aggravés en cas de fatigue. Essayer d'obtenir des horaires de travail aménagés pour éviter les cohues des heures de pointe.

En cas de peur de l'enfermement, notamment dans le métro, prendre :

Lachesis muta 15 CH, 5 granules le matin.

En cas de peur de la foule, prendre :

Aconitum napellus 15 CH, 5 granules en partant de chez soi, à renouveler si nécessaire.

En cas de peur des grands espaces (agoraphobie), prendre :

Argentum nitricum 15 CH, 5 granules avant de sortir, à renouveler si nécessaire.

En cas d'appréhension des grandes surfaces et de la foule avec hyperexcitation, prendre :

Moschus 15 CH, 5 granules avant de s'y rendre et au moment du malaise.

Masque de grossesse

Fréquent chez les femmes enceintes, il se manifeste par des plaques pigmentées surgissant de façon irrégulière sur le front, le nez, la lèvre supérieure, le menton ou les joues. Comme les autres manifestations hormonales, il disparaîtra lentement au fil des mois qui suivent l'accouchement.

L'exposition au soleil l'accentue énormément : à éviter. Mettre une crème « écran total » sur le visage.

Essayer :

Sepia officinalis 5 CH, 5 granules par jour pendant la période de risque d'exposition solaire.

Si vous avez déjà d'autres raisons de prendre *Sepia officinalis en 9 CH* ou *15 CH* pour des symptômes associés tels que constipation, troubles vasculaires ou dépression, il n'est pas nécessaire de prendre en plus *Sepia officinalis 5 CH*.

Maux de tête

Éviter l'aspirine et ne pas prendre *Cephyl®*, qui contient maintenant trop d'aspirine pour être pris pendant la grossesse.

S'il s'agit d'un mal de tête banal, prendre :

Phapax®, 20 gouttes dans un peu d'eau, à renouveler au bout d'une heure, 4 fois par jour si la douleur n'a pas disparu.

En cas de migraines ophtalmiques, avec troubles de la vue (impression de mouches, zigzags, éclairs et vertiges), prendre :

Cyclamen 9 CH, 5 granules toutes les 30 minutes, puis espacer et arrêter à la fin de la douleur.

En cas d'éblouissement précédant la migraine, accompagné de nausées et de vomissements, prendre :

Iris versicolor 9 CH, 5 granules, à renouveler si nécessaire pendant la crise.

En cas de céphalées avec rougeur congestive, douleur battante et sueurs, prendre :

Belladonna 9 CH, 5 granules, à renouveler également.

En cas de céphalées après un « bon repas », prendre :

Nux vomica 9 CH, 5 granules, à renouveler si nécessaire.

Il existe de nombreux autres médicaments à choisir en fonction d'autres symptômes caractéristiques les accompagnant, que votre médecin homéopathe choisira,

par exemple :

Sepia officinalis, en cas de troubles digestifs et veineux associés, accompagnés de fatigue ;

Lachesis muta, en cas de bouffées de chaleur et d'intolérance à la chaleur (migraines gauches) ;

Lycopodium clavatum, en cas de migraine droite en ayant faim ou en ayant sauté un repas ;

Pulsatilla, chez une indécise ayant besoin d'être cajolée, souffrant de troubles circulatoires et présentant des céphalées à la suite d'un repas gras.

La hauteur de dilution de ces médicaments sera de 9 à 15 CH, de prescription journalière à hebdomadaire suivant l'importance des symptômes et la décision de votre médecin homéopathe.

Menace d'accouchement prématuré

Il s'agit de contractions utérines avec douleurs abdominales ou lombaires, rythmées, plus ou moins régulières, avec durcissement intermittent de l'utérus. Voir votre médecin accoucheur et vous faire suivre par lui. Votre médecin homéopathe peut également apporter une aide.

⚠ Métrorragies

Voir **Saignements** (utérins).

Mycoses vulvaire et vaginale

Ces mycoses sont très fréquentes en cours de grossesse et la plupart des ovules antimycosiques sont déconseillés à cette période. De plus, ils n'empêchent pas les récidives.

Éviter la macération et les vêtements serrés. Porter des sous-vêtements en coton.

Procéder à une toilette avec, par exemple :

Saforelle®, quelques gouttes dans le creux de la main, à diluer avec un peu d'eau, et

Crème Saforelle®, en onctions vulvaires en cas d'échauffement.

Si les pertes sont irritantes, épaisses comme du lait caillé, prendre :

Helonias dioica 5 CH, 5 granules 4 fois par jour jusqu'à amélioration.

Si les pertes ne sont pas aussi caractéristiques ou absentes mais si la sensation de brûlure est importante (et calmée par des applications froides), avec ou sans œdème, prendre :

Apis mellifica 15 CH, 5 granules à répéter souvent au début (toutes les 20 minutes), puis espacer selon l'amélioration.

Dans tous les cas, entreprendre un traitement de fond avec :

Candida albicans 15 CH, 1 dose le dimanche pendant la durée de la grossesse, à ne prendre que toutes les 4 semaines en l'absence de récidives, ainsi qu'un traitement de terrain choisi par votre médecin homéopathe. Ce sera souvent :

Sepia officinalis 15 CH, 1 dose chaque mercredi, puis toutes les 2 semaines en l'absence de récidives pendant la grossesse.

Nausées, vomissements

Il existe de nombreux médicaments. En cours de grossesse, voici ceux qu'on retrouve le plus souvent.

De façon générale, prendre avant de se lever le matin :

Sepia officinalis 9 CH, 5 granules, qui agit sur la fatigue et les nausées.

Demander à vos proches de vous apporter le petit déjeuner au lit. Puis, prendre au rythme des nausées :

Tabacum composé, 2 comprimés à sucer ou 5 granules.

Les nausées peuvent être plus importantes, accompagnées de vomissements, avec des troubles caractéristiques. Tout en gardant *Sepia officinalis 9 CH* le matin, compléter par l'un des médicaments suivants, selon les symptômes :

Cocculus indicus 9 CH, 5 granules au rythme des nausées si elles sont aggravées par les odeurs, le manque de sommeil, la nourriture, améliorées par la chaleur confinée, accompagnées de vertiges, migraines, pâleur, anxiété, fatigue et bâillements.

Tabacum 9 CH, 5 granules au rythme des nausées si elles sont aggravées au moindre mouvement, améliorées par le grand air, accompagnées de pâleur, sueurs froides, palpitations, vertiges, faiblesse et malaises.

Ipeca 9 CH, 5 granules au rythme des nausées en cas de vomissements fréquents, muqueux, avec pâleur, hypotension, ralentissement cardiaque, sueurs. Les nausées sont aggravées par les mouvements, non calmées par les vomissements. On note une hypersalivation, une absence de soif (même si la femme a soif habituellement), une langue propre (non chargée).

Ignatia amara 15 CH, 5 granules matin et soir, peut être associé à l'un des médicaments précédents, chez une femme nerveuse, angoissée, sujette aux spasmes variés, aggravant ses troubles en y pensant trop, les diminuant en étant distraite par ce qui l'intéresse.

Si les vomissements sont importants, résistants aux traitements, avec mauvais état général, consulter votre médecin homéopathe, voire votre médecin accoucheur.

Nervosisme

Voir **Anxiété**.

Obésité

Voir **Prise de poids**.

⚠ Œdème

Il s'agit d'un gonflement des tissus superficiels, soit localisé (visage, doigts…), soit plus étendu. Vérifier la tension artérielle et la présence ou non d'albumine dans les urines. Si la tension est élevée avec ou sans albuminurie, voir en urgence le médecin accoucheur. En l'absence totale de ces symptômes de gravité, après consultation avec le médecin accoucheur, prendre l'un des médicaments suivants jusqu'à disparition des gonflements.

Bovista 5 CH, 5 granules matin et soir, si les doigts sont gonflés le matin (souvent après des fourmillements nocturnes des bras et des mains) ou si le visage est gonflé.

Natrum muriaticum 9 CH, 5 granules par

jour, chez une femme fatiguée présentant un œdème localisé des paupières, des doigts, des chevilles.

Natrum sulfuricum 9 CH et *15 CH* ainsi que *Thuya occidentalis 9 CH* et *15 CH* sont des médicaments d'infiltration cellulitique des tissus, mais n'en prendre que sur prescription du médecin homéopathe, qui choisira la hauteur de dilution.

Œdème de la vulve après accouchement-prendre :

Apis mellifica 15 CH, 5 granules à répéter toutes les 20 minutes, puis espacer selon l'amélioration.

Œdème des chevilles avec troubles circulatoires : voir **Varices**.

Oligoéléments

Il ne s'agit pas de médicaments homéopathiques mais de différents éléments minéraux en faible concentration servant de catalyseurs dans l'équilibre biologique général.

Ostéopathie

L'ostéopathie est une méthode thérapeutique consistant à déceler à quel endroit la maladie a pu créer un blocage du mouvement, appelé « lésion ostéopathique », entre des organes normalement mobiles, et à rétablir les circulations vasculaires et lympathiques. Elle est souvent pratiquée par des kinésithérapeutes. Pendant la grossesse, elle permet de soulager des douleurs variées, en particulier les pubalgies, dorsalgies, sciatalgies et douleurs sacro-iliaques.

⚠ Palpitations (ou éréthisme cardiaque)

C'est la perception désagréable, sur un cœur sain, des battements cardiaques réguliers ou non, parfois rapides, au cours du déséquilibre neurovégétatif de début de grossesse. Il faut en parler au médecin accoucheur, surtout si cela survient en fin de grossesse.

Prendre :

Biocarde®, 15 gouttes 3 fois par jour.

En cas de palpitations, prendre 5 granules des médicaments suivants et renouveler la prise si nécessaire :

Aconitum napellus 9 CH, après une peur ;

Ignatia amara 9 CH, après une émotion forte ;

Arnica montana 15 CH, après un exercice physique trop important (à éviter).

Peau

Voir **Acné**, **Masque de grossesse**, **Soleil**, **Vergetures**.

Péridurale

Pratiquée de façon courante, elle consiste en une injection, entre la 3e et la 4e vertèbre lombaire, d'un produit anesthésique qui agit sur les nerfs partant de la moelle épinière. La technique en est bien expliquée lors des cours de préparation à l'accouchement et ne nécessite pas d'aide homéopathique.

Quelquefois, des douleurs peuvent exister dans les 24 à 36 heures qui suivent l'accouchement. En cas de douleurs lombaires, prendre :

Arnica montana 15 CH, 1 dose le 1er jour,

Natrum sulfuricum 15 CH, 1 dose le 2e jour, et

Hypericum perforatum 15 CH, 1 dose le 3e jour.

En cas de maux de tête, prendre :

Arnica montana 15 CH, 1 dose le 1er jour, et

Natrum sulfuricum 15 CH, 1 dose les 2e et 3e jours.

Périnée

C'est l'ensemble des muscles au niveau de la vulve et de l'anus sur lesquels reposent les organes génito-urinaires.

On peut le « préparer » à l'accouchement en faisant des massages à son niveau chaque jour pendant le 9e mois avec :

Huile pour massages à l'Arnica® de Weleda.

Le périnée est distendu par le poids de l'utérus puis par l'accouchement, qu'il y ait ou non épisiotomie ou déchirure.

⚠ Périphlébite

Il s'agit de l'inflammation d'une veine superficielle et non d'une phlébite. Le diagnostic doit en être fait par votre médecin.

Seulement après, et en complément de son traitement, prendre les médicaments suivants.

S'il existe une zone rouge, indurée, douloureuse et chaude apparue brutalement, prendre :

Belladonna 5 CH, 5 granules toutes les 2 heures, puis espacer selon l'amélioration.

S'il y a inflammation plus rosée, œdémateuse, avec sensation de piqûre-brûlure améliorée par le froid, prendre :

Apis mellifica 15 CH, 5 granules toutes les 2 heures, puis espacer selon l'amélioration.

S'il existe une inflammation localisée et une dilatation veineuse, avec douleur donnant la sensation d'éclatement et nécessitant d'avoir les jambes surélevées, prendre :

Vipera redi 9 CH, 5 granules 3 fois par jour.

Dans tous les cas, associer :

Arnica montana 9 CH, 5 granules matin et soir.

N'hésitez pas à demander l'aide de votre médecin homéopathe.

⚠ Pertes blanches

Voir **Leucorrhées** et **Mycose**.

Peur

De la grossesse, de l'accouchement, des risques éventuels : voir **Anxiété**.

Autres peurs : voir **Malaise**.

⚠ Phlébite

Voir le médecin accoucheur et suivre son traitement et ses directives. Demander éventuellement ensuite l'aide de votre médecin homéopathe.

Pollakiurie (mictions fréquentes)

Par **Congestion pelvienne** : voir ce mot.

Par **Cystite** : voir ce mot.

L'utérus, très augmenté de volume en fin de grossesse, appuie sur la vessie et provoque de ce fait des envies fréquentes d'uriner, c'est un phénomène mécanique tout à fait normal.

Préparation à l'accouchement

Les maternités et les sages-femmes libérales dispensent des cours d'informations, que l'on peut compléter par l'haptonomie ou la sophrologie. La gymnastique et la pratique respiratoire sont recommandées.

En fin de grossesse, il y a de plus en plus de sensations de tiraillements au niveau du ventre et du dos. Il est recommandé de prendre pendant tout le 9e mois :

***Ruta graveolens* 5 CH**, 5 granules 1 fois par jour, voire 2 fois si les tiraillements réapparaissent dans la journée.

Cela permet aussi la préparation ligamentaire et musculaire du petit bassin pour l'accouchement.

Il n'y a pas de préparation particulière du col de l'utérus en l'absence d'estimation de sa longueur, de sa consistance et de son degré d'ouverture.

Prise de poids

Elle est d'environ 10 kg pour la grossesse : 1 kg par mois les 6 premiers mois, puis 1,5 kg par mois les 3 derniers mois. Souvent, on ne constate aucune prise de poids au début, du fait des nausées, mais le rattrapage se fait ensuite.

Cette prise de poids n'est pas progressive de jour en jour mais le plus souvent s'effectue par paliers.

Il faut savoir :

- éliminer la présence d'œdème pouvant augmenter le poids (et voir le médecin accoucheur) ;
- consulter un nutritionniste si cette prise de poids est trop importante (ou au contraire insignifiante).

Attention aux « envies » de femme en-ceinte !

En cas de stress, avec l'impression que le fait de manger ne rassasie pas, prendre :

***Ignatia amara* 9 CH**, 5 granules au moment de la préparation des repas.

L'acupuncture peut aider une boulimique anxieuse.

Voir **Alimentation**.

⚠ Prurit

Voir **Démangeaisons**.

Pubalgies (douleurs du pubis)

Elles surviennent soit en cours de grossesse (2e partie), soit après l'accouchement, par distension de la symphyse pubienne.
Prendre :
Calcarea phosphorica 15 CH, 5 granules matin et soir jusqu'à amélioration.

Pyrosis

Voir **Brûlures gastro-œsophagiennes**.

Rapports sexuels

Ils sont possibles tout au long de la grossesse avec simplement quelques problèmes mécaniques dus au développement du volume utérin. Éviter la pénétration trop « profonde ».
En cas de saignements qui peuvent provenir simplement du col, très modifié par la grossesse, demander l'avis du médecin accoucheur.

Reflux gastro-œsophagien

C'est un symptôme très fréquent de la grossesse dû à la diminution du tonus musculaire et à la modification de forme et à la compression de l'estomac provoquées par l'augmentation du volume de l'utérus.
Il s'agit de régurgitations avec parfois vomissements, accompagnés souvent de brûlures gastriques et œsophagiennes ascendantes. Elle est aggravée par la position couchée ou la flexion en avant.
Voir **Brûlures gastro-œsophagiennes**.

Régime

Voir **Prise de poids**.

Rubéole

Il ne suffit pas de se rappeler qu'on a « fait une rubéole pendant son enfance ». Dès le début d'une vie sexuelle, demandez à votre médecin une prescription de « sérologie de la rubéole » pour vérifier si vous en possédez vraiment les anticorps.
Si ce n'est pas le cas, il faut vous faire vacciner au plus tard au moment où vous envisagez une grossesse, en respectant un délai de 3 mois environ entre la vaccination et le début de la grossesse.

Sacro-iliaque (douleurs de l'articulation)

Ces douleurs se situent au niveau de la jonction du sacrum et du bassin. Elles sont fréquentes en cours de grossesse.
Prendre :
Calcarea phosphorica 15 CH, 5 granules par jour, ou
Ammonium muriaticum 9 CH, 5 granules 3 fois par jour si les douleurs sont aggravées en position assise ou par le froid, amélio-

rées en marchant ou en position couchée.

Saignements

Au niveau des gencives

Prendre :

Arnica montana 9 CH, 5 granules le 1er jour, puis

Phosphorus 9 CH, 5 granules le jour suivant, et recommencer jusqu'à amélioration.

Prendre aussi :

Hamamelis 6 DH, 20 gouttes dans un verre d'eau après chaque brossage de dents jusqu'à amélioration.

On peut faire des bains de bouche avec :

Calendula TM (teinture mère), 20 gouttes dans un verre d'eau tiède.

Au niveau du nez

Prendre :

Arnica montana 9 CH,

Phosphorus 9 CH,

Millefolium 5 CH, 5 granules de chaque en alternance, toutes les 15 minutes, en espaçant selon l'amélioration.

⚠ Sang dans les urines

Consultez votre médecin homéopathe.

⚠ Saignements utérins

Consulter votre médecin accoucheur en urgence. Si l'examen est normal, les saignements minimes et indolores, prendre :

Bovista 9 CH, 5 granules 2 fois par jour.

Pour un saignement au moindre effort ou à la moindre émotion chez une femme très timide, remplacer par :

Ambra grisea 9 CH, 5 granules 2 fois par jour.

Pour un saignement accompagné de congestion pelvienne, prendre :

Bellis perennis 5 CH, 5 granules 2 fois par jour.

Dans tous les cas, prendre aussi :

Arnica montana 15 CH, 5 granules le matin, et

Phosphorus 9 CH, 5 granules le soir, jusqu'à amélioration.

Salive

Voir **Hypersalivation**.

Sciatalgie (sciatique)

La sciatique est fréquente chez la femme enceinte, du fait de la cambrure entraînée par le développement abdominal.

Porter des chaussures confortables, talons « trotteurs » au maximum, et faire des exercices de bascule du bassin.

Prendre au choix, selon les symptômes, jusqu'à amélioration :

Ammonium muriaticum 9 CH, 5 granules 3 fois par jour, si les douleurs sont aggravées en position assise ou au froid, et améliorées en marchant ou en position couchée.

Kalium carbonicum 9 CH, 5 granules 3 fois par jour si les douleurs sont déclenchées par le froid, aggravées par le repos, améliorées par le mouvement ou assise sur un plan dur.

Nux vomica 9 CH, 5 granules 3 fois par jour, pour les lumbagos avec engourdissement des membres inférieurs, impossibilité de se retourner dans son lit sauf en s'asseyant d'abord.

Si la douleur sciatique descend le long de la jambe on peut ajouter :

Hypericum perforatum 15 CH, 5 granules 3 fois par jour.

Seins douloureux en début de grossesse

Il convient de porter un soutien-gorge bien adapté, soutenant bien les seins, et de proscrire les armatures.

Si les seins sont lourds et durs comme de la pierre, les douleurs aggravées par le moindre mouvement et améliorées par la pression large (faisant office de soutien), prendre :

Bryonia alba 9 CH, 5 granules matin et soir jusqu'à amélioration.

Si l'on sent les différents lobules glandulaires très gonflés, en masses distinctes, prendre :

Conium maculatum 5 CH, 5 granules matin et soir jusqu'à amélioration.

Si les seins sont gonflés avec écoulement blanc, prendre :

Lac caninum 9 CH, 5 granules 1 fois par jour pendant 3 jours au plus.

Si les troubles persistent, consulter le médecin accoucheur.

Votre médecin homéopathe consulté en parallèle pendant votre grossesse peut vous prescrire d'autres médicaments en rapport avec votre terrain, tels que *Pulsatilla* ou *Calcarea carbonica*.

Soins postopératoires

Prendre :

Arnica montana 9 CH, 5 granules matin et soir les 8 jours suivant l'intervention, pour éviter les hématomes et soulager les courbatures, ainsi que

Staphysagria 9 CH, 5 granules 2 fois par jour pendant 15 jours, pour favoriser la cicatrisation.

Pour éviter le risque de cicatrice chéloïde : voir **Cicatrisation**.

S'il y a déficit en **fer** : voir ce mot.

Pour lutter contre la fatigue post-opératoire, prendre :

China rubra 9 CH, 5 granules 2 fois par jour pendant 15 jours.

En cas de fatigue avec perte de mémoire, tristesse, instabilité et parfois vertiges prendre :

Kalium phosphoricum 9 CH, 5 granules matin et soir jusqu'à amélioration.

S'il demeure une gêne et une irritation de la gorge après intubation prendre :

Causticum 5 CH, 5 granules matin et soir

jusqu'à amélioration.

En cas de problèmes de **constipation** (voir ce mot), prendre :

Opium et/ou

Raphanus niger.

Soins préopératoires

Toute intervention peut être génératrice d'anxiété. Dans ce cas, voir le mot Anxiété, choisir le médicament le plus approprié aux symptômes et prendre 5 granules chaque soir pendant les 8 jours

précédant l'intervention.

Si ce choix est difficile, prendre pendant 8 jours :

Ignatia amara 15 CH, 5 granules le matin, et

Gelsemium sempervirens 15 CH, 5 granules le soir.

Si l'intervention est décidée rapidement, ne prendre qu'une fois le médicament choisi.

Si l'intervention est programmée à l'avance, prendre aussi :

Arnica montana 9 CH, 5 granules par jour pendant les 3 jours précédant l'intervention.

La veille au matin et le matin de l'intervention, prendre :

Phosphorus 9 CH, 1 dose. Pour une intervention immédiate, n'en prendre qu'une seule dose. Toutefois, vous pouvez ne pas avoir ce médicament dans l'urgence. Ne prenez alors que votre médicament d'anxiété.

Soleil

Pas de bains de soleil prolongés. En été, il faut éviter l'exposition au soleil, même courte, de 10 à 16 heures, aussi bien pour la peau que pour le système circulatoire. Il existe un risque accru d'hypotension ou de coups de chaleur (dans ce cas, consulter en urgence).

Sommeil

La femme enceinte a besoin de sommeil. Éviter les veilles génératrices de fatigue et de nausées, laisser les amis veiller entre eux et aller se coucher !

Sur le plan du travail, voir s'il y a des possibilités d'horaires aménagés pour commencer éventuellement plus tard le matin.

Voir aussi : **Cauchemars**, **Insomnie**, **Somnolence**.

Somnolence, hypersomnie

En cas d'hypersomnie irrépressible accompagnée souvent d'aérophagie avec ou sans nausées prendre jusqu'à amélioration :

Nux moschata 15 CH, 5 granules au réveil.

En cas de fatigue au réveil, avec réveil la nuit vers 3 heures du matin en pensant à son travail, rendormissement juste avant la sonnerie du réveil, besoin de siestes courtes après les repas, chez une femme assumant beaucoup de responsabilités et volontiers autoritaire, prendre jusqu'à amélioration :

Nux vomica 9 CH, 5 granules le matin et

avant le repas de midi.

⚠ Spasmophilie

Certaines personnes ont un seuil d'excitabilité neuromusculaire plus bas que la moyenne. À des stimulations diverses (fatigue, contrariété, appréhension), même faibles, elles peuvent répondre par des spasmes ou des contractures. Il s'agit souvent de personnes anxieuses.

Consultez votre médecin homéopathe.

Sport

Sports recommandés à la femme enceinte : natation, marche avec de bons souliers, au moins 1/2 heure par jour, gymnastique spécifique dans le cadre de la grossesse.

Éviter les sports violents ou qui font sauter : moto, jeux de ballon, tennis, jogging, ski…

Si vous pratiquez couramment un sport violent, il faut en diminuer la durée et l'intensité : ce n'est pas le moment d'établir des records.

Stress

Le stress est une réaction de l'organisme en réponse à des facteurs émotionnels et physiques dépassant les moyens de défense habituels de chacun.

Voir **Anxiété**.

Surmenage

Voir **Fatigue**.

⚠ Syncope

Voir **Malaise**.

Tabac

Le tabac a un effet nocif sur la grossesse : risque d'accident au niveau du placenta, d'avortement tardif, de rupture prématurée des membranes, de poids de naissance inférieur à la normale.

Il est à supprimer dès le retard de règles, à la rigueur dès l'annonce de la grossesse, au mieux au moment de la décision d'une grossesse. On peut se faire aider par homéopathie, acupuncture ou psychothérapie.

Tension artérielle

Voir **Hypertension**, **Hypotension**.

⚠ Terme dépassé

Au-delà de la date prévue de l'accouchement, vous êtes surveillée tous les 2 jours pendant 8 à 10 jours, puis le déclenchement de l'accouchement est décidé après bilan.

Prendre :

Actæa racemosa 30 CH, 1 dose tous les 2 jours jusqu'à l'accouchement.

L'acupuncture peut être bénéfique pendant ce délai de surveillance et permettre l'accouchement spontané.

Tête (maux de)

Voir **Maux de tête**.

⚠ Thyroïde

Cette glande peut fonctionner en excès ou en insuffisance. Si le trouble est connu avant la conception, faire pratiquer un contrôle minutieux par un endocrinologue en vue de la grossesse pour un équilibrage hormonal, puis se faire suivre ensuite régulièrement.

L'homéopathie peut apporter une aide supplémentaire.

Tiraillements abdominaux

En début de grossesse, il s'agit de l'augmentation de volume de l'utérus, qui « tire sur ses amarres » (à savoir les ligaments latéraux contenant ovaires, trompes, vaisseaux). Par la suite, il s'agit aussi de réactions des organes voisins et de tout le bassin ostéo-musculo-tendineux.

Prendre alors :

Ruta graveolens 5 CH, 5 granules 2 fois par jour jusqu'à la fin des sensations.

Par ailleurs, ce médicament est à prendre systématiquement chaque matin pendant le 9e mois de grossesse.

⚠ Toxémie gravidique

C'est une association des symptômes suivants : œdèmes, hypertension, albumine dans les urines, avec troubles du fonctionnement hépatique, rénal et de la coagulation.

Elle doit être suivie obligatoirement par le médecin accoucheur, à alerter d'urgence dès l'apparition d'œdèmes, d'albuminerie et d'une augmentation de la tension artérielle. Les signes d'appel d'urgence de l'aggravation peuvent être des douleurs périgastriques, des vomissements, des céphalées, une sensation d'obnubilation, une diminution des mouvements fœtaux.

Trac

Voir **Anxiété**.

Transports (mal des)

La veille du voyage, prendre :

Gelsemium sempervirens 5 CH, 5 granules matin et soir si vous avez peur d'être malade, ou

Ignatia amara 15 CH, encas d'excitation, puis *Cocculine* ®, 2 comprimés la veille au soir et au départ, puis toutes les 2 heures pendant le voyage.

On peut faire alterner *Cocculine* ® avec :

Cocculus indicus 9 CH, 5 granules, si les vertiges dominent avec besoin de confinement, ou

Tabacum 9 CH, 5 granules, en cas de pâleur, malaises et besoin d'air frais, ou

Borax 15 CH, 5 granules, en cas de sensibilité aux trous d'air et/ou au tangage.

Travail obstétrical

(d'accouchement)

Voir **Dilatation du col**.

Troubles circulatoires

Voir **Varices**.

Urine

Voir **Cystite**, **Pollakiurie** (urines fréquentes).

⚠ Urticaire

Voir votre médecin homéopathe, en particulier pour éviter les récidives. En attendant, prendre dès les premiers symptômes et pendant 3 jours :

Poumon histamine 15 CH, 5 granules 3 fois par jour.

En cas de plaques rosées, enflées, avec sensation de piqûres-brûlures améliorées par des applications froides, prendre :

Apis mellifica 9 CH, 5 granules à répéter toutes les 20 minutes au départ, puis espacer avec amélioration.

Si la sensation de brûlure violente est aggravée par la chaleur, l'eau et le toucher, survenant particulièrement après ingestion de coquillages (à éviter pendant la grossesse…) et de poissons ou encore après un bain, prendre :

Urtica urens 5 CH, 5 granules 3 fois par jour.

En cas d'urticaire au soleil (aggravée par l'effort au soleil, à éviter pendant la grossesse), prendre :

Natrum muriaticum 9 CH, 5 granules 2 fois par jour.

Vaccin de la rubéole

Il est bien supporté et ne nécessite pas d'aide homéopathique.

À faire dès la décision de rapports sexuels ou au plus tard en commençant à envisager une grossesse. Prévoir 3 mois de contraception entre la vaccination et le démarrage supposé de la grossesse.

Varices et lourdeurs des jambes

Ces troubles circulatoires surviennent plus ou moins tôt dans la grossesse, suivant les femmes et leurs antécédents obstétricaux ou circulatoires.

Penser à utiliser des chaussures confortables peu surélevées, éviter les chaussettes serrées, le piétinement. Surélever les jambes pour dormir : petits plots de 12 cm environ sous les pieds du lit, préférables aux coussins dans le lit, qui bougent pendant la nuit. Faire des exercices de relaxation avec les jambes relevées contre un mur ou surélevées sur un tabouret en étant couchée par terre. Penser aussi à la natation et à la marche, de préférence au grand air.

Il existe des crèmes à visée circulatoire qui soulagent momentanément.

Envisager une contention élastique si elle devient nécessaire (bas à varices).

Sur le plan de l'aide homéopathique, prendre :

Climaxol®, 25 gouttes dans un peu d'eau 2 fois par jour, ou

Hamamelis composé, 10 gouttes dans un peu d'eau 3 fois par jour.

En fin de grossesse, si les jambes sont douloureuses, les chevilles et les coups-de-pieds enflés (on vérifie l'absence d'albumine dans les urines et d'augmentation de tension artérielle), prendre :

Arnica montana 9 CH et

Vipera redi 9 CH, 5 granules de chaque, matin et soir.

Syndromes des « jambes sans repos » : une fois étendue, la femme ne peut trouver une position de soulagement et bouge sans cesse les jambes, prendre :

Hamamelis composé, 10 gouttes dans un peu d'eau 3 fois par jour, ou

Climaxol®, 25 gouttes dans un peu d'eau 2 fois par jour, et

Zincum metallicum 5 CH, 5 granules de chaque matin et soir.

S'il s'agit de lourdeurs des jambes avec gonflements aggravés par la chaleur chez une femme présentant au niveau des membres inférieurs une peau marbrée, des varicosités et habituellement des pieds (et des mains) froids, prendre :

Pulsatilla 9 CH, 5 granules par jour, à compléter éventuellement, si les douleurs persistent, par

Hamamelis composé, 10 gouttes dans un peu d'eau 3 fois par jour, ou

Climaxol®, 25 gouttes dans un peu d'eau 2 fois par jour.

S'il s'agit d'une femme présentant des veines très dilatées, des douleurs des jambes améliorées par une marche rapide, avec, en plus, des troubles digestifs, voire des hémorroïdes pesantes, et de la fatigue, prendre :

Sepia officinalis 9 CH, 5 granules par jour, à compléter éventuellement, si les douleurs persistent, par :

Hamamelis composé, 10 gouttes dans un peu d'eau 3 fois par jour, ou

Climaxol®, 25 gouttes dans un peu d'eau 2 fois par jour.

S'il s'agit d'une femme se plaignant de lourdeurs et brûlures des jambes, avec « bleus » spontanés, ne supportant ni la chaleur (risque de céphalées battantes améliorées par un saignement de nez) ni d'être serrée dans ses vêtements, prendre :

Lachesis muta 9 CH, 5 granules par jour, à compléter éventuellement, si les douleurs persistent, par

Hamamelis composé, 10 gouttes dans un peu d'eau 3 fois par jour, ou

Climaxol®, 25 gouttes dans un peu d'eau 2 fois par jour.

Varices vulvaires

Elles peuvent être très développées et gênantes, et obliger parfois à une contention élastique des membres inférieurs pour favoriser le retour veineux.

Prendre :

Zincum metallicum 5 CH, 5 granules matin et soir, et compléter en fonction des troubles par :

Hamamelis composé, 10 gouttes dans un peu d'eau 3 fois par jour, ou

Climaxol®, 25 gouttes dans un peu d'eau 2 fois par jour.

Ventre douloureux

Voir **Douleurs pelvo-abdominales**.

Vergetures

Ce sont des lignes rouge sombre qui deviendront ensuite blanches et nacrées. Elles sont indélébiles, car elles résultent d'une cassure du tissu élastique de l'épiderme. Elles apparaissent là où la peau est distendue, c'est-à-dire sur les seins et le ventre.

Il existe des crèmes spécialisées à appliquer dès le début de la grossesse sur les seins (sauf l'aréole), l'abdomen, le haut des fesses et des cuisses. Voir avec le pharmacien.

Éviter les vêtements serrés (jeans de son adolescence que l'on s'obstine à serrer sur soi…). Éviter le surpoids.

Si des vergetures ont quand même tendance à apparaître, ou s'il y en a eu lors d'une précédente grossesse, prendre 20 jours par mois pendant la grossesse en plus des crèmes protectrices :

Calcarea fluorica 9 CH, 5 granules 2 fois par jour.

En cas de vergetures constituées, continuer après l'accouchement des massages avec les mêmes crèmes et prendre en plus de *Calcarea fluorica 9 CH* :

Graphites 9 CH, 5 granules 2 fois par jour, 20 jours par mois pendant 3 mois pour les atténuer, sans toutefois pouvoir les faire disparaître.

Vertiges

Avec la grossesse, il y a augmentation de la masse sanguine, dilatation des veines, relâchement du tonus des vaisseaux sanguins, entraînant de l'hypotension artérielle.

Éviter les changements de position brutaux et rapides, ne pas se lever d'un bond le matin mais rouler sur le côté avant de s'asseoir.

Ne pas rester trop longtemps debout immobile mais s'asseoir.

Prendre jusqu'à disparition des symptômes, le matin au réveil :

Sepia officinalis 9 CH, 5 granules.

Contre les vertiges occasionnés par les changements brusques de position, essayer jusqu'à disparition des symptômes :

Bryonia alba 9 CH, 5 granules 3 fois par jour.

Si les vertiges surviennent en restant debout dans une pièce chaude, avec sentiment de suffocation et d'inquiétude, prendre à la demande :

Lilium tigrinum 15 CH, 5 granules au moment des troubles.

Si les vertiges surviennent en étant au milieu d'une foule, prendre :

Aconitum napellus 30 CH, 5 granules au moment des troubles.

Vitamines

Voir **Fortifiants**.

Vomissements

Voir **Nausées, Vomissements**.

Voyages

Toujours privilégier le moyen de transport le moins fatigant : train plutôt que voiture, avion plutôt que train, en fonction des distances.

Éviter les exodes saisonniers (ski, été), surtout les week-ends classés surchargés. Si vous partez en voiture en hiver vers des stations de ski, prévoyez dans la voiture des duvets, boissons chaudes et nourriture.

Prévoir un temps de récupération entre l'aller et le retour.

Si vous partez en voiture, il ne s'agit pas d'une course ni d'un rallye, prévoyez un « arrêt-pipi » toutes les 2 heures, en buvant chaque fois (risque accru de cystite infectieuse) et détendez-vous.

Savoir reconsidérer ses projets de vacances : on n'arrête pas sa contraception, avec risque évident de grossesse, avant un camping sauvage en Turquie, une traversée du désert ou un trekking au Tibet, ni avant une croisière ou un voyage organisé nécessitant vaccins et/ou antipaludéens. Espérons qu'un minimum de bon sens vous fera abandonner cette idée et partir en Haute-Loire…

Voir **Transports** (mal des…).

Problèmes d'altitude : vertiges, nausées, insomnie, prendre :

Coca 9 CH, 5 granules 3 fois par jour.

Vulve

Voir **Mycose, Œdème**.

Table des matières

A

B

C

D

E

F

G

H

I

J

L

M

N

O

P

R

S

T

U

V

Imprimé en Chine par Starlite

le kit
future maman
★

mon programme de gym

Lydie Raisin

★ Marabout ★

original & créatif
depuis 1949

Sommaire

Introduction

Entretenir son corps pendant la grossesse, c'est la solution pour le garder jeune et en forme longtemps ! Ce guide vous propose donc une série d'exercices adaptés à cette étape. Ne voulant pas que ce programme soit pour vous une contrainte, nous avons fait des choix très précis.

1. La durée de chaque série va de 8 à 15 minutes (au-delà, on abandonne)
2. Les exercices sont très simples, donc accessibles à toutes.
3. Ils ont été sélectionnés pour leur efficacité, ce qui vous permettra d'en apprécier très vite le résultat.
4. Des variantes vous permettent de moduler votre programme à votre convenance pour éviter la monotonie.
6. Les exercices ont tous été testés auprès d'une centaine de femmes enceintes.

Vous trouverez aussi des exercices de relaxation pour vous décontracter et quelques postures de stretching pour vous étirer, ainsi que des conseils pour vous détendre.
Et n'oubliez pas que faire régulièrement un peu d'exercice n'est qu'une question d'habitude. C'est bénéfique pour le corps, la forme mais aussi pour le moral.
N'hésitez pas à montrer à votre médecin traitant les techniques de ce programme. Elles sont sans risque et permettent à une future maman d'éviter les petits maux tels les jambes lourdes, certains maux de dos, les raideurs articulaires, les sensations d'ankylose, etc. Les techniques qui vous sont proposées ont été sélectionnées pour leur complémentarité, leur facilité de réalisation et le fait qu'elles ne sont pas fatigantes. Vous devez vous sentir détendue, souple et dynamique après leur réalisation. Une réflexion pratique : pas besoin de s'habiller avec des baskets et un survêtement pour les réaliser. Un pyjama ample et un peu élastique et une moquette suffisent.

★

Rester tonique

La grossesse n'empêche pas de continuer une activité physique et d'exercer certaines parties du corps pour conserver sa tonicité et améliorer la tenue des muscles, qui seront très sollicités durant les derniers mois. Un entraînement régulier fait aussi du bien au moral et pourra vous aider à mieux récupérer après l'accouchement.

Comment vous entraîner?

Nous vous proposons sept programmes portant sur sept zones différentes: le dos, les bras, la poitrine, les fessiers, les jambes, les chevilles et la nuque. Chaque programme dure environ 8 minutes. Vous pouvez en choisir un ou plusieurs (selon le temps dont vous disposez). L'important étant d'exercer chaque partie du corps à tour de rôle et de programmer trois séances par semaine, un jour sur deux. Vous pouvez aussi opter pour un programme permettant de travailler à chaque séance chaque partie du corps, comme l'entraînement que nous vous proposons en pages 42-47.

Un programme adapté

Toutes les techniques de ce chapitre sont à réaliser en position assise ou au sol afin d'éviter la fatigue de la position debout et de mauvaises positions du dos. Certains médecins déconseillent la pratique de la culture physique dès le premier mois de grossesse et ils ont raison si la future mère présente des problèmes de santé, mais cela est un peu excessif pour une femme en pleine forme. Car il ne s'agit pas de pratiquer n'importe quel exercice, mais seulement des techniques ne présentant aucun danger. Une femme enceinte peut ainsi assouplir son cou et ses bras si elle travaille assise. En revanche, notre programme ne prévoit aucun exercice pour les muscles abdominaux car il serait dangereux de les conseiller dans un guide pratique qui ne peut pas prendre en compte les cas individuels.

Les conseils du coach

- Exercez-vous dans une tenue confortable, qui ne vous serre pas sans être trop large.
- Prévoyez des chaussettes pour éviter d'avoir froid aux pieds.
- N'hésitez pas à soulager votre dos ou votre nuque par des petits coussins quand vous pratiquez allongée au sol.

- Respectez le nombre de répétitions conseillé pour chaque exercice. Vous pouvez en faire un peu plus si vous êtes en forme, mais pas moins (sinon, votre travail perd toute son efficacité).
- Évitez de sauter une séance ou bien rattrapez-vous le lendemain. Si vous êtes vraiment fatiguée, faites moins de répétitions.

Programme 1 : pour le dos

Votre colonne vertébrale se compose de 33 à 35 vertèbres (7 cervicales, 12 dorsales, 5 lombaires, 5 sacrées soudées entre elles, 4 à 6 coccygiennes soudées entre elles). Elle doit être tout aussi entretenue et préservée que la masse musculaire dorsale. Il importe de conserver tout cet ensemble en parfait état durant neuf mois car le poids du bébé et l'augmentation de votre propre masse augmentent les tensions infligées à cette partie du corps. Essayez de commencer vos exercices pour le dos dès le début de la grossesse pour vous éviter des crises douloureuses dans les dernières semaines qui précèdent l'accouchement.

Pour préserver votre dos

- Tenez-vous le plus droite possible.
- Étirez-vous souvent dans la journée, surtout pendant les longs trajets en voiture.
- Renforcez votre dos en pratiquant régulièrement les exercices de ce chapitre.
- Tenez votre dos au chaud et faites-le masser de temps en temps.
- Continuez les exercices de ce chapitre trois mois après l'accouchement pour que la colonne vertébrale soit bien maintenue en équilibre entre les muscles dorsaux et les muscles abdominaux.

… savoir

Ce qui est mauvais pour le dos

- Les sports qui font travailler le dos de façon asymétrique.
- Les longues périodes d'immobilité, par exemple une séance prolongée devant l'ordinateur.
- Porter des charges trop lourdes.
- Supprimer les exercices d'assouplissement ou de stretching pour le dos après un sport qui a tendance à raidir, comme la course ou le tennis.

Programme 2 : pour les bras

Vous pouvez exercer vos bras sans appréhension car il convient de les rendre résistants pour porter votre bébé. En effet, plus vos bras seront solides, moins votre dos sera sollicité quand vous porterez votre nouveau-né, en promenade ou pendant la tétée. Et si vous avez plus de 35 ans, il convient de penser à un raffermissement préventif.

Si vous voulez exercer vos bras seuls, n'utilisez ni poids ni élastique : pour employer ces éléments durant la grossesse, il est nécessaire de le faire sous le contrôle d'un professionnel (dans le cadre de cours particuliers par exemple) pour éviter des microtraumatismes articulaires ou musculaires. Une femme enceinte qui exerce une activité professionnelle est souvent fatiguée, donc plus fragile et plus sujette à faire un mauvais geste.

Pour avoir des bras galbés

- Pratiquez régulièrement les exercices de ce programme.
- Étirez régulièrement vos bras, plusieurs fois par jour, pour leur conserver toute leur souplesse.
- Contractez les muscles des bras et des avant-bras pendant 6 secondes puis relâchez-les. À faire au moins quatre fois par jour.
- Efforcez-vous de faire travailler autant le bras gauche que le bras droit.
- Massez tous les jours le dessous des bras avec une crème nourrissante et raffermissante.

Programme 3 : pour les seins

Dès le début de la grossesse, votre poitrine va prendre du volume. Il vous faut dès maintenant en prendre soin et penser à l'après-allaitement. Jouez la carte de la prévention pour pallier un éventuel relâchement des seins. En pratiquant régulièrement des exercices de gymnastique pour le buste, vous activez les muscles de la paroi antéro-latérale du thorax, ce qui les aide à rester fermes et toniques. Plus encore que l'allaitement, c'est la grossesse qui abîme les seins et il convient de s'en préoccuper très vite.

Pour prendre soin de vos seins

- Tenez-vous droite le plus souvent possible en prenant soin d'étirer la tête vers le haut et les épaules en arrière.

• Portez toujours un très bon soutien-gorge et achetez-en un renforcé si vos seins prennent beaucoup de volume pendant la grossesse. Prévoyez un soutien-gorge spécial sport pour vos activités physiques.
• Essayez de doucher vos seins à l'eau froide.
• Entretenez vos seins à l'aide d'une huile ou d'une crème pour le corps (surtout si la peau est très fine).
• Pratiquez régulièrement les exercices de ce programme pour avoir un support musculaire tonique (ce qui joue sur l'aspect de la poitrine).
• Pensez au stretching ou au dos crawlé. Pratiqués régulièrement et sans forcer, ils sont excellents pour votre poitrine et votre dos.
• Préparez l'allaitement avec une sage-femme qui vous aidera à faire les bons gestes pour réduire les dommages occasionnés aux seins.

Programme 4 : pour les fessiers

Beaucoup de femmes se plaignent d'un relâchement des fessiers après l'accouchement. Pour éviter ce désagrément, pratiquez des exercices adaptés durant toute la grossesse, mais en prenant soin de ne pas pratiquer n'importe quelle technique (certaines sont conçues pour renforcer les muscles du bas, d'autres ceux du haut). Le programme que nous vous proposons permet de faire travailler l'ensemble des muscles fessiers, ce qui crée une amélioration générale des hanches.

Pour muscler vos fessiers

• Marchez régulièrement.
• Même quand vous êtes immobile, contractez vos fessiers plusieurs fois par jour pendant au moins 6 secondes, puis relâchez les muscles.
• Massez-vous régulièrement avec des crèmes raffermissantes.
• Évitez les pantalons trop serrés à la taille et portez des collants de contentions.
• Pour améliorer la circulation du sang, portez des chaussons spéciaux qui agissent légèrement sur la cellulite et aident à tonifier les muscles du bas du corps.
• Évitez de rester trop longtemps immobile.
• Prenez garde de ne pas manger des aliments trop riches en graisses ou en sucres.

Programme 5 : pour les jambes

Pendant la grossesse, les jambes ont tendance à gonfler. La fatigue aidant, vous pouvez être tentée de ne plus bouger mais c'est le contraire qu'il faut faire. Marchez souvent et activez vos jambes avec des exercices adaptés.

Pour soulager vos jambes

• Surélevez-les le plus souvent possible (pensez aussi à les placer un peu en hauteur quand vous dormez en glissant par exemple un coussin dessous).

• Portez des chaussettes ou des collants de contention, en particulier pour les longs voyages et les stations debout prolongées. Évitez d'une façon générale tous les vête¬ments qui serrent.

• Faites-vous prescrire des drainages lymphatiques ou massez vos jambes avec une huile pour le corps, au moins 4 minutes tous les jours, en partant de la cheville pour remonter doucement jusqu'en haut des cuisses.

• Appliquez dès le matin une crème pour jambes lourdes, surtout en été.

à savoir

Ce qui fait mal aux jambes

• Les longues expositions au soleil.
• Les bas qui tiennent tout seuls (l'élastique empêche le sang de circuler correctement).
• Les bottes ou les chaussettes qui serrent les mollets.
• Les chaussures aux talons trop hauts ou dont la semelle n'est pas adaptée à votre voûte plantaire.
• Les longues stations debout.
• Les bains chauds, le sauna ou le hammam.
• Les épilations à la cire chaude.
• Une alimentation trop riche en graisses ou trop épicée.
• Boire trop de café.

Programme 6 : pour les chevilles

Les chevilles ont tendance à gonfler pendant la grossesse. Il importe donc d'en prendre soin et de ne pas les laisser s'ankyloser. À la fin de la grossesse, on se fatigue plus vite et on a plus de mal à se déplacer. On marche moins et surtout moins vite, et les chevilles sont donc plus inactives. Des exercices adaptés vous aideront à les garder souples et toniques. Il est aussi conseillé, dans certains cas, de porter à la maison des sandales ou des chaussures équipées d'une voûte plan¬taire pour soulager les chevilles, les jambes, mais aussi le dos.

Programme 7 : pour la nuque

La nuque est une région très sensible qui demande à être traitée avec délicatesse. Des mauvais mouvements peuvent en effet occasionner des maux de tête ou accentuer un état arthrosique. Au quotidien, veillez aussi à éviter les courants d'air frais, les sports qui peuvent occasionner des chutes, les oreillers trop épais ou les matelas trop mous, les postures qui contractent la nuque…

Entraînement global

Si vous préférez travailler en une seule séance toutes les parties du corps (sauf les abdominaux), faites l'entraînement que nous vous proposons après les programmes spécifiques. Tous les exercices choisis ont été testés par des femmes enceintes dans le cadre de cours collectifs spécifiques. Ils sont à réaliser en position assise ou allongée.

Pour chaque séance

Si vous manquez de souplesse ou pour vous mettre en route, vous pouvez débuter la séance par quelques exercices de stretching (pages 48-53). Pensez aussi à terminer la séance par un retour au calme progressif avec des exercices de relaxation (pages 54-59).

Touchés des mains au-dessus de la tête

L'exercice

Assise sur une chaise, jambes écartées, tête levée. Rapprochez vos bras au-dessus de votre tête, puis dans le dos, en gardant les bras tendus au maximum de vos possibilités. Travaillez à votre rythme.

Respiration

Inspirez par le nez et expirez par la bouche très lentement.

Répétition

Faites 20 touchés alternés à votre rythme.

Le conseil du coach

Conservez le dos le plus droit possible.

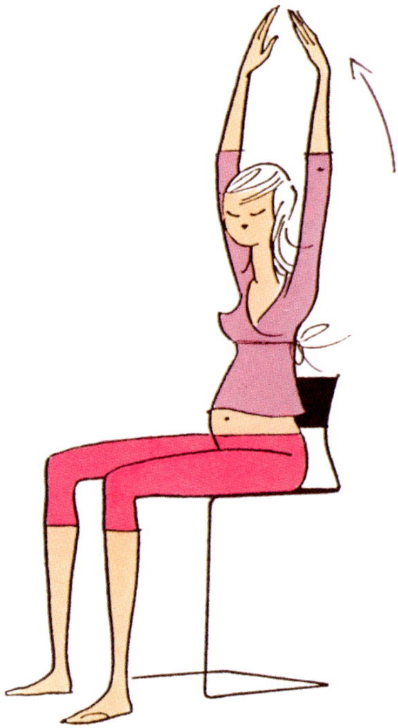

Grands cercles dissociés des bras

L'exercice

Assise, jambes écartées et tête levée, les bras bien tendus, faites des cercles les plus grands possible devant vous en croisant les bras. Travaillez sur un rythme lent.

Respiration

Inspirez par le nez quand les bras redescendent et expirez par la bouche quand ils s'élèvent.

Répétition

Faites 10 cercles dissociés dans un sens et 10 cercles dissociés dans l'autre.

Le conseil du coach

Étirez au maximum les épaules vers l'arrière.

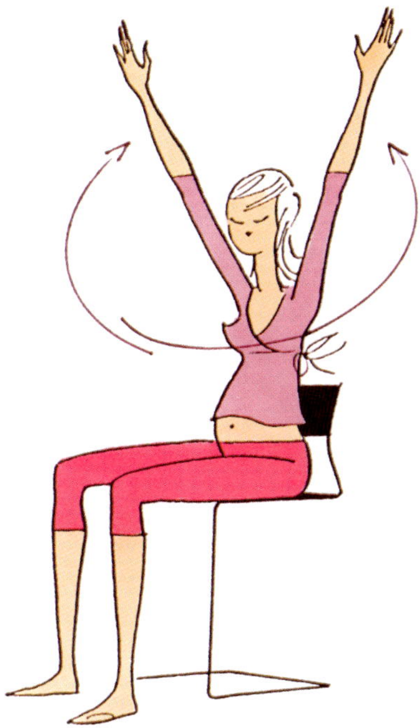

Passages latéraux des bras tendus

L'exercice

Allongée sur le dos, tête et bassin au repos sur un coussin peu épais, jambes repliées, bras tendus le long du corps. Étirez ces derniers en arrière pour qu'ils se trouvent dans le prolongement du corps, puis ramenez-les à la position initiale. Travaillez à votre rythme.

Respiration

Inspirez par le nez en redescendant les bras et expirez par la bouche en les remontant.

Répétition

Faites 20 allers-retours des bras sur le côté.

Les conseils du coach

- Conservez en permanence les bras les plus tendus possible et à 3 cm du sol environ.
- Ayez toujours la région lombaire en contact avec le sol.
- Étirez les bras au maximum quand ils se retrouvent dans le prolongement du corps.

Plus difficile

Pour optimiser cette technique, vous pouvez soit serrer très fort vos poings, et en permanence, soit tenir un lest de 0,5 kg ou un petit livre dans chaque main.

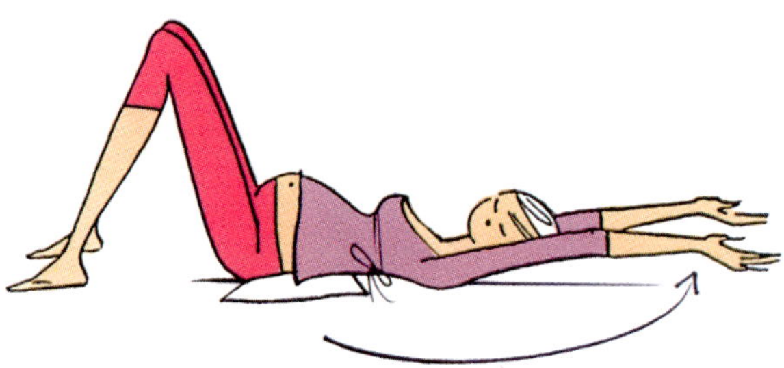

Ramenés verticaux des bras tendus

L'exercice
Allongée sur le dos, jambes fléchies et écartées, pieds parallèles, tête et bassin en appui sur un coussin. Placez les bras tendus et bien parallèles dans le prolongement du corps, sur le sol, puis ramenez-les à la verticale.

Respiration
Inspirez par le nez en descendant les bras et expirez par la bouche en les élevant.

Répétition
Faites 20 élévations des bras à votre rythme.

Les conseils du coach
• Conservez les bras tendus au maximum.
• Gardez la région lombaire bien plaquée contre le sol.
• N'oubliez pas d'étirer au maximum les bras lorsqu'ils se trouvent dans le prolongement du corps.

Plus difficile
Pour optimiser cette technique, vous pouvez soit serrer très fort vos poings en permanence, soit tenir un lest de 0,5 kg ou un petit livre dans chaque main.

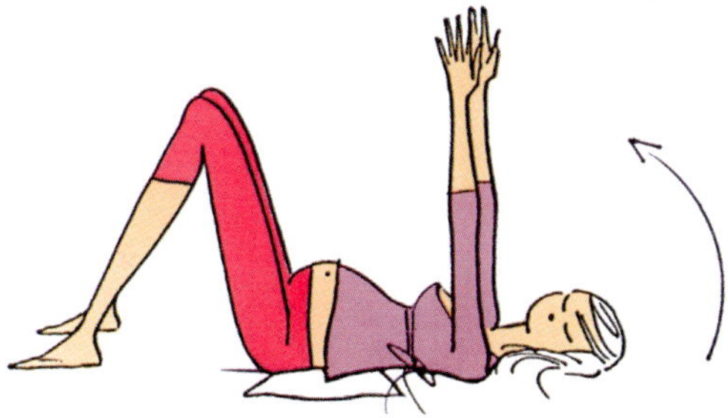

Écarts de bras en avant

L'exercice

Assise, tête levée, jambes écartées, bras tendus devant vous avec les poings serrés. Serrez et écartez au maximum les bras tendus devant vous. Travaillez à un rythme lent.

Respiration

Inspirez par le nez en les rapprochant et expirez par la bouche en les écartant.

Répétition

Faites 20 écartés.

Les conseils du coach

- Conservez toujours les bras bien parallèles au sol.
- Gardez le dos droit.
- Veuillez à étirer au maximum les épaules en arrière.

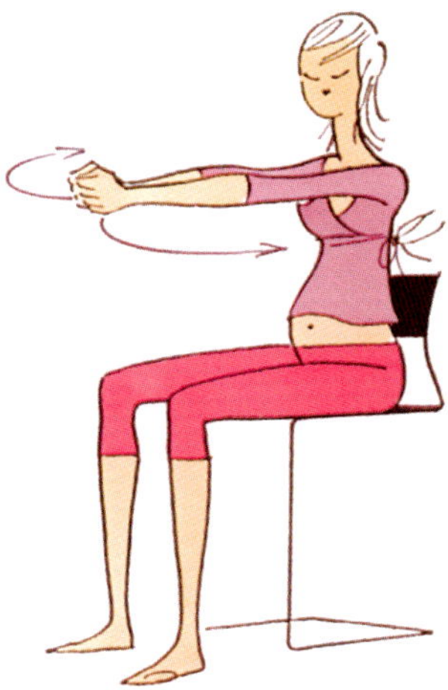

Petits cercles latéraux des bras

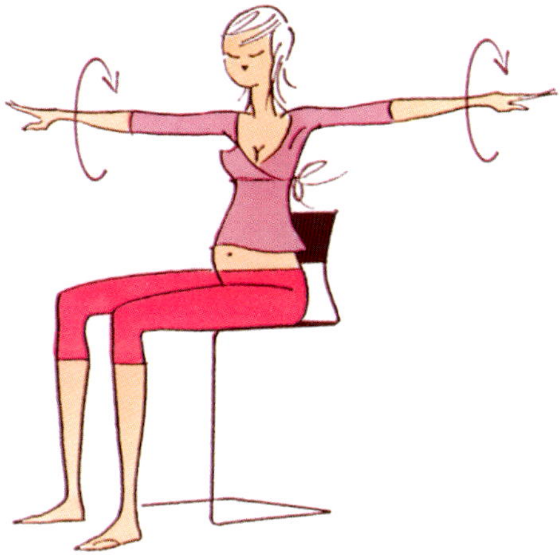

L'exercice

Assise, dos droit et tête levée, jambes écartées avec les pieds parallèles. Bras en croix, réalisez des petits cercles latéraux des bras. Travaillez à un rythme lent.

Respiration

Inspirez par le nez et expirez par la bouche le plus lentement possible.

Répétition

Faites 15 cercles dans un sens et 15 cercles dans l'autre.

Les conseils du coach

- Conservez les épaules étirées au maximum en arrière.
- Gardez les bras un peu plus hauts que la parallèle au sol.

Élévations des bras

L'exercice

Assise, jambes écartées, dos droit et tête levée, les bras tendus devant vous et bien parallèles. Élevez simultanément les bras tendus de bas en haut avant de les rabaisser. Travaillez à un rythme lent.

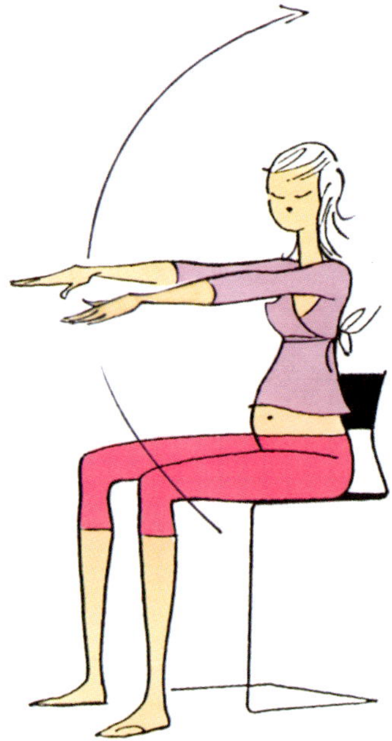

Respiration

Inspirez par le nez lorsque les bras redescendent et expirez par la bouche lorsqu'ils s'élèvent.

Répétition

Faites 20 élévations

Les conseils du coach

• Quand les bras sont en bas, essayez de les lever
le plus haut possible vers l'arrière du dos.
• Étirez au maximum les épaules en arrière quand les bras sont en haut.

Croisés de bras

L'exercice

Assise, jambes écartées et pieds parallèles, tête levée et dos droit. Croisez au maximum les bras tendus devant vous et étirez-les le plus possible vers l'arrière. Travaillez à votre rythme.

Respiration

Inspirez par le nez en croisant les bras et expirez par la bouche en les étirant à l'arrière.

Répétition

Faites 20 croisés des bras à un rythme lent

Le conseil du coach

Étirez les bras au maximum vers l'arrière en les conservant bien parallèles au sol.

Plus difficile

Pour optimiser la technique, vous pouvez ser

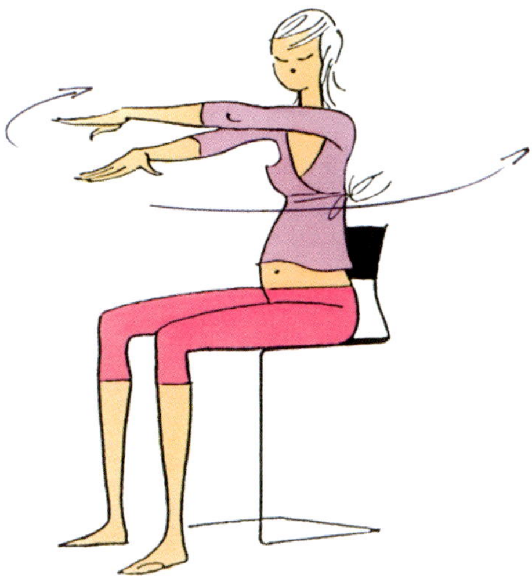

Ramenés des bras fléchis

L'exercice

Assise, jambes écartées, tête levée et dos droit. Mettez les bras fléchis en équerre bien parallèles au sol, les poings serrés, ramenez les bras toujours fléchis devant vous puis écartez-les. Travaillez à un rythme lent.

Respiration

Inspirez par le nez en écartant les bras et expirez par la bouche en les rapprochant.

Répétition

Faites 20 ramenés des bras.

Les conseils du coach

- Les avant-bras doivent se toucher devant vous.
- Gardez les bras bien parallèles au sol.
- Veillez à faire se toucher les omoplates quand les bras sont étirés vers l'arrière.

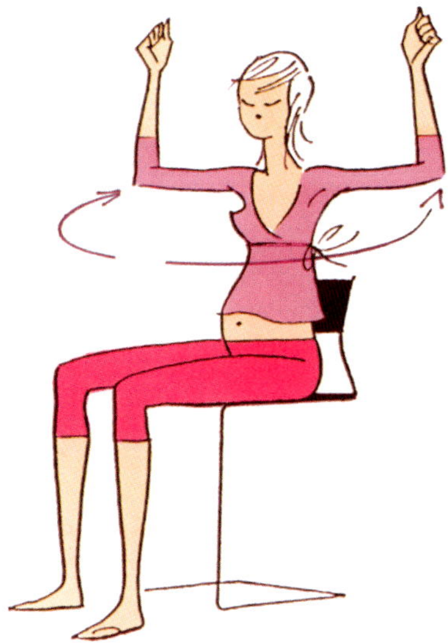

Élévation des avant-bras collés

L'exercice

Assise, jambes écartées, dos droit et tête levée, mains jointes, avant-bras bien collés devant vous. Élevez le plus haut possible les avant-bras. Travaillez très lentement.

Respiration

Inspirez par le nez et expirez par la bouche le plus lentement possible.

Répétition

Faites 20 petites élévations.

Les conseils du coach

- Les coudes doivent rester bien collés.
- Ne vous penchez pas vers l'avant.

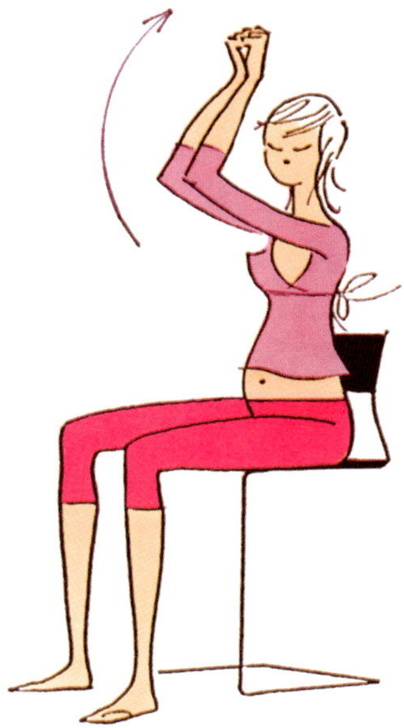

Élévation des bras fléchis vers l'arrière

L'exercice

Assise, jambes écartées, dos droit et tête levée. Entrelacez les doigts et rapprochez les coudes (sans les coller), puis repoussez vos bras fléchis le plus loin possible derrière la tête ; ramenez-les ensuite devant vous avant de recommencer. Travaillez à votre rythme.

Respiration

Inspirez par le nez en redescendant les bras et expirez par la bouche en les remontant.

Répétition

Faites 20 élévations.

Les conseils du coach

- Ne redescendez pas les avant-bras en dessous de la parallèle au sol.
- Étirez-les au maximum en arrière.

Plus difficile

Vous pouvez également tenir un poids de 0,5 kg ou de 1 kg ou un livre entre les mains pour réaliser cet exercice.

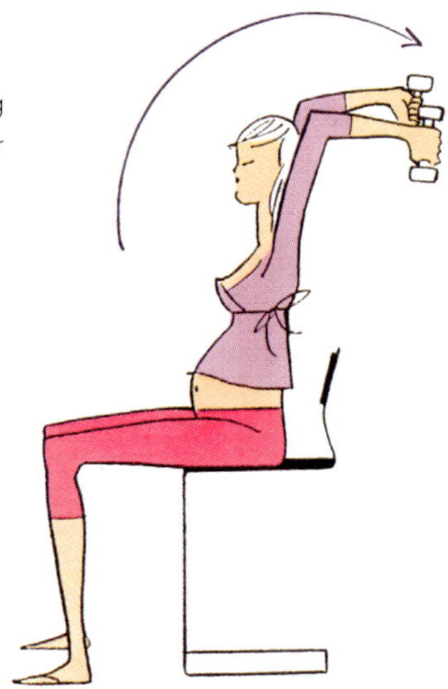

Cercles des bras

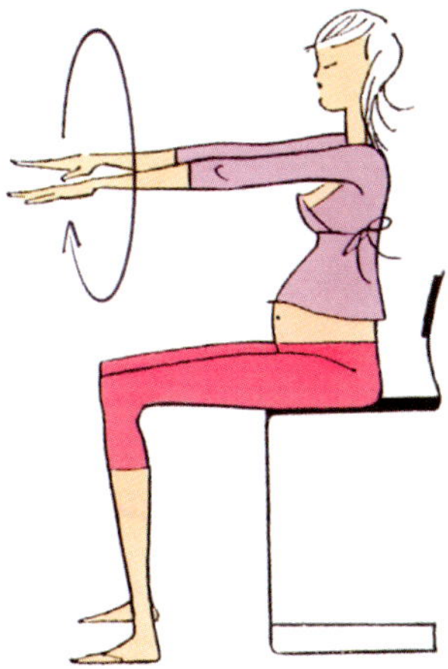

L'exercice

Assise, jambes écartées, tête levée et dos droit. Réalisez des cercles de moyenne amplitude avec les bras tendus devant vous (sans les croiser). Les bras restent parallèles entre eux en permanence. Travaillez à un rythme lent.

Respiration

Inspirez par le nez et expirez par la bouche lentement.

Répétition

Faites 15 cercles dans un sens et 15 cercles dans l'autre sens.

Le conseil du coach

Conservez les bras plus ou moins au-dessus de la parallèle au sol.

Cercles de la jambe supérieure

L'exercice

En position allongée sur le côté, dos droit, tête décontractée en appui sur le bras plié ou tendu. Ramenez les jambes tendues à angle droit avec le corps et réalisez de petits cercles de la jambe supérieure à 40 cm environ du sol environ. Travaillez lentement.

Respiration

Inspirez par le nez et expirez par la bouche le plus lentement possible.

Répétition

Faites 15 cercles dans un sens et 15 cercles dans l'autre de la jambe supérieure, puis changez de côté.

Les conseils du coach

- Ne fléchissez pas la jambe active et ne la laissez pas trop redescendre.
- Faites des cercles d'amplitude identique.
- Maintenez le pied actif en flexion et bien orienté vers le bas.

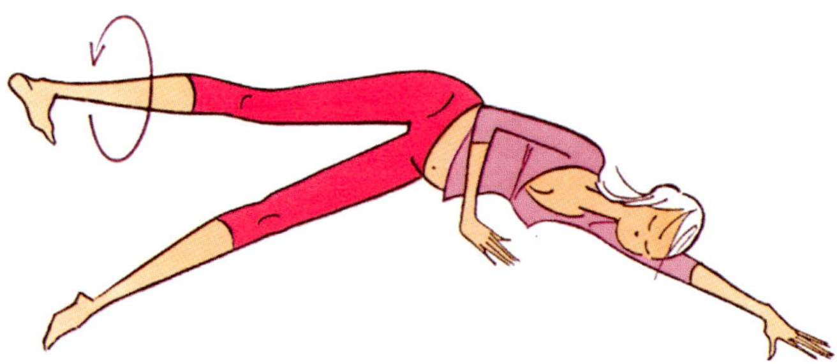

Déplacements de jambe à l'horizontale

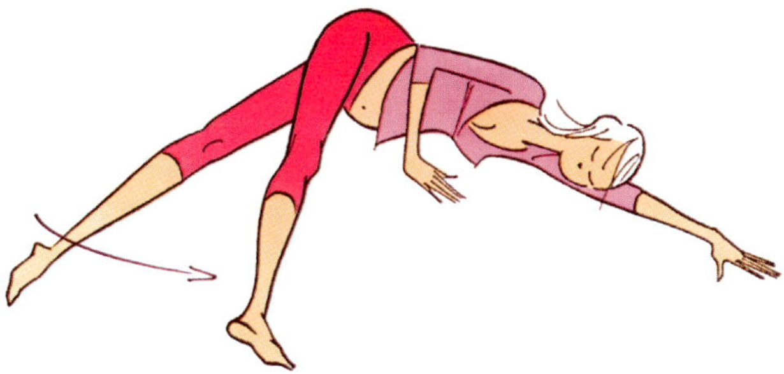

L'exercice

Allongée sur le côté, dos droit, tête décontractée en appui sur un bras, l'autre bras fléchi devant vous. Ramenez les jambes tendues à angle droit avec le corps. Soulevez la jambe supérieure de 40 cm environ et déplacez-la parallèlement au sol, en gardant le pied actif en flexion et dirigé vers le bas. Travaillez lentement.

Respiration

Inspirez par le nez et expirez par la bouche le plus lentement possible.

Répétition

Faites 20 déplacements de la jambe supérieure de chaque côté.

Les conseils du coach

- Gardez la jambe supérieure toujours à la même distance du sol.
- Ne tirez pas trop la jambe active en arrière.
- Maintenez le pied actif en flexion et bien orienté vers le bas.

Petites élévations de jambe

L'exercice

En position allongée sur le côté, dos droit, tête décontractée en appui sur le bras plié ou tendu. Tendez bien les jambes et ramenez-les à angle droit avec le corps. Faites des petites élévations de la jambe supérieure à environ 40 cm du sol, puis changez de côté. Travaillez à votre rythme.

Respiration

Inspirez par le nez et expirez par la bouche le plus lentement possible.

Répétition

Faites 20 élévations de chaque jambe.

Les conseils du coach

- Gardez le pied actif en flexion et dirigé vers le bas.
- Faites des élévations d'amplitude identique.

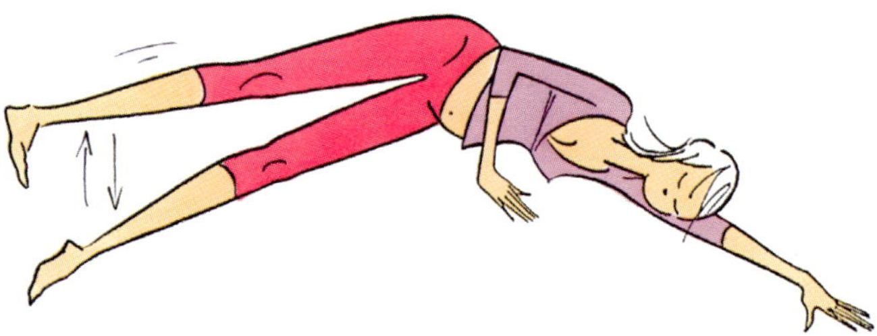

Dessiner des « huit » avec la jambe supérieure

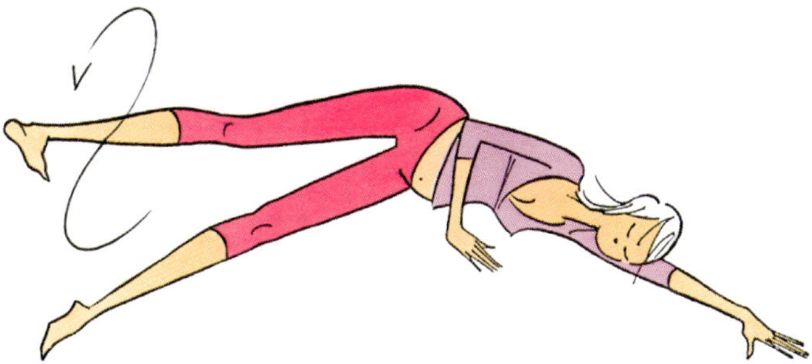

L'exercice

En position allongée sur le côté, dos droit, tête décontractée en appui sur le bras plié ou tendu, jambes tendues à angle droit avec le buste. Dessinez avec la jambe supérieure des « huit » de grande amplitude, en la maintenant en extension maximale. Travaillez à votre rythme.

Respiration

Inspirez par le nez et expirez par la bouche le plus lentement possible.

Répétition

Pour chaque jambe, faites 10 « huit » dans un sens, puis 10 « huit » dans l'autre.

Les conseils du coach

- Ne fléchissez pas la jambe active et essayez de la garder le plus possible à angle droit avec le corps.
- Veillez à garder le pied actif en flexion.
- Faites des mouvements d'assez grande amplitude.

Rapprochés et écartés des jambes tendues

L'exercice

Allongée sur le dos, les bras le long du corps, les jambes tendues à la verticale, en appui contre un mur, un petit coussin sous la nuque et un sous les hanches. Écartez les jambes au maximum, puis rapprochez-les. Travaillez à votre rythme.

Respiration

Inspirez par le nez en écartant les jambes et expirez par la bouche en les resserrant.

Répétition

Faites 30 écartés des jambes.

Le conseil du coach

Veillez à garder les jambes bien tendues et à les plaquer contre le mur.

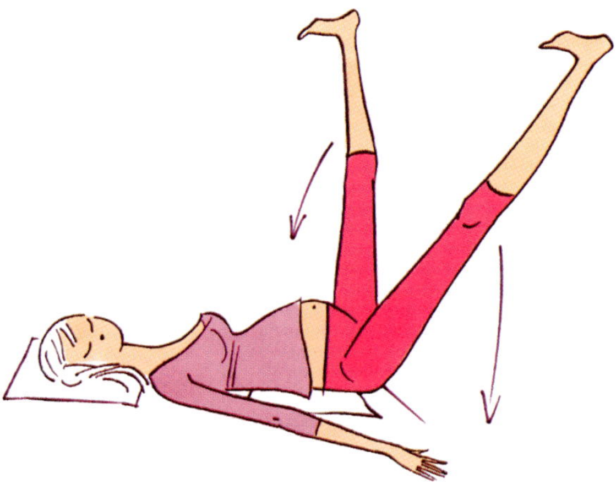

Ramenés d'une jambe vers le buste

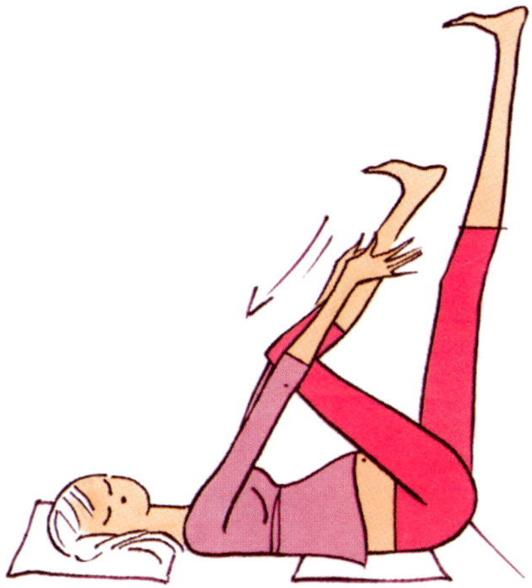

L'exercice

Allongée sur le dos, jambes tendues à la verticale contre un mur, un petit coussin sous la nuque et un sous les hanches. En travaillant le plus lentement possible, ramenez une jambe semi-fléchie ou tendue vers vous et activez la circulation sanguine en entourant la cheville avec les mains et en laissant glisser celles-ci jusqu'à mi-cuisses.

Respiration

Entraînez-vous à inspirer par le nez et à expirer par la bouche le plus lentement possible.

Répétition

Faites 6 massages glissés de la cheville vers la cuisse pour chaque jambe.

Les conseils du coach

- Travaillez toujours en douceur et progressivement, sans procéder par à-coups.
- Gardez les pieds souples.

Extensions verticales des jambes

L'exercice

Allongée sur le dos, les bras le long du corps, les jambes tendues à la verticale en appui contre un mur, tête décontractée, un petit coussin sous la nuque et un sous les hanches. Faites une extension maximale d'une jambe vers le haut, puis de l'autre (au moins 4 secondes chacune). Travaillez à un rythme lent.

Respiration

Inspirez par le nez en descendant la jambe et expirez par la bouche en la tendant au maximum.

Répétition

Faites 10 extensions alternées pour chaque jambe.

Les conseils du coach

• Gardez les deux jambes en contact avec le mur.
• Placez un coussin sous la tête et un autre sous le bassin pour améliorer la circulation.
• Vous pouvez laisser glisser les mains lentement de chaque côté de la jambe en extension pour améliorer la circulation du sang.

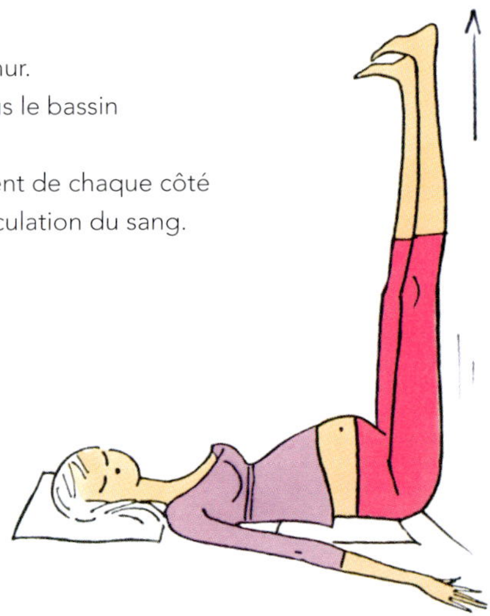

Extensions latérales des jambes

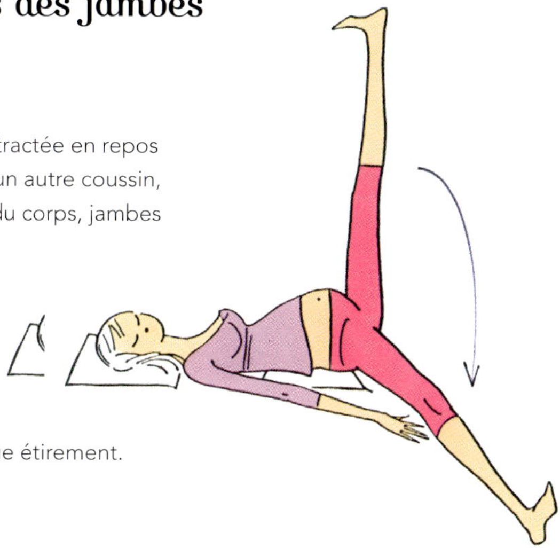

L'exercice

Allongée sur le dos, la tête décontractée en repos sur un coussin, le bassin posé sur un autre coussin, le dos bien droit, les bras le long du corps, jambes tendues en appui contre le mur.
Étirez progressivement pendant 8 secondes une jambe vers le sol, en la gardant bien tendue, puis changez de côté.
Décontractez-vous au maximum pendant 10 secondes entre chaque étirement.
Travaillez à un rythme lent.

Répétition

Faites 10 extensions alternées pour chaque jambe.

Respiration

Inspirez par le nez et expirez par la bouche le plus lentement possible.

Les conseils du coach

- Ne cambrez surtout pas le bas du dos.
- Maintenez les pieds en flexion pour optimiser l'étirement.
- Ne choisissez pas une surface trop souple ou un sol froid.
- Préférez conserver la jambe tendue sans toucher le sol, plutôt que fléchie en touchant le sol.

Rotations des chevilles

L'exercice

Assise sur une chaise, dos droit et tête levée, les jambes tendues mais décontractées et légèrement écartées devant vous, sur un appui (une autre chaise ou un canapé, par exemple). Faites des rotations très lentes des chevilles, une jambe après l'autre, sans décoller les jambes du support.

Respiration

Inspirez par le nez et expirez par la bouche le plus lentement possible.

Répétition

Faites 20 cercles dans un sens, puis 20 dans l'autre pour chaque jambe.

Le conseil du coach

Faites des mouvements bien amples de la cheville sur un rythme constant.

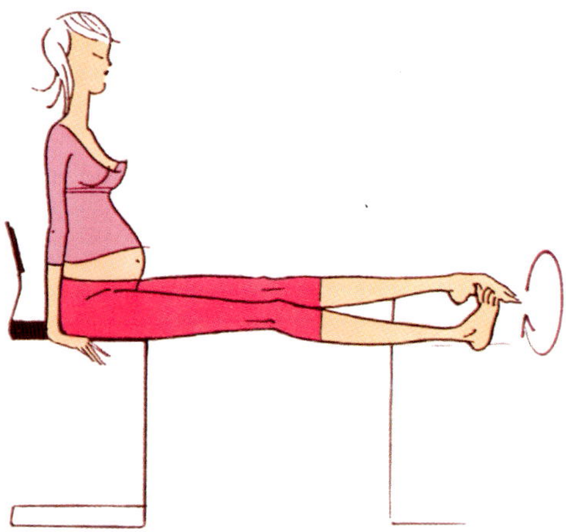

Mouvements vers l'intérieur et l'extérieur des pieds

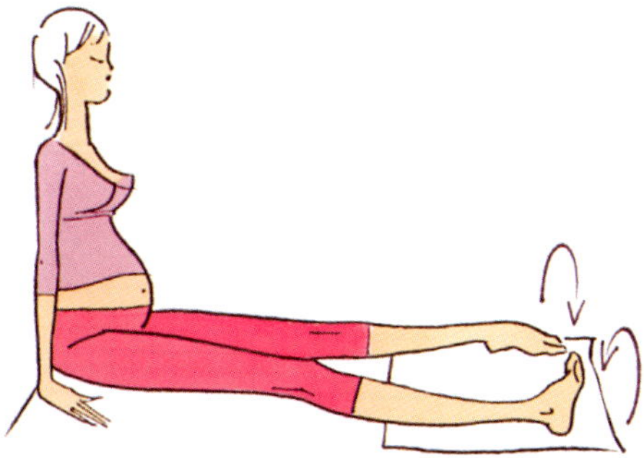

L'exercice

Assise sur le sol, dos droit appuyé contre un mur, épaules en arrière, jambes en extension maximale et modérément écartées devant vous, faites des petits mouvements des pieds de l'extérieur vers l'intérieur et inversement sans bouger les jambes.

Respiration

Inspirez par le nez et expirez par la bouche le plus lentement possible.

Répétition

Faites 20 mouvements.

Les conseils du coach

- Maintenez les pieds en flexion pendant toute la durée de l'exercice.
- Vous pouvez surélever vos jambes avec un coussin ou une couverture pliée.

Flexions maximales des pieds

L'exercice

Assise sur le sol (adossée à un mur) ou sur une chaise, dos droit et tête levée, une jambe fléchie et l'autre tendue (ou semi-fléchie si vous ne parvenez pas à la tendre complètement). Élevez la jambe tendue devant vous et passez une écharpe ou une sangle derrière le pied pour le fléchir au maximum.

Respiration

Inspirez par le nez et expirez par la bouche le plus lentement possible.

Répétition

Pour chaque pied, faites 3 flexions maximales d'une durée de 10 secondes chacune.

Les conseils du coach

• Ne placez pas la sangle trop près du talon.

• Utilisez une sangle ou une écharpe assez longue pour éviter de vous pencher vers l'avant, ce qui serait inconfortable pour le ventre.

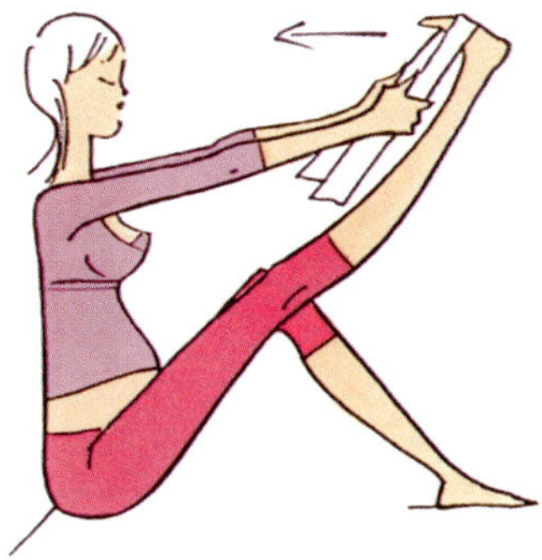

Flexions-extensions des pieds

L'exercice

Allongée sur le dos, un coussin sous la nuque et un autre sous les hanches, bras le long du corps, jambes tendues et serrées en appui contre un mur. Pratiquez des flexions et des extensions des pieds. Travaillez à un rythme lent.

Respiration

Respirez le plus lentement possible.

Répétition

Faites 20 flexions-extensions.

Les conseils du coach

- Travaillez en amplitude maximale.
- Pour plus de confort, vous pouvez glisser un coussin sous la tête et un autre sous les hanches.

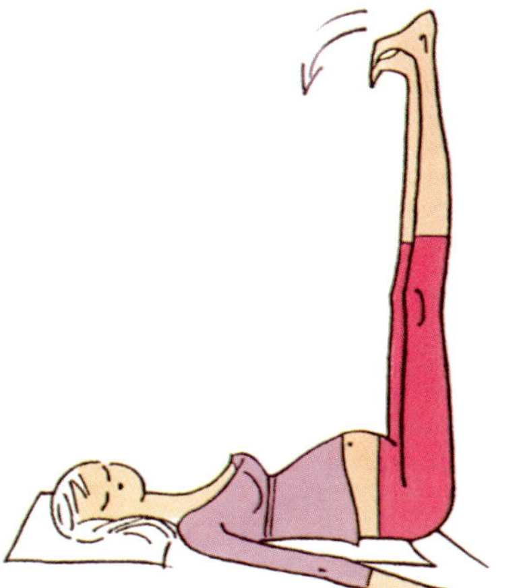

Mouvements avant-arrière de la tête

L'exercice

En position assise (au sol ou sur une chaise), dos droit, yeux fermés. Réalisez des mouvements de la tête d'avant en arrière, avec le maximum d'amplitude. Travaillez à un rythme très lent.

Respiration

Inspirez pas le nez sur la phase arrière et expirez par la bouche sur la phase avant.

Répétition

Faites 6 mouvements avant-arrière en restant 5 secondes immobiles sur chaque phase.

Le conseil du coach

Gardez en permanence la tête relâchée et les épaules décontractées.

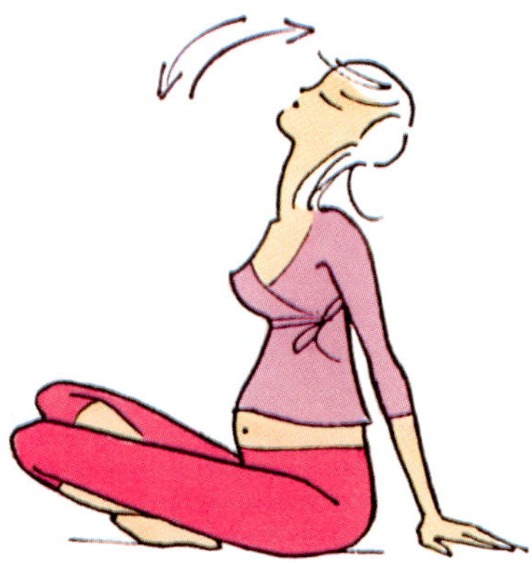

Inclinaisons latérales de la tête

L'exercice

En position assise, dos droit, yeux fermés. Inclinez la tête sur le côté avec le maximum d'amplitude, en restant immobile 6 secondes sur chaque flexion. Travaillez à un rythme très lent.

Respiration

Inspirez par le nez en redressant la tête et expirez par la bouche en l'inclinant.

Répétition

Faites 6 inclinaisons alternées.

Les conseils du coach

- Penchez bien la tête au-dessus de l'épaule mais surtout pas vers l'avant ou vers l'arrière.
- Décontractez les épaules.

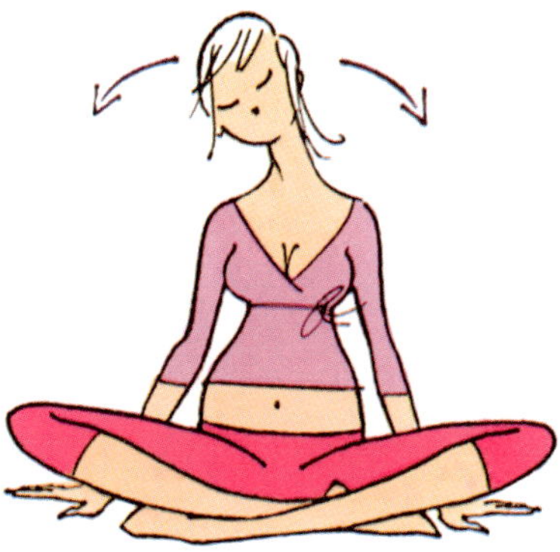

Rotations de la tête

L'exercice

En position assise, dos droit, yeux fermés, faites 6 rotations de la tête de gauche à droite, puis de droite à gauche, en restant 6 secondes sur chaque position maximale. Travaillez à un rythme très lent.

Respiration

Inspirez par le nez quand la tête revient devant et expirez par la bouche pendant les rotations.

Répétition

Faites 6 rotations alternées droite-gauche et gauche-droite.

Les conseils du coach

- Ne démarrez jamais trop violemment.
- Gardez bien le menton parallèle au sol.

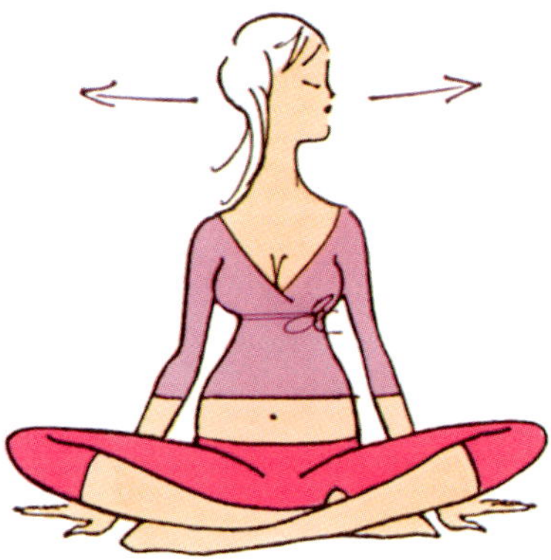

Cercles du cou

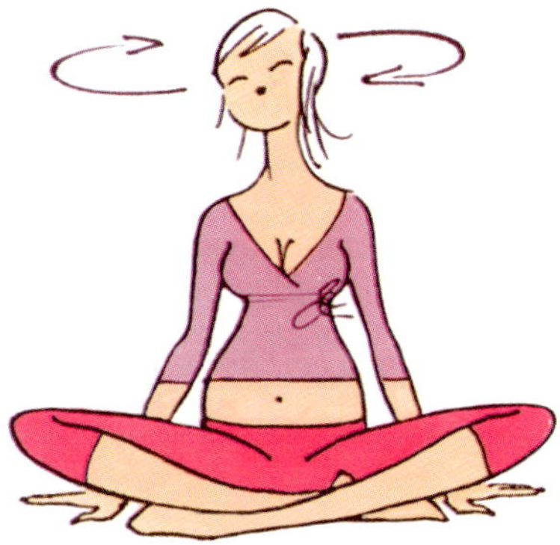

L'exercice

En position assise, dos droit, les yeux clos, réalisez des cercles du cou avec la plus grande amplitude possible. Travaillez à un rythme très lent.

Respiration

Inspirez par le nez quand la tête est vers l'arrière et expirez par la bouche quand elle est vers l'avant.

Répétition

Faites 6 cercles alternés, c'est-à-dire 1 cercle dans un sens et 1 cercle dans l'autre, le tout répété six fois.

Le conseil du coach

Gardez toujours le cou et les épaules assez relâchés pour que les mouvements se fassent en amplitude maximale pendant toute la durée de l'exercice.

Dessiner des « huit » avec les bras

Pour raffermir les bras.

L'exercice

Assise sur une chaise, jambes écartées, dos droit et tête levée, épaules en arrière, bras tendus en croix avec les poings serrés. Faites des « huit » de moyenne amplitude dans l'espace. Travaillez à votre rythme.

Respiration

Inspirez par le nez et expirez par la bouche le plus lentement possible.

Répétition

Faites 20 « huit » dans un sens, reposez-vous quelques secondes, puis enchaînez 20 « huit » dans l'autre sens.

Le conseil du coach

Ne descendez pas les bras
en dessous de la parallèle au sol.

Plus difficile

Vous pouvez tenir des poids de 0,5 kg
ou un petit livre dans chaque main.

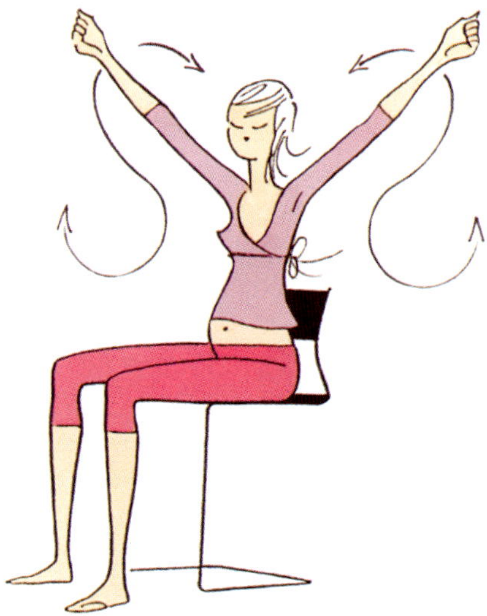

Cercles alternés des bras fléchis

Pour tonifier la poitrine.

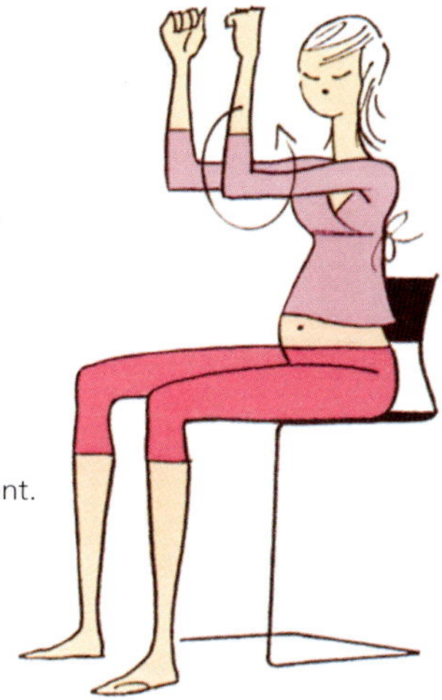

L'exercice

Assise sur une chaise, dos droit et tête levée, jambes écartées, fléchissez les bras à l'équerre devant vous, les avant-bras perpendiculaires au sol, les deux bras parallèles.
Réalisez un cercle devant vous avec un bras fléchi, puis avec l'autre. Travaillez à votre rythme.

Respiration

Inspirez par le nez et expirez par la bouche lentement.

Répétition

Faites 25 cercles dans un sens et 25 cercles dans l'autre pour chaque bras.

Les conseils du coach

- Faites des cercles d'amplitude moyenne et à un rythme constant.
- Les avant-bras restent constamment perpendiculaires au sol.
- Cet exercice est également conseillé pour faire travailler le haut du dos et le dessous les bras.

Plus difficile

Pour optimiser l'exercice, vous pouvez tenir un poids de 0,5 kg ou un petit livre dans chaque main.

Élévations latérales des bras

Pour renforcer le dos.

L'exercice

Assise sur une chaise, dos droit, épaules étirées vers l'arrière, tête levée, jambes écartées, poings serrés. Élevez sur le côté un bras tendu, puis l'autre. Travaillez à un rythme lent.

Respiration

Inspirez par le nez en descendant le bras, expirez par la bouche en le soulevant.

Répétition

Alternez 10 élévations de chaque bras.

Les conseils du coach

- Ne fléchissez pas le bras en l'élevant.
- Gardez toujours les épaules étirées vers l'arrière.
- Étirez le plus possible vers le haut le bras en élévation.

Plus difficile

Pour optimiser l'exercice, vous pouvez tenir un poids de 0,5 kg ou un petit livre dans chaque main.

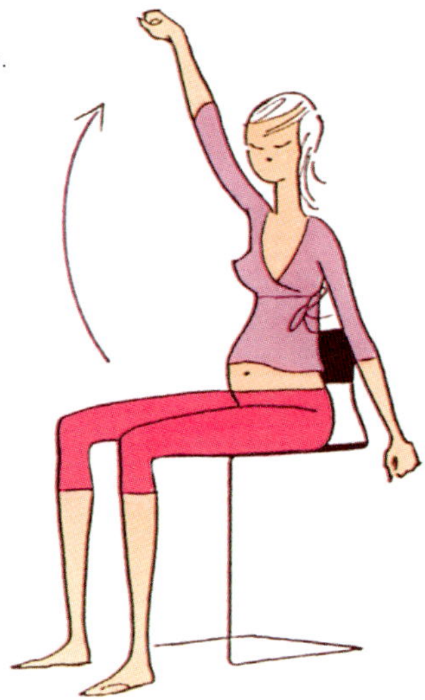

Déplacements latéraux d'une jambe

Pour galber les jambes.

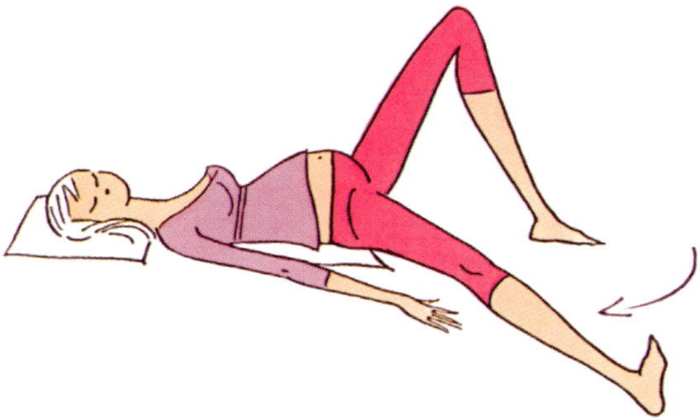

L'exercice

Allongée sur le dos, les bras le long du corps, une jambe tendue, l'autre fléchie, un petit coussin sous la nuque et un autre sous les hanches pour ne pas cambrer. Faites des déplacements latéraux de la jambe tendue. Travaillez à un rythme lent en gardant la jambe au sol.

Respiration

Inspirez par le nez quand la jambe revient dans le prolongement du corps et expirez par la bouche lorsqu'elle s'écarte sur le côté.

Répétition

Faites 15 déplacements latéraux de chaque jambe.

Les conseils du coach

- Gardez la jambe active tendue et évitez de trop la décoller du sol.
- Gardez le corps immobile pendant toute la durée de l'exercice.
- Vous pouvez aussi placer un coussin sous votre tête.

Dessiner l'alphabet avec une jambe

Pour raffermir les fessiers.

L'exercice

Allongée sur le côté, tête en repos sur le bras tendu, l'autre bras replié devant vous, les jambes tendues à angle droit avec le buste. Avec la jambe supérieure, dessinez dans l'espace les douze premières lettres de l'alphabet, puis changez de côté. Gardez la jambe bien tendue et travaillez à un rythme lent.

Respiration

Inspirez par le nez et expirez par la bouche le plus lentement possible.

Les conseils du coach

- Faites des lettres les plus amples possible.
- Conservez un rythme constant.
- N'éloignez pas trop la jambe active du buste.
- Pour cet exercice, évitez de porter des lests aux chevilles, même s'ils ne pèsent que 0,5 kg.

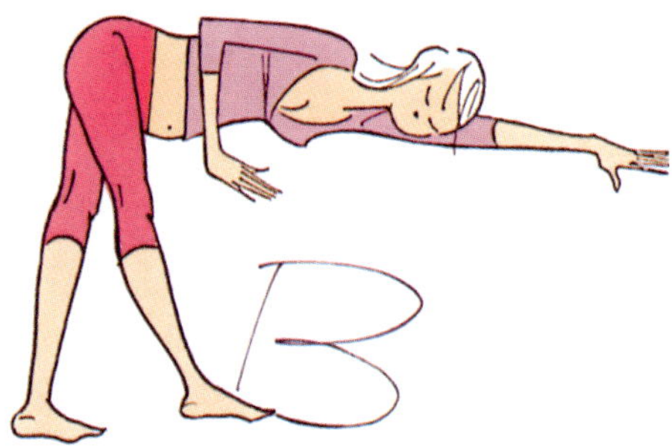

Petits écarts des jambes

Pour raffermir l'intérieur des cuisses.

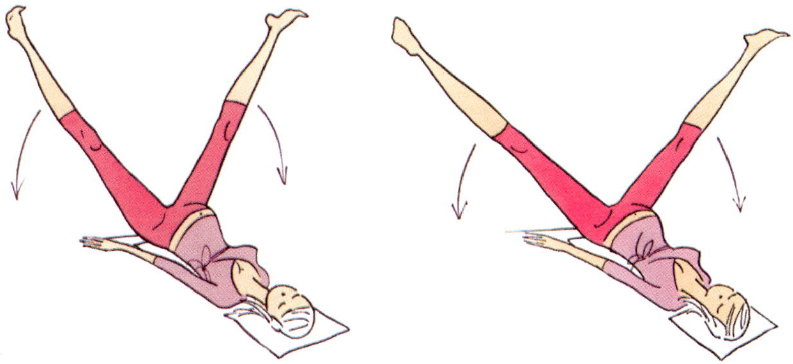

L'exercice

Allongée sur le dos, un coussin sous la nuque et un autre sous les hanches, les bras le long du corps, les jambes tendues en appui contre un mur, tendues et écartées au maximum, les pieds en flexion. Faites des petites poussées latérales des jambes pour les écarter davantage. Travaillez à votre rythme.

Respiration

Inspirez par le nez et expirez par la bouche le plus lentement possible.

Répétition

Faites 30 petits écartés.

Les conseils du coach

- Prenez garde de ne pas fléchir les jambes.
- Si vous ne travaillez pas en appui contre un mur, évitez de descendre trop les jambes pour ne pas cambrer le bas du dos.
- Évitez de porter des lests aux chevilles.

Le stretching postural

Pendant la grossesse, vous pourrez ressentir l'envie de vous étirer. Aucune contre-indication à cela, à condition de ne pas le faire n'importe comment. Le stretching postural est une très bonne réponse à ce besoin, à condition d'en connaître les règles…

Un travail en douceur

Le stretching est une méthode basée sur le hatha yoga, la danse classique et même la gymnastique traditionnelle, qui combine des étirements et parfois des contractions musculaires. Il assouplit la masse musculaire et il améliore aussi l'amplitude articulaire. Le fait de s'étirer tout en douceur procure une sensation de bien-être et de décontraction qui peut persister durant plusieurs heures.

Le stretching postural soulage certains types de maux de dos et constitue une prévention contre l'inconfort dorsal dû entre autres à un manque de souplesse. Une pratique régulière est une bonne solution de remise en forme qui permet de venir à bout et relativement rapidement des raideurs du dos. Autre avantage du stretching : il réduit les risques de luxation ou de rupture articulaire car il augmente la souplesse des articulations, en particulier au niveau du genou.

Seuls des professeurs de culture physique diplômés d'État sont habilités à enseigner cette discipline, ce qui vous garantit une grande sécurité dans la pratique de cette activité, en particulier durant la grossesse.

Pratiquer pendant la grossesse

Les bénéfices sont nombreux car cette activité agit de manière assez complète sur le corps et permet de venir à bout de beaucoup de petits soucis physiques qui se manifestent au fil des mois durant la grossesse. À titre d'exemple, ces techniques de stretching pour le dos permettent de rétablir les espaces intervertébraux et de minorer les douleurs lombaires dues à l'état de grossesse. En outre, certaines techniques concernant le bas du dos ont une influence bénéfique sur l'activité rénale et provoquent une stimulation de la glande surrénale.

Par ailleurs, lorsqu'on étire le buste au cours d'exercices de stretching, on constate une augmentation de la pression du sang dans les artères, ce qui est excellent pour la tension

Étirement des jambes

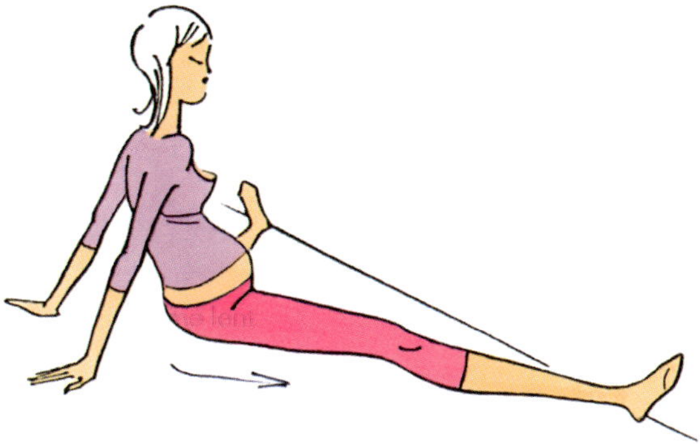

L'exercice

Assise sur le sol face à un mur, dos et tête bien droits, jambes tendues et écartées, pieds en flexion, les talons en contact avec le mur, mains en appui sur le sol derrière vous. Gardez l'écart maximal des jambes pendant 1 minute, puis décontractez-vous complètement avant de recommencer en avançant un peu plus le bassin vers le mur.

Respiration

Inspirez par le nez et expirez par la bouche le plus lentement possible.

Répétition

Faites cet étirement au moins 3 fois.

Le conseil du coach

Ne fléchissez pas les jambes et gardez les pieds en contact avec le mur.

Se relaxer

Les techniques proposées ici permettent à la fois de se relaxer et de travailler la respiration. Elles ont pour but d'abaisser les tensions physiques et peuvent éviter d'avoir recours aux médicaments décontractants, qui ne sont pas recommandés aux femmes enceintes. Ces exercices sont aussi un excellent entraînement aux techniques respiratoires de l'accouchement.

Comment procéder ?

Il est essentiel d'avoir un peu de temps devant soi pour réaliser ces exercices. On conseille en général de les faire le soir, avant de se coucher, car ils préparent bien au sommeil. Pensez à vous couvrir (sweat-shirt, pantalon souple, chaussettes et plaid), le corps se refroidissant vite quand il reste immobile. Allongez-vous sur un tapis épais ou une moquette, mais pas sur un lit car cela pourrait provoquer des torsions au niveau du dos.

Les techniques proposées ici peuvent être également reprises après l'accouchement. Travaillez lentement et en vous concentrant bien. Vous pouvez les enchaîner au cours d'une séance ou en choisir une ponctuellement quand vous vous sentez très tendue. Enfin, vous pouvez mettre un fond de musique douce si cela vous aide à vous décontracter et à vous concentrer.

Relaxation et respiration

Pour réaliser ces techniques de relaxation, il faut vous concentrer sur votre respiration, ce qui va vous apprendre à maîtriser les techniques respiratoires de l'accouchement. Au cours de l'inspiration et de l'expiration, soyez attentive à ce qui se passe dans votre corps.

Pendant l'inspiration

Le diaphragme se contracte, la partie supérieure du thorax augmente, la pression baisse, les côtes supérieures se soulèvent, les muscles externes intercostaux et les muscles nécessaires à l'inspiration se contractent, l'air entre et l'oxygène irrigue tissus et organes à partir des artères.

Pendant l'expiration

Le diaphragme se relâche, les muscles expiratoires se contractent, la cage thoracique diminue de volume, la pression augmente, l'air chargé des gaz usés issus des capillaires est éjecté.

Des contractions bienfaisantes

Les contractions et relâchement musculaires mis en œuvre dans les techniques de relaxation provoquent à terme une légère diminution de la masse œdémateuse. À titre d'exemple, voici un exercice qui joue sur ce principe.
Allongée sur le sol, la tête souple et le dos bien à plat, les bras le long du corps, la jambe gauche fléchie et la droite allongée sur le sol, pied en flexion. Fermez les yeux et contractez pendant 4 secondes les différentes parties du corps, puis décontractez-les : commencez par les poings, puis les avant-bras, puis les bras, puis l'ensemble des membres supérieurs. Enchaînez avec la cuisse droite, puis le mollet, puis le pied droit. Relâchez tout pendant 30 secondes, puis recommencez avec le côté gauche. Terminez par une décontraction complète de tout le corps pendant 2 minutes au moins.

La respiration joue un rôle important : il faut inspirer doucement par le nez et avec le plus d'amplitude possible pendant la phase de décontraction, puis expirer lentement par la bouche quand vous contractez vos muscles. Prenez soin de contracter avec la même intensité et progressivement chaque partie du corps et de relâcher vos muscles en douceur.

a savoir

La technique Jacobson

Elle est universellement reconnue pour être un bon antistress. Il s'agit de contracter, puis de relâcher certains muscles (ceux des bras et des jambes, par exemple), ce qui provoque un état de détente profonde. Cette méthode permet en outre de développer la concentration et la perception de son corps. Des cours collectifs s'adressent spécifiquement aux femmes enceintes. Une douzaine de séances sont nécessaires pour s'imprégner de la technique.

Relâchement général

L'exercice

Allongée sur le dos, les yeux fermés, les bras le long du corps, le dos bien à plat, avec un coussin sous la tête et un autre sous les hanches (pour éviter tout risque de cambrure). Détendez successivement toutes les parties de votre corps. Relaxez d'abord les muscles du visage en commençant par le front, puis décontractez successivement les yeux, les joues et la bouche. Relaxez ensuite les épaules, le dos, les bras, les avant-bras, puis les doigts un par un. Sentez votre bassin devenir lourd sur le sol. Détendez enfin les muscles des cuisses et des mollets, puis terminez par les orteils, en vous les remémorant un par un. Restez ainsi 3 à 4 minutes parfaitement décontractée.

Respiration

Inspirez par le nez, lentement et à fond, et expirez par la bouche de la même façon.

Le conseil du coach

Veillez à ne pas serrer les jambes, qui doivent rester légèrement écartées.

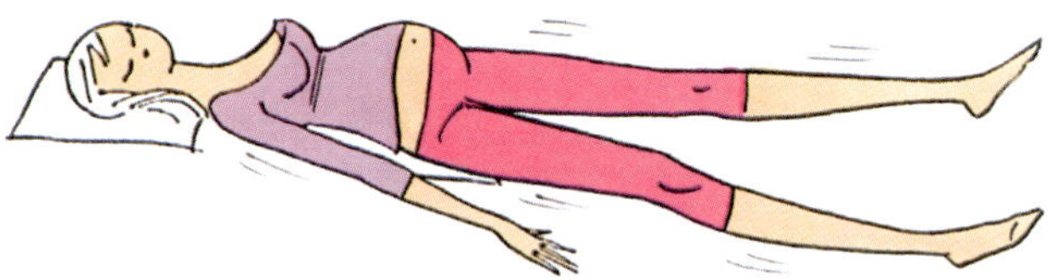

Étirement d'un bras et d'une jambe

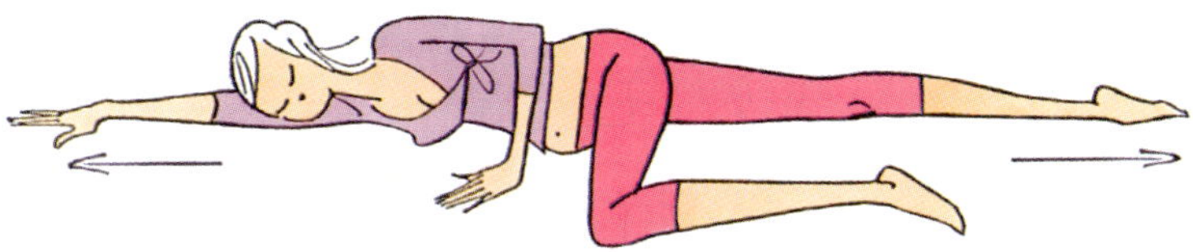

L'exercice

Allongée sur le côté droit, la tête en repos sur le bras droit tendu dans le prolongement du corps, la nuque bien décontractée, la jambe gauche repliée, la jambe droite tendue avec les pieds en extension. Fermez les yeux et étirez simultanément et progressivement le bras droit et la jambe droite pendant 8 secondes. Relâchez-vous tout pendant 10 secondes avant d'inverser la position.

Respiration

Inspirez par le nez, lentement et à fond, avant de vous étirer ; expirez par la bouche pendant l'étirement.

Le conseil du coach

Veillez à étirer avec la même intensité la jambe et le bras.

Étirement du bras et de la jambe opposée

L'exercice

Allongée sur le dos, la tête souple, les bras le long du corps, la jambe droite repliée, la gauche tendue sur le sol avec le pied en flexion. Étirez en même temps la jambe gauche et le bras droit dans le prolongement du corps et tenez la posture 8 secondes. Relâchez-vous tout pendant 8 secondes puis changez de côté.

Respiration

Inspirez par le nez lentement et à fond avant de vous étirer ; expirez par la bouche pendant l'étirement.

Le conseil du coach

Veillez à bien plaquer la région lombaire sur le sol pour éviter toute cambrure.

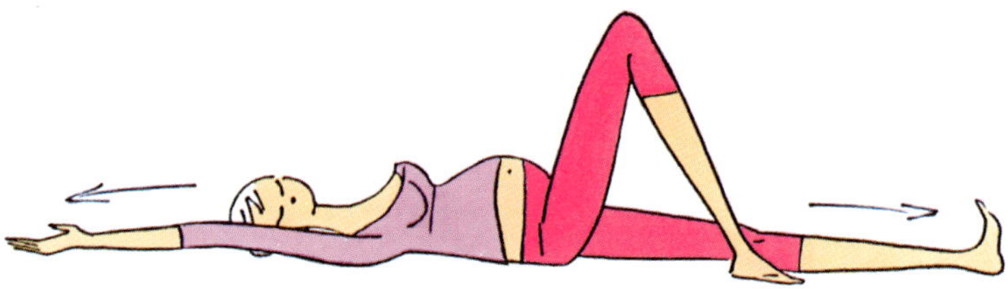

Étirement et relaxation

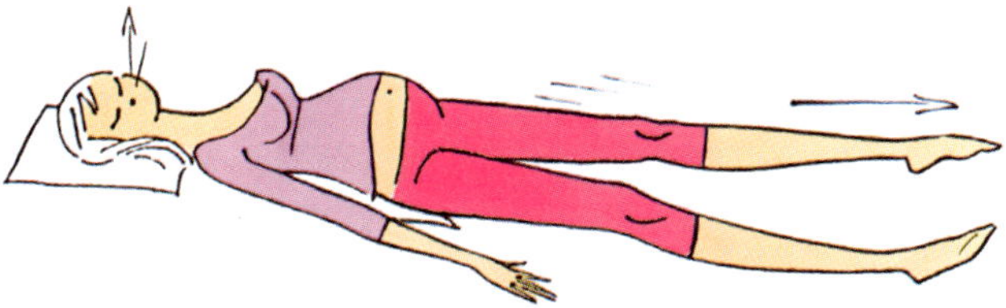

L'exercice

Allongée sur le dos, bras le long du corps, jambes légèrement écartées, inspirez doucement par le nez et expirez normalement par la bouche en étirant la jambe gauche. Recommencez avec la jambe droite. Inspirez à nouveau doucement par le nez et expirez le plus longtemps possible par la bouche en étirant la jambe gauche ; faites de même avec la jambe droite. Décontractez-vous ensuite complètement en essayant de ne plus penser à rien pendant au moins 3 minutes.

Le conseil du coach

Prenez bien soin de ne retenir à aucun moment votre respiration.

Les gestes de tous les jours

Beaucoup de douleurs surgissent dans des petits gestes du quotidien mais la femme enceinte est plus vulnérable car certains mouvements lui deviennent plus difficiles au fur et à mesure que la grossesse avance. Mais il est possible d'apprendre à mieux bouger pour éviter de se faire mal. Le stretching est aussi une bonne méthode pour acquérir une souplesse articulaire et musculaire.

Bouger en toute sécurité

Vous risquez deux fois plus un incident en faisant un faux mouvement pour vous relever lorsque vous êtes enceinte. D'une part, en raison de la transformation de votre corps, mais aussi du fait de la fatigue liée à la grossesse (surtout les derniers mois). Il est donc important d'apprendre à bouger avec le maximum de sécurité : pour ne pas vous faire mal et pour vous économiser !

Profitez d'être enceinte pour apprendre quelques bons gestes dont vous conserverez ensuite l'habitude : c'est la répétition d'un mauvais geste ou d'une mauvaise posture année après année qui génère la plupart des maux dont nous souffrons. Il suffit que vous lisiez ces quelques pages et que vous fassiez seulement une fois chacun des mouvements décrits pour que vous les mémorisiez. Vous y penserez alors régulièrement à l'avenir.

Les tâches quotidiennes

Si vous avez la chance de rester à la maison pendant votre grossesse, prenez le temps d'en repenser l'aménagement pour rendre certains mouvements plus simples ou moins douloureux. L'arrivée prochaine d'un bébé va aussi nécessiter des transformations de votre espace : pensez aux gestes que vous serez amenées à faire tous les jours et faites en sorte qu'ils soient le plus confortables possible. Bien se mouvoir, c'est préserver son corps.

S'asseoir sans se tasser

- Étirez au maximum la tête vers le haut pour rétablir les espaces intervertébraux.
- Plaquez au maximum le dos au fond du siège (éviter les sièges trop vieux ou trop mous…).
- Étirez dès que vous y pensez les épaules vers l'arrière.

- Si vous ressentez un malaise au niveau du rachis lombaire, étirez 3 fois vos bras vers le haut durant 6 secondes en expirant à fond. Rester debout
- Pour soulager les tensions dorsales, faites une poussée du bassin vers l'avant et maintenez cette rétroversion 6 secondes avant de ramener le dos en position initiale.
- Relâchez le plus possible les épaules.
- Répartissez le plus possible le poids du corps sur vos jambes.
- Ralentissez votre rythme respiratoire en inspirant par le nez et en expirant par la bouche.
- N'hésitez pas à vous adosser à un mur ou à un meuble.
- Si vous êtes dans les transports publics, tenez-vous de préférence avec les deux mains à un support.
- Pensez à ne pas garder les jambes trop serrées ; il vaut mieux les tenir au contraire un peu écartées et légèrement fléchies.
- Portez toujours des chaussures avec une voûte plantaire.

Travailler devant l'ordinateur

- Adaptez la hauteur de votre assise et celle de votre bureau aux modifications de votre corps.
- Si vous travaillez beaucoup devant un ordinateur, faites l'acquisition d'un vrai siège de bureau réglable pour votre maison.
- Faites au moins deux rotations très lentes du cou dans un sens, puis dans l'autre, avant de vous mettre au travail. Répétez ces mouvements quand vous quittez votre bureau.
- Pensez à décontracter régulièrement les épaules en les étirant doucement vers l'arrière au moins 6 fois.
- Ne laissez pas vos pieds sur le sol, mais surélevez-les sous le bureau.
- N'hésitez pas à placer un coussin derrière votre dos si vous avez tendance à vous laisser glisser vers l'avant.

Monter les escaliers sans fatigue

- Montez les marches en adoptant un rythme assez lent, mais régulier.
- Pensez à maintenir le dos très droit et ne vous penchez pas vers l'avant.
- Évitez de monter les escaliers avec des charges trop lourdes.

- Respirez le plus lentement possible, en inspirant toujours par le nez et en expirant par la bouche.
- Portez le plus souvent possible des chaussures souples avec un talon de 3 à 4 cm, ce qui permet de bien dérouler le pied à chaquemarche.
- Toutes les 15 marches environ, faites une extension de 5 secondes des mollets : posez seulement les orteils sur le rebord de la marche et descendez le talon le plus bas possible dans le vide. Cela enlève la fatigue musculaire et évite les crampes.
- Pensez à dégrafer un bouton de la ceinture de votre pantalon ou de votre jupe car ce type d'effort provoque souvent une contraction du ventre, surtout si l'on porte des sacs lourds.

Porter des charges lourdes

- Préférez toujours porter deux sacs moyens plutôt qu'un gros pour répartir le poids de chaque côté du corps.
- Posez les paquets tous les 30 mètres en pratiquant de légers et discrets étirements d'épaules vers l'arrière. S'il n'y a personne aux alentours, n'hésitez pas à faire de petites poussées du bassin vers l'avant car cela soulage vraiment le bas du dos !
- Si vous n'avez pas oublié votre sac à dos à la maison, c'est le moment de l'utiliser !
- Inspirez régulièrement par le nez, lentement et avec amplitude, pour emmagasiner le maximum d'oxygène ; expirez toujours lentement par la bouche.
- Portez vos charges en maintenant les épaules légèrement vers l'arrière.
- Quand vous posez vos paquets pour vous reposer, profitez-en pour faire 6 rotations lentes des épaules vers l'avant, puis vers l'arrière.
- Marchez en tirant la tête vers le haut.
- Si vous avez un panier à roulette, changez souvent de bras pour le tirer. De toute façon, c'est loin d'être la solution idéale car ce type de portage occasionne à la longue de micro- traumatismes articulaires aux épaules. En outre,il est toujours préférable de pousser une charge que de la tirer.

Se relever

- Relevez-vous toujours avec un appui pour éviter tout risque de chute.
- Avancez une jambe et penchez légèrement le dos vers l'avant pour vous redresser ; pensez aussi à regarder devant vous, sans baisser la tête.

- Ce sont vos jambes pliées qui doivent se détendre lentement pour vous redresser.
- N'hésitez pas à placer vos mains sur le genou de la jambe avant pour vous aider.
- Expirez toujours lentement par la bouche au moment de vous relever.
- Après l'effort, n'hésitez pas à vous adosser à un mur et à y plaquer votre région lombaire pendant 8 secondes en expirant par la bouche.

Passer l'aspirateur

- Évitez de pousser l'aspirateur avec une seule main : agrippez-le des deux mains pour le tirer ou le pousser afin de réduire au maximum l'effort sur les vertèbres.
- Essayez de toujours garder une jambe en avant.
- Faites bien glisser l'aspirateur sur le sol, sans donner d'à-coup et en évitant de le soulever.
- Évitez à tout prix les rotations du buste : il vaut mieux passer plus de temps et ne pas vous abîmer le dos.
- Pour vous relaxer après cet effort, faites une rotation lente avant des épaules, puis une rotation arrière. Gardez un intervalle de 5 minutes entre chaque rotation et répétez une fois ces deux mouvements.

Faire son lit

- Pour la posture de départ, vous devez soit vous tenir jambes fléchies et écartées face au lit, soit avoir une jambe bien fléchie à l'avant.
- Travaillez avec le dos penché vers l'avant et le plus plat possible.
- Évitez de porter des vêtements serrés à la taille pour ce style d'activité.
- Travaillez toujours face au lit et non de côté.
- Pour vous détendre quand vous avez terminé, faites une légère extension sur les pieds, en étirant au maximum la tête vers le haut pendant 6 secondes.
- Vous pouvez aussi étirer doucement votre dos, bras tendus au-dessus de la tête, pendant 6 secondes. Redescendez ensuite doucement les bras.

Repasser

- Réglez la planche le plus haut possible.
- N'hésitez pas à vous asseoir. Faites l'acquisition d'un siège pivotant.

- N'hésitez pas à investir dans une vraie table à repasser de pro (aspirante, soufflante et chauffante). Ces modèles sont chers mais ils font gagner du temps et ils économisent vos efforts…
- Répartissez le poids de votre corps sur vos jambes.
- Si vous préférez la position debout, repassez toujours avec les jambes légèrement fléchies.
- Pour vous soulager quand vous avez terminé, asseyez-vous sur le bord d'un lit ou sur un tabouret et élevez les bras tendus vers l'arrière, doigts entrelacés, paumes dirigées vers le dos, le plus haut possible. Gardez la tête levée et le dos bien droit. Maintenez l'élévation maximale pendant 6 secondes.

Les gestes du quotidien

Ne négligez pas non plus les petits gestes tout simples, comme s'habiller ou s'allonger. Car un seul faux mouvement peut occasionner de vives douleurs. Et votre corps, surtout à la fin de la grossesse, est moins souple et plus fatigué, donc souvent plus fragile.

Enfiler un pantalon

- Asseyez-vous sur une chaise, jambes bien écartées.
- Enfilez une jambe de pantalon presque complètement avant d'enfiler l'autre.
- Évitez à tout prix de pencher la tête en avant pendant cette opération.

Se lever d'un siège

- Préférez les sièges avec accoudoirs.
- Évitez les fauteuils trop profonds où l'on s'enfonce.
- N'essayez jamais de vous lever avec les pieds parallèles, même écartés. Préférez placer une jambe en avant, après vous être avancée vers le rebord du siège.
- Utilisez la poussée des jambes pour vous relever, en prenant si besoin appui avec les mains sur les accoudoirs.
- Évitez de vous pencher en avant, car vous pourriez être déséquilibrée.
- Si vous souffrez du dos, faites l'acquisition d'un fauteuil ergonomique avec repose-tête.

Enfiler des chaussettes ou des chaussures

- Dans ce cas précis, pas d'hésitation : il faut vous asseoir !
- Malgré l'inconfort, préférez lever la jambe plutôt que de pencher le buste vers l'avant.
- N'hésitez pas à tenter l'opération assise sur un lit, le dos au mur, les jambes devant vous.
- Choisissez des chaussettes souples et agréables plutôt que des chaussettes épaisses en coton, souvent raides, peu extensibles, et donc difficiles à mettre.
- Pour vous décontracter, restez en position assise et étirez doucement, et au maximum, chacune de vos jambes devant vous, trois fois pendant 6 secondes.

S'allonger en douceur

- Asseyez-vous sur le rebord du lit.
- Prenez appui sur vos mains, placez vos jambes fléchies sur le côté et basculez sur le côté.
- Allongez-vous doucement sur le côté, une jambe allongée, l'autre légèrement repliée vers vous.

Illustration de Valérie Lancaster

Imprimé en Chine par Starlite

le kit
future maman

★

petit ABC de la santé

Dr Christine Chardonnet-Rémusat

★ Marabout ★

original & créatif
depuis 1949

Sommaire

Avant-propos

Au fil des mois, votre corps se transforme pour aboutir à la naissance d'un petit être merveilleux. Pendant neuf mois, jour après jour, votre corps tout entier s'attache à le peaufiner. Ce cheminement à deux, parfois délicat, vaut la peine car votre grand rendez-vous est au bout ! Cependant, lors de ce parcours, vous rencontrerez une multitude de petits « bobos » qui vous tracasseront au quotidien. Rassurez-vous, ces désagréments disparaîtront une fois votre bébé arrivé !

Nous avons souhaité, à travers cet ouvrage, aborder la majorité des petits maux qui jalonnent la grossesse. Vous trouverez donc, pour chacun d'eux, une description simple et vous saurez comment ces troubles apparaissent. Bien sûr, des conseils vous sont aussi donnés pour y remédier… Vous trouverez également en fin d'ouvrage un chapitre traitant de certaines maladies pouvant compliquer une grosesse.

Cet abécédaire a pour but de vous accompagner et surtout de vous rassurer sur ces tracas passagers. Parce que donner la vie engendre aussi un chamboulement psychologique, ce livre tente également de répondre à certaines de vos interrogations. Grâce à lui, les petits maux n'auront plus de secret pour vous… même si vous n'aurez heureusement pas l'occasion de les rencontrer tous ! Sachant que vous pourrez y remédier, profitez pleinement de votre grossesse. Laissez-vous porter par le bonheur d'être enceinte, préparez-vous pour accueillir votre bébé…

Une nouvelle vie vous attend !

A

Acné

L'apparition de lésions d'acné sur le visage ou sur d'autres parties du corps (le dos ou les fesses, par exemple) peut se manifester pendant la grossesse.

La cause

Les grandes variations hormonales de la grossesse peuvent être comparées à celles qui surviennent à l'adolescence. Elles engendrent des déséquilibres cutanés expliquant l'apparition d'acné. C'est néanmoins peu fréquent car les sécrétions hormonales de la grossesse ont tendance à assécher la peau et donc à améliorer les peaux acnéiques.

Le traitement

Tout au long de la grossesse, ces lésions peuvent apparaître, mais rassurez-vous : elles bénéficieront d'un traitement efficace que le dermatologue vous prescrira. Ce traitement sera éventuellement local et oral, et même à base d'antibiotiques si cela s'avère nécessaire… Pas d'inquiétude, ces médicaments sont adaptés à la grossesse !

Au 3e trimestre, il est important de traiter l'acné située sur la partie basse du dos. En effet, la présence de grosses lésions interdirait la pratique d'une péridurale par risque d'infection.

Aérocolie, aérophagie

Qu'est-ce que c'est ?

Il s'agit de l'accumulation et de la stagnation d'air dans le tube digestif, essentiellement dans l'estomac et le côlon. Ceci provoque une sensation de malaise ; ce n'est pas étonnant que vous vous sentiez ballonnée et que vous ayez des gaz et des éructations désagréables…

Les causes

La sécrétion de l'hormone progestérone est partiellement responsable de cet effet, car elle ralentit le transit intestinal et entraîne une distension des parois du tube digestif. De plus, la croissance de l'utérus, au fur et à mesure que la grossesse avance, provoque une compression des organes abdominaux et donc favorise la stagnation d'air à l'intérieur.

La solution

Elle est toute simple : elle consiste essentiellement en une bonne hygiène de vie !

Fractionnez les repas et évitez les aliments longs à digérer comme les graisses, les fritures, les plats en sauce et surtout les aliments qui fermentent (chou, crudités et légumes secs). Une activité physique régulière favorise également une meilleure digestion. Enfin, le médecin pourra vous prescrire des médicaments adaptés qui vous soulageront efficacement !

Anémie

Qu'est-ce que c'est ?

L'anémie est un déficit en hémoglobine, une protéine contenue dans les globules rouges. Son rôle est de transporter l'oxygène dans toutes les cellules de votre organisme. Les manifestations de l'anémie sont la fatigue, l'essoufflement, les vertiges, les bourdonnements d'oreille, l'augmentation du rythme cardiaque (tachycardie) et la pâleur de l'intérieur des paupières (muqueuses conjonctives). Chez le fœtus, l'anémie maternelle, si elle se prolonge ou si elle est importante, peut entraîner un retard de croissance appelé aussi « hypotrophie ».

La cause

Le plus souvent, l'anémie est liée à une carence en fer, qui est le principal composant de l'hémoglobine. Le déficit en vitamine B9 (acide folique) peut également entraîner une anémie. Rarement, certaines maladies de l'hémoglobine comme la thalassémie ou la drépanocytose peuvent entraîner une anémie. Ces affections se retrouvent chez les personnes originaires du bassin méditerranéen, du Maghreb ou de l'Afrique noire. Un dépistage tout particulier sera donc proposé à ces femmes en début de grossesse par leur médecin.

La solution

La prévention et le traitement de l'anémie consistent en une alimentation riche en fer et vitamine B9 (contenus en grande quantité dans la viande, le foie, le poisson, les œufs, les légumes secs et les céréales). Un apport spécifique pourra être prescrit par le médecin sous forme de comprimés de fer ou de cocktail vitaminique.

Appétit (troubles de l')

Les troubles de l'appétit se présentent sous plusieurs formes et sont variables selon les différentes périodes de la grossesse. Vous pouvez soit ressentir des augmentations de l'appétit avec des fringales, voire de véritables crises de boulimie, soit, au contraire, constater des pertes de l'appétit. Celles-ci sont plus ou moins sérieuses et peuvent parfois conduire à l'anorexie. Les effets sur le fœtus sont rarement graves heureusement, mais seul votre médecin pourra en juger et agir en conséquence.

Les causes

Les augmentations de l'appétit

Elles sont normales. Elles sont liées aux besoins nécessaires au développement du fœtus et à la dépense d'énergie que cela vous demande. En revanche, les accès de boulimie et les fringales sont souvent dus à de mauvaises habitudes. Une alimentation mal répartie dans la journée, et ponctuée de nombreux aliments sucrés, peut entraîner des hypoglycémies réactionnelles et déclencher, par ricochet, des besoins compulsifs de se nourrir. Ce cercle vicieux peut vous conduire à vous suralimenter et à prendre beaucoup de poids.

Attention aux facteurs culturels cultivant la notion du « Il faut manger pour deux » qui favorisent le risque de suralimentation !

Les pertes de l'appétit

Elles sont fréquentes au 1er trimestre de la grossesse. Ce phénomène est bien sûr lié aux nausées et vomissements, mais patience ! les choses s'arrangent spontanément au fil des mois… Dans de rares cas, la perte d'appétit peut se prolonger et s'aggraver au point de devenir une véritable anorexie. Cela indique souvent la présence d'un problème psychologique important.

Le traitement

Les augmentations de l'appétit

Elles seront traitées en répartissant régulièrement les repas au cours de la journée et en limitant au maximum la consommation d'aliments et boissons sucrés. À chaque fringale, mangez un laitage nature non sucré, et petit à petit ces sensations

à savoir

Envies et dégoûts : légende ou réalité ?

Peu importe, mais ces manifestations existent et sont fréquentes ! Elles proviennent :

- des modifications hormonales de la grossesse qui provoquent un changement de la perception des goûts et des odeurs ;
- des besoins spécifiques et inconscients liés au développement du fœtus ;
- des traditions transmises de mère en fille…

Tous ces facteurs concourent à expliquer de façon peu rationnelle l'existence de ces envies et dégoûts. Quoi qu'il en soit, ils ne sont pas dangereux et vont disparaître avec la grossesse. Il n'y a pas de traitement sinon s'écouter et se faire plaisir !

désagréables vont s'estomper pour disparaître complètement. Au début, ce sera difficile, mais le jeu en vaut la chandelle car vous vous sentirez tellement mieux dans votre peau et, surtout, vous aurez bien moins de mal à retrouver votre silhouette après l'accouchement ! Votre médecin vous prescrira des examens sanguins si vos troubles persistent ou s'ils sont très importants afin d'éliminer un diabète de la grossesse. Il vous donnera des conseils alimentaires et pourra vous adresser à un médecin nutritionniste.

Les pertes de l'appétit

Liées aux nausées et vomissements, elles pourront bénéficier d'un traitement que votre médecin vous prescrira. Les médicaments ne sont pas très efficaces, mais ils atténueront ces troubles désagréables. Patientez, car tout rentrera dans l'ordre après 3 mois de grossesse ! Lorsque la perte de l'appétit se prolonge et s'aggrave, une hospitalisation s'avérera nécessaire. Une prise en charge psychologique, voire psychiatrique pourra alors être mise en place.Dans tous les cas, parlez à votre médecin et surtout n'écoutez pas trop les conseils des unes et des autres. Ne mangez pas non plus pour deux, mais ne vous privez pas de tout. C'est une question de bon sens…

B

Ballonnements

Qu'est-ce que c'est ?

C'est la stagnation de gaz dans l'intestin, associée le plus souvent à une constipation, et ce dès le tout début de la grossesse !

La cause

La sécrétion de progestérone, hormone de maintien de la grossesse, entraîne une paresse généralisée du tube digestif et en particulier du côlon. La croissance de l'utérus au fil des mois repousse les organes abdominaux et participe ainsi à l'augmentation de cette sensation de ballonnements.

La solution

Évitez le plus possible tout ce qui fermente : chou, crudités et légumes secs (voir Aérocolie, p. 12)… Buvez beaucoup d'eau au cours de la journée et surtout pendant les repas. Luttez contre la constipation, mais si la gêne vous paraît conséquente, votre médecin vous prescrira – sans risque pour votre bébé – des médicaments à base de charbon ; ils assureront une bonne absorption des gaz.

Bouffées de chaleur

Qu'est-ce que c'est ?

Ces petits désagréments surviennent brusquement : vous ressentez des phases très brèves et très intenses de très forte chaleur qui envahissent tout votre corps ! En général, la femme enceinte a toujours trop chaud et transpire souvent beaucoup plus qu'à l'accoutumée.

Les causes

Tous ces phénomènes vasomoteurs sont liés aux importantes sécrétions hormonales de la grossesse et de l'allaitement… Sans oublier la glande thyroïde qui fonctionne intensément ! Ne vous inquiétez pas, ces trouble-fête ne s'accompagnent jamais de fièvre. Ces « coups de chaud » ne sont pas graves, ils vont disparaître quelques mois après l'accouchement ou à la fin de l'allaitement.

La solution

Les bouffées de chaleur peuvent être limitées. Pour cela :

- évitez les aliments épicés et les excitants comme le café et le thé. Un conseil : consommez-les tièdes ;
- prenez des bains de préférence le soir et surtout pas trop chauds ;
- habillez-vous légèrement et préférez les vêtements en coton aux tissus synthétiques ;
- dormez dans une pièce aérée.

Brûlures d'estomac

Qu'est-ce que c'est ?

Il s'agit de douleurs intenses, à type de brûlures, survenant derrière le sternum. Ces brûlures surgissent le plus souvent après les repas et aux changements de position (allongée ou penchée en avant…). Elles peuvent débuter dès le début de la grossesse et s'accroître au fil des mois.

La cause

Les brûlures d'estomac sont liées à un reflux de liquide gastrique très acide, par incompétence du cardia, sphincter situé entre l'œsophage et l'estomac. Ce ramollissement du cardia provient de l'effet que produit la progestérone sur la musculature du tube digestif. En fin de grossesse, la compression de l'estomac par l'utérus ne pourra qu'aggraver ces douleurs.

La solution

- Commencez par supprimer de votre alimentation : tous les aliments acides comme les agrumes, l'assaisonnement au vinaigre ou au citron ; les épices et les excitants comme le café et le thé.

• Les plats en sauce et les aliments très gras comme les fritures sont aussi déconseillés, ainsi que les boissons gazeuses.

• Évitez les gros repas et fractionnez votre alimentation au cours de la journée.

N'oubliez pas que vous avez votre sensibilité propre, vous êtes donc la mieux placée pour déterminer quels aliments ne vous conviennent pas !

• Dormez les épaules surélevées par un oreiller ou deux.

• Évitez de vous pencher en avant après les repas.

• Enfin, des pansements gastriques et des médicaments antireflux et antiacides pourront être prescrits par votre médecin. Ils sont très efficaces à condition de les prendre régulièrement et systématiquement… avec rigueur !

C

Canal carpien (syndrome du)

Qu'est-ce que c'est ?

Il s'agit de douleurs au niveau des mains et des doigts, modérées le plus souvent, mais pouvant être très intenses et invalidantes. Localisées à une ou deux mains, et s'accompagnent parfois de troubles moteurs,avec une diminution de la force musculaire et des troubles de la sensibilité. Ces douleurs se réveillent surtout la nuit et diminuent dans la journée.

La cause

Les douleurs proviennent de la compression du nerf médian (principal nerf de flexion du bras, de l'avant-bras et de la main) au niveau du poignet, occasionnée par des phénomènes vasomoteurs, circulatoires et œdémateux. Les premières responsables sont les sécrétions hormonales de la grossesse !

La solution

Il n'y a pas de traitement très spécifique ni très efficace. Cependant, dans les for-

mes peu intenses, on peut prescrire des veinotoniques ou du magnésium. Dans les formes invalidantes, le rhumatologue pratiquera une infiltration locale de corticoïdes.
Les symptômes disparaissent entre 3 et 6 semaines après l'accouchement, sauf dans de rares cas où une prise en charge chirurgicale s'avérera nécessaire.

Carences alimentaires

Les maladies graves par carence sont devenues très rares dans nos sociétés évoluées, où l'apport alimentaire quotidien est tout à fait correct pour la grande majorité de la population. On constate surtout des déficits isolés dans certains éléments de base :

- un déficit en fer et en folate (l'acide folique, ou vitamine B 9) pourrait entraîner une anémie maternelle et fœtale – qui risquerait parfois d'engendrer un retard de croissance ;
- un régime sans lait et dérivés du lait pourrait provoquer une décalcification maternelle, un rachitisme chez le futur bébé ainsi qu'un déficit en vitamine D.

Actuellement, il existe sur le marché un grand nombre de produits pharmaceutiques permettant d'« enrichir » l'alimentation des femmes enceintes et ainsi d'éviter des carences.

Caries (anomalies bucco-dentaires)

Qu'est-ce que c'est ?

La carie est une infection microbienne atteignant une ou plusieurs dents. La grossesse ne crée pas de carie, mais elle accélère l'évolution d'une carie préexistante. Cela dit, il ne faut pas exagérer et le vieil adage « à chaque grossesse, une dent en moins » n'est plus d'actualité !
La gencive devient plus sensible, plus fragile et saigne plus facilement.
Au 3e trimestre de la grossesse, de petites tumeurs bénignes peuvent apparaître entre les dents : ce sont les épulis.

La cause

La grossesse entraîne une certaine fragilité de la dentition et de la gencive. Ces petits troubles proviennent de la modification de la vascularisation des muqueuses, de l'augmentation de l'acidité de la salive et de la baisse de l'immunité locale.

La conduite à tenir

Profitez de votre grossesse pour faire un bilan de l'état de votre dentition et soigner les caries en cours. Contrairement à ce que dit la rumeur, les soins dentaires ne sont pas contre-indiqués, ni les radiographies-contact ni les anesthésies locales).

Bien sûr, une hygiène dentaire soigneuse est nécessaire ! Brossez-vous doucement et quotidiennement les dents et faites des bains de bouche.
Une alimentation riche en calcium est conseillée et un plus grand apport en fluor reste indiqué dans certaines régions. Néanmoins, il ne doit pas être systématique. Dans tous les cas, votre dentiste vous donnera les conseils nécessaires et vous prodiguera les soins adaptés... Faites-lui confiance !

Céphalées

Les maux de tête apparaissant pendant la grossesse n'ont pas de caractère particulier et ne sont pas graves s'ils sont isolés, c'est-à-dire s'ils ne s'accompagnent pas de fièvre, de vomissements, de vertiges ou d'autres troubles neurologiques. On peut les distinguer des migraines, qui ont des caractéristiques bien précises.

Les causes

Au 1er trimestre de la grossesse, il semble que les sécrétions hormonales imprègnent tout le système vasculaire : ce qui entraînerait un léger œdème cérébral. Cet effet serait responsable de céphalées plus fréquentes. Bien sûr, d'autres situations de la vie peuvent déclencher des maux de tête : fatigue, surmenage, manque de sommeil, stress, alimentation inadaptée...

Le traitement

Prendre du paracétamol ne comporte aucun risque en dehors d'une allergie connue. L'aspirine peut être aussi utilisée aux doses habituelles – toujours en dehors d'une allergie –, mais uniquement aux deux premiers trimestres de la grossesse. Ces médicaments doivent suffire à calmer les maux de tête simples. Si ce n'est pas le cas, surtout parlez-en à votre médecin.
Enfin, une hygiène de vie correcte permettra de limiter ces douleurs : couchez-vous tôt, mangez équilibré et régulièrement, ne buvez pas d'alcool et ne fumez pas... En un mot, ayez une vie saine !
En général, ces céphalées disparaissent dèsle 2e trimestre. Si elles persistent, n'hésitez pas, à en parler à votre médecin.

Chutes

Pendant la grossesse, les modifications de poids et de volume de votre ventre entraînent un déplacement constant du centre de gravité et changent votre vision du sol.

La conduite à tenir

La plupart du temps, les chutes ne sont pas graves et se soignent comme de simples écorchures. Cela dit, vos muscles et ligaments étant bien moins toniques, vous serez plus facilement sujette aux entorses. Alors, ne les négligez pas et faites-vous soigner correctement ! En revanche, si la chute a été violente et a entraîné un choc sur le ventre, rendez-vous sans tarder à la maternité afin de vérifier l'état du fœtus.

Concentration (troubles de l'attention, de la mémoire)

Tous ces troubles sont fréquents au cours de la grossesse. Ils peuvent poser quelques problèmes au travail ou dans la vie quotidienne, mais ils sont passagers et ne sont jamais graves. Vous avez en effet du mal à travailler longtemps et à vous concentrer sur un sujet précis. Lire un livre vous est plus difficile, vous préférez alors feuilleter les revues ! Vous oubliez aussi quelques rendez-vous et vous organiser devient plus délicat, surtout si vous meniez auparavant une vie très active !

La cause

Cet état est lié à l'importante sécrétion de progestérone, hormone qui agit sur la vigilance en la diminuant. Cette situation de « repos » psychologique semble nécessaire à la femme pour bien investir sa grossesse et se préparer à la venue de son bébé. Le travail intense et le surmenage ne peuvent donc qu'aggraver les choses…

La conduite à tenir

Il n'y a rien à faire de particulier. Ayez juste un agenda sur vous et notez tout dessus… sans oublier de le consulter souvent ! Prenez votre mal en patience et appréciez cet état privilégié qui disparaîtra dans les mois qui suivront la naissance. Alors, un seul mot d'ordre : prenez le temps de vivre et reposez-vous aussi souvent que possible !

conseils

Lorsque vous commencerez à être gênée par le volume de votre ventre, quelques gestes simples s'imposent :

- déplacez-vous avec prudence ;
- ne courez pas et regardez bien où vous mettez les pieds ;
- soyez vigilante lorsque vous utilisez des escaliers et tenez-vous à la rampe pour descendre ;
- chaussez-vous confortablement et portez des souliers à petits talons.

En un mot, prenez le temps de vivre !

Constipation

Qu'est-ce que c'est ?

La constipation est une diminution de la fréquence des selles ainsi qu'une modification de leur consistance. Les matières fécales deviennent dès lors plus sèches. Il n'y a pas de normes sur le nombre et le rythme des selles, c'est donc en comparant avec votre état antérieur que vous en ferez facilement le diagnostic. Si vous êtes fortement constipée, vous ressentirez alors une gêne abdominale, des ballonnements et des tiraillements. Des douleurs à l'émission des selles et l'apparition d'hémorroïdes sont également possibles.

Les causes

La sécrétion de progestérone et la pression régulièrement croissante du volume de l'abdomen en sont les responsables. Dès les premiers jours de la grossesse, vous pouvez être sujette à la constipation après l'accouchement ou la fin de l'allaitement.

Le traitement

Il est avant tout préventif et consiste en un régime alimentaire riche en fibres. À vous les légumes verts, les fruits et jus de fruits frais, le pain, le riz complet, sans oublier les céréales ! Buvez de l'eau tout au long de la journée, y compris pendant les repas, afin de bien hydrater les fibres. N'oubliez pas de pratiquer une activité physique quotidienne. Régalez-vous à marcher, nager...
En revanche, bannissez certains aliments et boissons qui ont la réputation de constiper, comme le riz et les carottes ou le thé, par exemple. Enfin, dans les cas plus rebelles ou si vous êtes alitée, le médecin vous prescrira des médicaments qui vous soulageront et qui ne comportent aucun danger pour votre bébé ou votre grossesse.

Contractions

Qu'est-ce que c'est ?

L'utérus est un organe musculaire dont la fonction propre est de se contracter. En se rétractant, les fibres musculaires entraînent un durcissement progressif et complet de l'utérus. Ce durcissement crée une force motrice qui va dilater le col et favoriser ainsi l'accouchement. Selon le terme de la grossesse, les contractions ne sont pas ressenties de la même manière et n'ont pas la même signification.

Au 1er trimestre et dès la nidation

L'utérus peut se contracter et donner de petites douleurs très basses dans le ventre. Elles sont rares au cours de la journée et rappellent la douleur des règles.

Au fil des semaines et dès le 2e trimestre
Vous pouvez ressentir des contractions au-dessous, puis
au-dessus du nombril. Vous sentez alors un durcissement sous les doigts et des douleurs à type de pressions ou de tiraillements.
Une envie subite d'uriner survient en général, même si elle est très brève.

Au 3e trimestre de la grossesse

Les contractions sont plus faciles à reconnaître car tout le ventre devient dur de façon homogène. Les douleurs irradient alors dans tout l'abdomen, dans le dos et descendent jusque dans le haut des cuisses. Elles sont plus fréquentes et de plus en plus évidentes à l'approche du terme…

Les causes

À chaque période de la grossesse, la raison est différente :

• Dans les trois premiers mois, en dehors d'autres symptômes comme des saignements, des malaises, de la fièvre… il s'agit plutôt d'une réaction contractile automatique de l'utérus, sans cause pathologique.

• Entre le 4e et le début du 7e mois, la croissance de l'utérus est très rapide et sa difficulté d'adaptation, surtout lors d'un premier bébé, se manifeste par une réaction contractile.

• En fin de grossesse, les contractions préparent la dilatation du col pour l'accouchement. Elles sont physiologiques si elles sont brèves, indolores, irrégulières et si elles ne dépassent pas 15 par jour.
Les contractions se déclenchent également si vous avez trop d'activités et si vous êtes très fatiguée. Elles peuvent être le signe avant-coureur d'une pathologie maternelle ou fœtale.

• Tout à la fin de la grossesse, quelques jours avant le travail, il peut arriver que de vraies contractions douloureuses et pénibles surviennent, et pourtant l'examen de la sage-femme ou du médecin ne trouvera pas de modification du col. Il s'agit d'un faux travail. Il peut durer quelques heures et s'arrêter tout seul ou avec l'aide de médicaments antispasmodiques. Ce n'est pas grave, seulement un peu éprouvant pour la future maman.

La conduite à tenir

Elle est différente selon le terme et le contexte.

À chaque moment de la grossesse, vous pouvez prendre des médicaments antispasmodiques simples. Néanmoins, reposez-vous, prenez un bon bain et détendez-vous lorsque des contractions surgissent.
Votre médecin vous prescrira aussi des médicaments, du repos et vous donnera

des conseils d'hygiène de vie pour améliorer votre quotidien.
Enfin, n'oubliez pas que la grossesse est certes un contexte physiologique particulier, mais, dans la majorité des cas, un état naturel. Un peu de bon sens permet, souvent, d'améliorer les choses...

Crampes et impatiences

Qu'est-ce que c'est ?

Les crampes sont des contractions brèves, intenses et douloureuses, apparaissant surtout la nuit au niveau des muscles des mollets et des pieds. Elles sont très fréquentes pendant la grossesse et surtout à partir du 2e trimestre. Les impatiences sont des sensations de fourmillements, d'engourdissement et d'une intolérance étrange dans les jambes. Elles aussi surviennent la nuit. Elles sont plus rares que les crampes et surgissent plutôt au 3e trimestre...

Les causes

Dans les deux cas, on ne connaît pas exactement la cause de ces troubles. Un déficit en vitamine B – cette vitamine jouant un rôle dans la conduction nerveuse –, un déficit en calcium et magnésium – ceux-ci étant indispensables dans les échanges cellulaires –, ainsi que des facteurs circulatoires doivent entrer en ligne de compte, puisque les troubles apparaissent la nuit, au repos, lorsque le débit sanguin diminue dans les vaisseaux. Enfin, la fatigue et l'hyperactivité y sont sans doute aussi pour quelque chose...

La solution

Surélevez les jambes pour dormir . Par ailleurs, un traitement préventif à base de vitamine B, de magnésium et/ou de calcium diminuera la fréquence et l'intensité des crises.Au moment où la crampe survient, n'hésitez pas à demander à votre partenaire de vous masser les mollets et les jambes, et de mobiliser activement les pieds...

D

Démangeaisons

Qu'est-ce que c'est ?

Elles sont fréquentes au cours de la grossesse et peuvent apparaître dès le 1er trimestre. Essentiellement situées à l'abdomen, au thorax et en haut des cuisses, elles peuvent néanmoins atteindre tout le corps. Elles sont d'intensité variable et sont parfois liées à l'apparition de vergetures et d'éruptions cutanées. Certaines risquent de perturber votre sommeil, même si elles ne présentent pas de gravité ! Les démangeaisons se manifestent rarement au cours du 3e trimestre. Si c'est le cas, elles peuvent être le signe d'un mauvais fonctionnement de votre foie. Consultez alors rapidement votre médecin.

La cause

Dans la majorité des cas, c'est la sécheresse de la peau due aux sécrétions hormonales de la grossesse qui entraîne ces démangeaisons.

Le traitement

Il repose sur l'hydratation de la peau par des crèmes hydratantes, des crèmes anti-vergetures et des savons surgras.
Dans les cas les plus rebelles, le médecin prescrira des médicaments pour apaiser la sensation de prurit. Évitez les douches ou les bains trop chauds qui la réveillent. Et surtout, ne grattez pas les lésions sur votre peau qui, outre le préjudice esthétique, pourraient s'infecter… Lorsque les démangeaisons persistent, un bilan sanguin et une prise en charge médicale sont nécessaires.

Digestion (troubles de la)

Les causes

La digestion est ralentie par les sécrétions hormonales de la grossesse qui entraînent une paresse de tout le tube digestif. La « vidange » de l'estomac est donc plus longue et le transit intestinal freiné : d'où la constipation. Néanmoins, il y a un avantage, car ce ralentissement permet une meilleure absorption des nutriments…

Le traitement

Évitez les graisses, les plats en sauce, les sucreries et les aliments qui fermentent comme le chou et les crudités. Des médicaments simples peuvent aussi vous aider, mais surtout évitez de manger ce qui ne vous convient pas habituellement !

Douleurs ligamentaires

Qu'est-ce que c'est ?

Situées de chaque côté de l'utérus, elles irradient dans les grandes lèvres et dans les jambes.

Les causes

Elles sont fréquentes et, comme les douleurs du dos, elles sont liées à l'hyperlaxité des ligaments et aux tractions des attaches de l'utérus, très sollicitées avec le poids croissant du fœtus.

Le traitement

Comme pour les douleurs du dos, une hygiène de vie s'impose !... sans oublier de pratiquer des activités physiques.

Douleurs génitales

Qu'est-ce que c'est ?

Ce sont des douleurs aux niveaux vulvaire et vaginal qui se manifestent comme des brûlures, des picotements ou des coups de poignard ainsi que des pincements, des échauffements et même des démangeaisons. Ces douleurs sont très fréquentes pendant la grossesse et très variées. Elles apparaissent aussi bien au repos qu'en pleine activité et peuvent être très intenses, brutales, longues ou brèves. Heureusement, bien qu'elles soient très gênantes, elles sont rarement graves !

Les causes

Il peut s'agir d'une infection. Les douleurs peuvent aussi être liées au poids de l'utérus, aux tractions sur les attaches des organes génitaux ou à une modification vasculaire locale. Il en résulte alors un gonflement des muqueuses génitales, une rougeur et une extrême sensibilité. Mais votre fœtus y est aussi pour quelque chose ! Ses mouvements donnent parfois des élancements, des coups, des pincements et des douleurs très basses, voire vaginales.

Le traitement

S'il s'agit d'une infection, le médecin sera alors amené à prescrire des prélèvements et un traitement. Dans les autres cas, il vous recommandera des médicaments améliorant la circulation, des soins adoucissants (application de crèmes hydratantes, toilette intime avec des produits surgras) et, bien sûr, du repos !

Douleurs des seins

Qu'est-ce que c'est ?

Ces douleurs se répandent dans tout le

sein. Souvent, s'y ajoutent des picotements et des « coups de poignard » plus ou moins localisés. Les douleurs sont plus vives et plus fréquentes les trois/quatre premiers mois et s'atténuent au fil des semaines. Mais elles réapparaissent en fin de grossesse, un peu avant la montée de lait.

Les causes

Dès le début de la grossesse, sous l'influence des sécrétions hormonales, les seins augmentent de volume et se tendent. Ce gonflement est lié au développement des glandes mammaires et à un œdème généralisé du sein. Cet état va persister et même s'accentuer en fin de grossesse avec la montée de lait ! Vos seins seront donc très tendus et les douleurs augmenteront du même coup. Consolez-vous, car bientôt votre bébé sera dans vos bras !

Le traitement

Il n'y en a pas, mais n'oubliez pas de porter un soutien-gorge adapté ! Et bien sûr, comme vos seins changent au cours de la grossesse, le soutien-gorge doit grandir avec ! Évitez de dormir à plat ventre et massez la peau de vos seins avec des crèmes hydratantes et antivergetures. Enfin, ne faites pas de gymnastique pectorale : ce n'est pas le moment de solliciter vos seins, ils sont assez sensibles et fragiles comme ça… Vous aurez tout le temps après la grossesse !

Douleurs au dos

Qu'est-ce que c'est ?

Elles sont très fréquentes au cours de la grossesse, dès le 2e trimestre. Les douleurs se situent aux niveaux dorsal et surtout lombaire et irradient parfois dans les fesses et les jambes. Il s'agit alors d'une sciatalgie. Ces douleurs peuvent être légères ou très handicapantes. Elles augmentent aussi au fil des grossesses, autrement dit : plus vous avez de bébés, plus les risques de souffrir du dos sont grands !

Les causes

Les douleurs de dos sont dues à l'hyperlaxité ligamentaire et musculaire qui entraîne des modifications des relations entre le bassin et la colonne vertébrale… Les sécrétions hormonales sont encore les responsables ! Une cambrure exagérée apparaît alors ainsi que des tensions ligamentaires. Le volume de l'utérus et son poids aggravent inévitablement au fil des mois cette situation, mais un peu de patience : tous ces petits maux disparaîtront après la naissance de votre bébé !

Ce que vous pouvez faire

- de la gymnastique avec des exercices de bascule du bassin, nager sur le dos ;
- porter une ceinture de grossesse si votre

paroi abdominale est très distendue (surtout si vous êtes multipare ou si vous avez eu une grossesse multiple) ;
• des séances de kinésithérapie, d'ostéopathie ou des massages ;
• dormir sur un matelas ferme et vous caler le dos ou le ventre avec un oreiller ;
• vous asseoir, droite, sur des chaises ou des fauteuils fermes et bien redressés (surtout si vous travaillez assise) ;
• porter des chaussures souples et confortables avec un petit talon

.

Ce que vous devez éviter

• porter des charges lourdes (enfants, bouteilles, courses...) ;
• vous pencher en avant ;
• rester longtemps assise ou debout ;
• effectuer de longs trajets en voiture ;
• porter des talons hauts ou trop plats ;
• passer l'aspirateur sur les tapis et les moquettes.

Les médicaments

Ceux qui sont habituellement prescrits (anti-inflammatoires) sont contre-indiqués pendant votre grossesse, mais le médecin pourra vous recommander de prendre du magnésium et de la vitamine B1 et B6 et suivre des séances de rééducation avec un kinésithérapeute.

E

Éruptions cutanées

Qu'est-ce que c'est ?

Les éruptions cutanées ne sont pas exclusives à la grossesse. Cela dit, toute maladie dermatologique ou maladie infectieuse accompagnée de lésions cutanées peut apparaître au cours d'une grossesse. Au 3e trimestre, on peut, par exemple, avoir des lésions ressemblant à des boutons ou à des petites plaques rouges parfois très prurigineuses. Celles-ci sont alors spécifiques à la grossesse.

Les causes

Ces lésions sont dues à la sécheresse de la peau et à son étirement important à ce stade de la grossesse. De plus, il semble que certaines cellules de votre fœtus envahissent une partie de votre peau ; des petites plaques rouges apparaissent.

Le traitement

Quelles que soient les lésions sur votre peau, consultez votre médecin. Il saura distinguer les lésions banales de grossesse des lésions plus graves.

De toute façon, hydratez-vous bien la peau, lavez-vous avec un savon ou un gel surgras et appliquez un lait hydratant. Dans les cas rares et importants, le dermatologue prescrira une crème aux corticoïdes.

Essoufflement

Qu'est-ce que c'est ?

C'est une impression de gêne à la respiration ainsi qu'une augmentation du rythme respiratoire.

Les causes

Dès le 1er trimestre, le cœur bat plus vite car il y a une augmentation du volume du sang. Il en résulte un léger essoufflement. Un peu plus tard, l'augmentation très importante de la consommation d'oxygène et d'élimination de gaz carbonique provoque une plus grande fréquence respiratoire. De plus, la compression du diaphragme par l'utérus diminue le volume de la cage thoracique. C'est pour toutes ces raisons que vous vous sentez essoufflée ! Enfin, si une anémie survient en fin de grossesse, elle accentue cette sensation d'essoufflement.

Le traitement

Il est simple ! Aussi :

- apprenez à vous « dé-ten-dre » et à vous reposer, couchée sur le côté ;
- faites des exercices de respiration ;
- marchez sans faire de grands efforts ;
- pratiquez de la gymnastique douce ;
- effectuez une préparation à l'accouchement et de la gymnastique en piscine au cours desquelles vous ferez des exercices de respiration appropriés.

Si vous souffrez d'anémie, le médecin vous recommandera du fer et quelques vitamines…

H, I

Hémorroïdes

Qu'est-ce que c'est ?

Ce sont des varices situées autour de l'anus et dans le canal anal. Elles se manifestent par des petites boules plus ou moins dures et douloureuses, pouvant être très gênantes. Les symptômes évoluent par crises durant de 6 à 10 jours pendant lesquels vous risquez de ressentir de vives douleurs, des brûlures, voire des démangeaisons. Vous aurez alors des difficultés à vous asseoir, à marcher et à aller à la selle. À l'intérieur de l'hémorroïde, un caillot peut se constituer (c'est une thrombose hémorroïdaire). Ne vous inquiétez pas si, de temps en temps, il se met à saigner. Dans certains cas, les hémorroïdes s'accompagnent de lésions localisées de la muqueuse anale qui sont extrêmement douloureuses (ce sont des fissures anales).

Les causes

Plusieurs facteurs s'additionnent pour provoquer l'apparition d'hémorroïdes dès le début de la grossesse et après l'accouchement :

- l'imprégnation hormonale qui favorise la dilatation des veines ;
- la constipation qui entraîne une irritation locale ;
- la pression exercée par l'utérus qui facilite la stase (mauvaise circulation) veineuse.

Le traitement

Il consiste, comme pour celui des fissures anales, à éviter la constipation par un régime adapté (voir Constipation, p. 28) : supprimer les aliments épicés, les excitants comme le thé et le café, ainsi que le vin blanc et le champagne !

Votre médecin vous conseillera un traitement local à base de crème et de suppositoires, et un traitement général à base de veinotoniques pour améliorer la paroi veineuse. Et enfin, le repos, couchée sur le côté et les fesses surélevées, diminuera la pression et permettra une guérison plus rapide de la poussée hémorroïdaire.

Les thromboses hémorroïdaires peuvent être traitées chirurgicalement sous anesthésie locale, mais le résultat n'est pas toujours à la hauteur de ce que l'on espère...

Soyez patiente, vos hémorroïdes vont disparaître quelque temps après votre accouchement !

Dans de très rares cas, un traitement chirurgical sera nécessaire à distance de l'accouchement.

Les fissures anales, en revanche, impliquent parfois un traitement plus difficile et nécessitent plus souvent un traitement chirurgical.

Incontinence urinaire

Qu'est-ce que c'est ?

C'est la fuite d'urine involontaire lors d'un effort : toux, éternuement, port d'une charge trop lourde, course à pied, fou rire…

Les causes

L'incontinence est d'abord due au relâchement du périnée, c'est-à-dire des muscles et des ligaments de soutien des organes pelviens (comme l'utérus et la vessie). C'est un des effets des sécrétions hormonales. Puis elle provient également du poids et du volume de l'utérus qui écrase la vessie au 3e trimestre.

Les traumatismes du périnée entraînent une fragilité particulière chez certaines femmes : ce qui leur occasionne des incontinences plus précoces et plus importantes. Il s'agit dans ces cas-là de femmes dont les accouchements ont été ou difficiles, ou longs, ou avec un gros bébé, ou encore avec des forceps difficiles et sans épisiotomie sur des tissus fragiles…

On a pu constater que certaines femmes sont plus sujettes aux incontinences urinaires : les femmes à peau claire et plus précisément rousses, et celles qui ont un facteur de risque familial.

Quoi qu'il en soit, parlez-en à votre médecin qui vous conseillera et vous prescrira un examen d'urine afin d'éliminer une éventuelle infection urinaire.

La solution

Pendant la grossesse, contentez-vous d'une prévention en évitant les efforts subits et violents. Évitez les exercices du périnée qui ne sont pas réellement efficaces par manque de tonicité des muscles et videz souvent votre vessie.

Après l'accouchement, on vous prescrira systématiquement une rééducation du périnée. Faites-la avec un kinésithérapeute ou une sage-femme.

Dans de rares cas, des explorations plus approfondies et une prise en charge chirurgicale seront indispensables à distance de l'accouchement.

Infection parasitaire : la toxoplasmose

Qu'est-ce que c'est ?

Il s'agit d'une maladie bénigne qui passe

le plus souvent inaperçue ou se manifeste chez l'adulte par une fièvre peu intense, une fatigue et parfois par l'apparition de ganglions dans le cou. Le risque de contracter cette maladie pendant la grossesse est faible puisque 80 % d'entre vous sont déjà immunisées avant de débuter leur grossesse. En revanche, si vous l'attrapez en cours de grossesse, les risques pour votre fœtus sont importants. Au cours du 1er trimestre, le passage du parasite à travers le placenta et la contamination fœtale qu'il entraîne sont moins fréquents, mais souvent très graves. Ils peuvent être responsables d'une fausse couche ou provoquer des anomalies cérébrale et oculaire sévères. Aux 2e et 3e trimestres, le risque de contamination du fœtus est plus grand, mais les conséquences sont moins sérieuses.

Cette maladie est due à un parasite, le toxoplasme, que l'on trouve dans la viande crue et dans les légumes et les fruits, également crus. Il est véhiculé essentiellement par les chats ; alors, attention si vous en possédez un... Vous pouvez contaminer votre fœtus en ingérant des aliments parasités ou en entrant en contact avec un chat infecté lui-même.

Le traitement

Un antibiotique, la Rovamycine, permet d'empêcher le passage du parasite à travers le placenta si l'on suspecte une contamination chez la mère. Il diminue aussi la gravité des lésions fœtales lorsque le parasite est déjà passé à travers le placenta. Ce médicament efficace est prescrit par le médecin dès qu'il est sûr que la mère est contaminée.

La prévention

Elle est essentielle dans cette maladie. Dès le début de votre grossesse, votre médecin fera un dépistage afin de savoir si vous êtes immunisée ou non. Si vous n'êtes pas protégée par des anticorps, vous ferez, chaque mois, une recherche de contamination par une prise de sang. Ceci permettra de diagnostiquer sans retard une contamination en cours de grossesse et de vous traiter rapidement. Dans ce cas, la prise en charge de votre grossesse deviendra particulière et la conduite à tenir sera guidée par le moment de la contamination et par l'éventuelle gravité de l'atteinte de votre fœtus.

Il faut donc éviter d'attraper la toxoplasmose pendant sa grossesse lorsque l'on n'est pas immunisée. Les précautions à prendre sont faciles, mais elles doivent être quotidiennes, et ce jusqu'au jour de votre accouchement :

• mangez la viande bien cuite et surtout proscrivez de votre alimentation le steak tartare, le carpaccio, le jambon cru, la viande des Grisons… En revanche, la volaille ne comporte aucun risque.

- mangez de la viande surgelée : le toxoplasme meurt à –18 °C ;
- lavez soigneusement et épluchez tous les légumes et les fruits consommés crus. Méfiez-vous de la restauration collective et de certains restaurants, où le nettoyage des aliments n'est peut-être pas aussi rigoureux qu'à la maison ;
- ayez le moins de contact possible avec les chats. Si vous en possédez un et qu'il n'est jamais sorti (un vrai « citadin » !), le risque qu'il soit porteur du parasite est très faible, sauf si vous le nourrissez à la viande fraîche et crue. Dans tous les autres cas, ne vous occupez plus du tout de lui… ;
- respectez une hygiène parfaite : lavez-vous les mains à chaque fois que vous cuisinez, que vous manipulez de la nourriture ou que vous mangez.

Infections urinaires

Qu'est-ce que c'est ?

Les infections urinaires se manifestent de deux manières : les infections urinaires basses, limitées à la vessie, et les infections urinaires hautes, beaucoup plus graves. Celles-ci s'accompagnent de signes généraux. Les infections urinaires basses, appelées « cystites », se manifestent par des brûlures à la miction et des douleurs très intenses juste après. Une fatigue et un malaise inhabituels sont associés. Sans oublier une envie fréquente d'uriner avec des mictions de petit volume. Dans certains cas, les urines peuvent être teintées de sang, voire être très rouges. Ce phénomène se produit lorsque la paroi de la vessie est irritée ; parfois, elle se met alors à saigner.

Prenez au sérieux toute infection urinaire, car, non traitée, elle risque de s'aggraver et de provoquer des complications de votre grossesse. Elle favoriserait en effet des fausses couches, des accouchements prématurés, ou, chez le bébé, un retard de croissance intra-utérin. De plus, cette infection peut se transmettre à votre enfant au moment de l'accouchement.

Les facteurs favorisants

Ils proviennent de deux facteurs, irritatifs ou mécaniques :

- Les contractions de l'utérus étirent la vessie et la sensibilisent.
- Les modifications du pH (acidité) ainsi que la concentration des urines irritent la muqueuse vésicale.
- Le poids de l'utérus agresse également la vessie en l'écrasant.
- Le relâchement du sphincter de l'urètre favorise la remontée des germes.

• La paresse de la vessie, liée à la sécrétion de la progestérone, empêche sa vidange correcte. Ceci entraîne une stagnation des urines et donc facilite la multiplication des germes.
• L'incontinence urinaire et ses causes, fréquentes pendant la grossesse, sont un élément propice aux infections urinaires (voir Incontinence urinaire).
Si, en temps normal, les rapports sexuels entraînent parfois une infection urinaire, pendant la grossesse, ils peuvent en déclencher une plus facilement. La tonicité des tissus génitaux et urinaires étant complètement modifiée par la progestérone, chaque va-et-vient encourage la remontée des germes dans la vessie.

Les germes responsables

Le plus fréquemment, il s'agit d'Escherichia coli, mais parfois aussi de Proteus mirabilis et du streptocoque. Il s'agit de germes courants qui habitent dans notre organisme et qui, sous l'effet des facteurs irritatifs et mécaniques de la grossesse, vont plus facilement se multiplier et engendrer l'infection. Il arrive que vous présentiez des signes d'infection urinaire (brûlures...) et qu'il n'y ait aucune trace de germes dans vos urines !

Le traitement

Consultez votre médecin dès les premiers signes de troubles urinaires. Il vous prescrira une analyse d'urine à faire au laboratoire, puis un traitement antibiotique adapté aux résultats de cette analyse. La prévention de ces infections urinaires est essentielle. Buvez beaucoup, 2 litres d'eau par jour, et régulièrement au cours de la journée. Videz votre vessie souvent. Par ailleurs, ayez une alimentation équilibrée pour avoir des urines non irritantes.

Infections vaginales

Qu'est-ce que c'est ?

Ce sont les infections les plus courantes de la grossesse. Elles se manifestent par des sécrétions vaginales (appelées « pertes blanches » ou « leucorrhées ») inhabituelles, abondantes et parfois nauséabondes. Ces écoulements peuvent s'accompagner de douleurs, de démangeaisons et de brûlures au niveau vulvo-vaginal. Ceci explique pourquoi les rapports sexuels sont douloureux. Ces infections peuvent bien sûr se transmettre à votre partenaire, mais pas d'inquiétude : elles sont rarement graves.

Les causes

L'imprégnation hormonale des voies génitales en cours de grossesse modifie le milieu vaginal et favorise le développement des germes naturels ou des germes rencontrés au quotidien. L'infection que l'on rencontre le plus souvent est une mycose. Elle est due à un germe, dont le plus fréquent est Candida albicans.

D'autres germes peuvent donner des infections vaginales : l'Escherichia coli, le Trichomonas, le Gardnerella, le Proteus mira-bilis, le streptocoque B, la Chlamydia, le mycoplasme, et plus rarement le gonocoque et le tréponème (syphilis).

La majorité de ces infections sont sexuellement transmissibles. Cependant, la grossesse à elle seule suffit au développement spontané de certains germes. D'autres situations favorisent également le développement de mycoses : un traitement antibiotique, un important changement de température, ou encore des bains répétés en piscine et des toilettes génitales trop fréquentes et agressives. Ne portez pas non plus de lingerie synthétique et trop serrée ni de pantalons moulants !

Le traitement

Dans tous les cas, si vous présentez certains symptômes évoqués ci-dessus, consultez votre médecin. Il vous prescrira un prélèvement à effectuer en laboratoire et un traitement, ainsi qu'à votre partenaire. Il s'agit le plus souvent d'ovules vaginaux et de crèmes.

Parfois, la prise d'antibiotiques est nécessaire. Le médecin vous conseillera d'utiliser un produit spécifique pour faire votre toilette. Produit que vous n'utiliserez que sur une courte période pour ne pas détruire la flore naturelle de vos organes génitaux.

La prévention est bien sûr la meilleure méthode pour ne rien attraper ! Elle est assurée par une hygiène parfaite :

- Après chaque selle, essuyez-vous d'avant en arrière et faites une toilette.
- Changez de lingerie tous les jours et de linge de toilette souvent.
- N'utilisez pas de gant de toilette et d'éponge : ce sont de vrais bouillons de culture … sauf si vous les changez tous les jours.
- Utilisez des produits de toilette adaptés, qui ne vont pas décaper vos muqueuses et favoriser la multiplication des germes.
- Votre partenaire doit aussi avoir une hygiène irréprochable (utilisez un préservatif si vous n'êtes pas sûre de lui).

M

Malaises

C'est simple, dès le début de votre grossesse, vous êtes sujette aux malaises... Vous ressentez des vertiges, des étourdissements, des sueurs froides, des troubles de la vision (voir p. 105), des accès de pâleurs et, parfois même, vous avez de véritables évanouissements.

Les causes

Au 1er trimestre

Ces malaises sont provoqués le plus souvent par l'hormone progestérone qui modifie votre circulation sanguine. Cela entraîne parfois des hypotensions. Faites attention alors aux changements brusques de position, à la station debout prolongée dans une atmosphère confinée, et aux hypoglycémies. Veillez également à bien vous alimenter, car l'anémie favorise aussi l'apparition de malaises.

Dans tous les cas, consultez votre médecin car, à ce stade précoce, il faut absolument éliminer le diagnostic de grossesse extra-utérine ou de fausse couche, dont les malaises peuvent être un des symptômes.

Au 2e trimestre

Les malaises allant jusqu'à la perte de connaissance sont plus fréquents... Ils sont vraiment liés au changement de position brutal qui entraîne une hypotension et à la station debout dans des endroits surchauffés. De plus, c'est la période propice aux hypoglycémies ; celles-ci déclenchant des malaises prolongés avec pertes de connaissance.

Au 3e trimestre

Comme si la panoplie des malaises ne suffisait pas... voilà qu'un autre survient une fois que vous êtes couchée sur le dos ! Cette fois, c'est votre utérus le responsable... Il s'est beaucoup alourdi et, lorsque vous vous allongez, il écrase les gros vaisseaux de votre organisme : l'aorte et la veine cave inférieure. Ceci a pour effet de diminuer l'arrivée du sang à votre cœur.

Enfin, un malaise avec perte de connaissance doit toujours vous conduire à consulter votre médecin, car toute autre maladie grave, comme l'épilepsie ou une maladie cardiaque, peut arriver pendant la grossesse...

Le traitement

Après avoir éliminé les diagnostics rares et graves, votre médecin pourra vous donner les conseils qui vous permettront d'éviter les malaises et vous prescrira des vitamines, du fer et, aussi, du magnésium.

Cependant, vous pouvez améliorer vous-même votre état en suivant ces petites consignes :

• mangez régulièrement au cours de la journée et fractionnez vos repas ;
• mangez et buvez peu sucré ;
• préférez les sucres lents ;
• ne sortez jamais à jeun et ayez toujours un morceau de sucre en poche au cas où un malaise surviendrait ;
• ne restez pas debout de façon prolongée et profitez de votre « privilège » pour demander une place assise ;
• asseyez-vous et, mieux encore, allongez-vous dès que vous ressentez les premiers signes de malaise ;
• couchez-vous toujours sur le côté (gauche de préférence) ;
• évitez au maximum les endroits chauds et confinés et ceux où vous ne pouvez pas vous asseoir facilement ou qui vous stressent.

Masque de grossesse

Qu'est-ce que c'est ?

Il s'agit de taches brunes plus ou moins étendues et plus ou moins foncées apparaissant sur le visage, dès le début de la grossesse. Elles se situent sur le front, les joues, le nez et la lèvre supérieure. Si la plupart des femmes n'ont pas de masque de grossesse, les peaux brunes y sont plus sujettes. Mais pas d'affolement ! Dans la grande majorité des cas, elles disparaissent progressivement après la naissance. En revanche, ce phénomène risque fort de réapparaître à chaque grossesse ou sous pilule contraceptive. D'autres régions du corps peuvent subir cette modification de pigmentation : la ligne médiane du ventre, les aréoles des seins, les cicatrices…

La cause

Sous l'influence des hormones de la grossesse, les cellules pigmentaires de votre peau vont se développer et maturer. Il en résulte une couleur foncée qui apparaît sur la peau aux endroits où ces cellules sont en grand nombre : sur le visage, le ventre, les mamelons ou encore les cicatrices.

Le traitement

Le dermatologue vous proposera d'appliquer certaines crèmes pour atténuer la pigmentation, mais le véritable traitement réside en la prévention ! Protégez-vous alors du soleil et de la grande luminosité en appliquant des crèmes solaires « écran total » et en portant un chapeau.

Migraines

Qu'est-ce que c'est ?

Ce sont des maux de tête bien caractéristiques situés souvent sur la moitié de la tête et derrière l'œil. Les migraines s'accompagnent souvent de malaise, de nausées, de vomissements, d'intolérance à la lumière et de troubles de la vue. Elles sont souvent pulsatiles (animées de battements artériels) et s'annoncent toujours de la même manière chez la même personne. Ce désagréable rituel permet donc de sentir la crise venir. La fréquence des crises est variable d'une personne à l'autre. Lorsque les migraines surviennent pendant la grossesse, leur traitement est bien sûr plus délicat...

Les causes

Les migraines ont des causes multiples : vasculaire, génétique, alimentaire, fatigue, surmenage ; mais chez la femme, elles sont directement liées aux hormones et aux cycles. Comme il n'y a plus de cycle pendant la grossesse, on observe alors une nette diminution de la fréquence et de l'intensité des crises. Dans la majorité des cas, les migraines vont s'arrêter au début de la grossesse pour réapparaître après l'accouchement. Souvent, elles n'ont plus le même caractère qu'avant la grossesse.

Le traitement

Heureusement que les migraines sont rares pendant la grossesse car les médicaments spécifiques à ces troubles sont interdits au 1er trimestre et fort déconseillés après. Si vous souffrez de maux de tête, vous pouvez toujours prendre du paracétamol, mais rares sont les vraies migraines qui n'y résistent pas...
Pour améliorer un peu les choses, reposez-vous, ayez une vie saine et dormez beaucoup. Si les migraines deviennent intolérables, consultez votre médecin. Il vous prescrira des examens complémentaires et vous donnera très ponctuellement certains médicaments.

Montée de lait

Qu'est-ce que c'est ?

La montée de lait est la première phase de l'allaitement ! Elle consiste en un gonflement des seins qui vont durcir et se gorger de lait, au 2e ou 3e jour après la naissance de votre bébé. Néanmoins, vous pouvez aussi en avoir pendant la grossesse.

La cause

Ce phénomène se produit sous l'influence d'une hormone, la prolactine, sécrétée par l'hypophyse (petite glande située dans le cerveau). Cette hormone est sécrétée en très grande quantité après l'accouchement, mais également lors de la grossesse. Ne vous étonnez donc pas si vous avez des montées de lait pendant cette période ! Néanmoins, plus on s'approche du terme et plus les seins se préparent à l'allaitement.

La conduite à tenir

Surtout, ne stimulez pas le mamelon et ne vous massez pas les seins ! Cela risquerait de favoriser une véritable montée de lait, trop précocement, et cela pourrait déclencher des contractions utérines.

Pendant la grossesse, il n'y a pas grand-chose à faire : reposez-vous, mettez un soutien-gorge bien serré et appliquez éventuellement des compresses chaudes ou glacées.

Ces petits soins soulagent efficacement l'inflammation et font régresser spontanément la montée de lait.

à savoir

M comme « mouvements »

Ressentir les mouvements de votre bébé est probablement la chose la plus agréable de toute votre grossesse. Les mouvements sont en général perceptibles à partir de 3 mois et demi pour les femmes multipares (celles qui ont déjà eu des enfants) et vers 4 mois pour celles qui attendent leur premier bébé. Au tout début, vous allez ressentir, très bas dans votre ventre, en dessous du nombril, des petits frôlements très légers, très brefs, et rares (une ou deux fois par jour). Comme si des ailes de papillon vous effleuraient ou que de petites bulles éclataient… La première fois, vous ne serez pas sûre qu'il s'agisse bien de mouvements fœtaux, et puis, avec le temps, vous les reconnaîtrez de mieux en mieux, et ils seront de plus en plus fréquents. À ce terme, c'est une sensation très agréable et qui vous aide à entrer en contact avec votre bébé. Plus tard, vers la fin de la grossesse, les mouvements prennent de l'ampleur et peuvent être parfois douloureux. Cela prouve que votre bébé est bien vigoureux ! Au 3e trimestre, votre bébé pourra être sujet au hoquet, qui se manifeste par de petits coups réguliers et localisés, et qui s'arrête tout seul après 5 ou 10 minutes.

Certains bébés remuent sans arrêt et d'autres ne s'agitent qu'une fois par jour. Cela dit, restez vigilante au rythme des mouvements. N'hésitez pas à consulter en urgence à la maternité lorsqu'il y a un grand changement dans la perception de ces mouvements : soit votre bébé ne bouge plus du tout depuis 10 à 12 heures, soit il bouge beaucoup moins, soit il bouge en permanence et de façon inhabituelle. La mort du fœtus dans l'utérus est un accident heureusement très rare, mais le premier signe est l'arrêt des mouvements actifs.

Muscles (distension des)

La cause

Dès le début de votre grossesse, tous vos muscles et leurs ligaments d'attache vont subir des modifications sous l'influence des hormones progestérone et œstrogène. Ils vont devenir moins toniques et beaucoup plus distendus. Cela va entraîner un certain nombre d'effets, souvent désagréables. Heureusement, après votre accouchement, tout rentrera dans l'ordre... petit à petit !

• Les muscles de votre dos deviennent moins efficaces pour soutenir votre colonne vertébrale. Cela déclenche des douleurs dorsales lombaires et sciatiques (voir Douleurs au dos, p. 36).

• Les deux muscles droits du ventre, qui recouvrent votre utérus, s'écartent facilement avec la croissance de votre bébé, surtout si vous avez eu plusieurs grossesses. Votre utérus, moins bien maintenu, est alors très en avant.

• Les muscles du périnée ferment votre bassin dans sa partie inférieure et permettent aux organes pelviens de se maintenir en place. Ces muscles, modifiés par les hormones de la grossesse et très sollicités par le poids croissant de l'utérus, se distendent et entraînent une légère descente des organes (utérus et vessie). Vous pouvez donc ressentir une incontinence des urines en cas d'efforts (voir Incontinence urinaire).

• Les muscles et surtout les tendons des bras et des jambes sont bien moins efficaces au niveau des articulations.

La conduite à tenir

Il n'y a pas de traitement à cette hyperlaxité musculaire puisqu'elle est naturelle et nécessaire à la préparation de votre corps à l'accouchement. En revanche, quelques précautions sont les bienvenues dans toutes vos activités :

• ne portez pas de charges lourdes ;

• ne vous penchez pas en avant pour vous baisser ;

• faites de la gymnastique douce et de la natation ;

• videz votre vessie souvent
et faites quelques exercices de « stop pipi », une seule fois par jour ;

• veillez à ne pas vous luxer l'épaule qui est plus sensible lorsque vous faites des mouvements ;

• marchez avec de bonnes chaussures et sur des terrains non accidentés pour ne pas vous tordre les chevilles ;

• ne courez pas inutilement et regardez bien où vous mettez les pieds !

En un mot, prenez soin de vous et prenez le temps de vivre à votre rythme...

N

Nausées et vomissements

Ces désagréments sont très fréquents en début de grossesse puisqu'ils concernent environ une femme sur deux. Les nausées et les vomissements ne sont pas toujours associés, ils peuvent se manifester isolément. Ils surviennent plutôt le matin à jeun, spontanément ou déclenchés par des odeurs de cuisine ou de tabac, par exemple. Dans la majorité des cas, ces malaises sont très pénibles et vous fatiguent, mais ils sont bénins et n'ont pas de retentissement grave sur votre grossesse. Néanmoins, il peut arriver (c'est rare, heureusement) que les vomissements et malaises soient tels qu'ils entraînent un amaigrissement important, voire une anorexie. Dans ce cas, l'hospitalisation est nécessaire. Cette situation dure jusqu'à la fin du 3e mois dans 90 % des cas et à ce stade, en 8 jours, tous les malaises si pénibles s'envolent ! Seules quelques femmes souffrent de nausées et de vomissements jusqu'à la fin de leur grossesse…

Les causes

La très forte sécrétion d'hormones au début de la grossesse est responsable de ces malaises. Les hormones agissent sur le système nerveux sympathique. Ce système nerveux commande, de façon involontaire, le fonctionnement des organes abdominaux, et en particulier celui du tube digestif.

Les problèmes psychologiques, les situations sociales ou familiales difficiles jouent aussi un rôle très important dans le déclenchement et l'entretien de ces désagréments.

La conduite à tenir

Lorsque vos nausées surviennent le matin à jeun :

- prenez votre petit déjeuner au lit et reposez-vous après, avant de vous lever ;
- mangez des aliments solides car les liquides font plus facilement vomir ;
- ne mangez pas de grosses quantités et fractionnez vos repas ;
- ne mangez que des choses qui vous font envie et ne vous forcez pas à absorber ce qui vous écœure sous prétexte que c'est bon pour votre bébé ;
- buvez par petites gorgées ;
- évitez le thé et le café.

Votre médecin vous prescrira des médicaments pour vous soulager. S'ils ne sont pas très efficaces sur les nausées, ils le sont sur les vomissements.

Essayez d'avoir une vie calme et de vous reposer. La fatigue, le stress et le manque

de sommeil augmentent ces phénomènes digestifs.
Dans les cas graves, vous devrez être hospitalisée pour vous soigner.

Nombril

Pendant votre grossesse, votre nombril se modifie. Dès la fin du 2e trimestre, il est tiraillé par la pression de l'utérus qui grandit et pousse en dessous. Vous ressentez alors des douleurs tout autour. Celles-ci, bien sûr, augmenteront au fur et à mesure que votre bébé grandit...
En fin de grossesse, votre nombril sera tout plat et sa peau sera très fine et très sensible. Il va changer de couleur et deviendra brun comme la ligne médiane qui lui fait suite sur le ventre, surtout si vous avez une peau très brune. Ce phénomène est dû aux sécrétions de l'hormone œstrogène qui permettent une maturation des cellules pigmentaires de la peau.
Ne vous inquiétez pas, tous ces petits inconvénients vont disparaître après la naissance de votre bébé et votre nombril retrouvera son aspect habituel quelques mois après votre accouchement...

O, P

Œdèmes

Qu'est-ce que c'est ?

Très fréquents pendant la grossesse, ils peuvent apparaître dès le 2e trimestre.
Ils consistent en un gonflement, par accumulation d'eau sous la peau, le plus souvent au niveau des jambes, des pieds et des mains. Ils ne sont pas graves s'ils ne s'accompagnent pas d'hypertension et d'albumine dans les urines.

Les causes

La rétention d'eau est due aux hormones de la grossesse.
De plus, les troubles de la circulation (voir Varices) apparaissant pendant cette période, participent à l'augmentation de ces gonflements. Attention ! certaines pathologies, comme la toxémie de fin de grossesse, peuvent se manifester par des œdèmes.

La conduite à tenir

Le traitement et surtout la prévention consistent à éviter la fatigue, les stations debout prolongées, les atmosphères chaudes et confinées, les bains trop chauds ainsi que l'exposition au soleil. Quelques petites astuces pour vous sentir moins « gonflée » :

- surélevez vos jambes dès que c'est possible, et la nuit pour dormir ;
- portez des bas ou des collants de contention ;
- faites de la marche et des mouvements de pédalage avec vos jambes ;
- buvez beaucoup d'eau ;
- mangez normalement salé (mais ne faites surtout pas de régime sans sel, ça pourrait être dangereux…).

Dans tous les cas, si vous voyez des œdèmes se former, consultez absolument votre médecin. Il surveillera votre tension artérielle et vérifiera vos urines.

Périnée

Tout au long de votre grossesse, vous allez prendre du poids d'une façon plus ou moins régulière : 1 kg par mois les six premiers mois et 1,5 à 2 kg par mois les trois derniers. Au total, la prise de poids moyenne est de 12 kg environ. Certaines femmes grossiront beaucoup au début de leur grossesse tandis que d'autres s'arrondiront sérieusement à la fin. Tout ceci n'est pas très important : ce qui compte, c'est la prise globale !

L'excès de poids pendant la grossesse représente un inconfort au quotidien. Pour la mère, il occasionne des douleurs dans le dos et dans les jambes, mais surtout celle-ci risque d'avoir un accouchement plus difficile car les dimensions de son bassin seront réduites par l'épaisseur de graisse qui le tapisse. Pour le fœtus, il n'y a pas de retentissement sauf lorsque la prise de poids est liée à un diabète de la grossesse. En effet, cette pathologie engendre souvent des gros bébés.

L'insuffisance de prise de poids est plus rare et a peu de conséquences chez la future maman en dehors d'une éventuelle fatigue excessive. Pour le fœtus, il y a un risque de retard de croissance, appelé aussi « hypotrophie ».

Les causes

La prise de poids au cours de la grossesse est physiologique. Elle correspond au poids croissant du fœtus et du placenta, à l'augmentation de volume de l'utérus, des seins et de celui du sang maternel. Tout ceci vous amène à prendre environ 8 kg ! De plus, vous constituez une réserve de graisse pour l'allaitement, ce qui représente environ une prise de 4 kg une fois arrivée à terme.

Bien sûr, toutes les femmes ne grossissent pas de la même manière et plusieurs éléments font varier cette prise de poids :

• La morphologie de la femme avant sa grossesse est un élément essentiel. Une femme maigre devra « rattraper » et pourra prendre jusqu'à 20 kg sans qu'il faille s'inquiéter. En revanche, une femme en surpoids ou obèse ne prendra que quelques kilos et pourra même maigrir.

• La physiologie de chaque femme est différente et probablement d'origine génétique. Pour la même alimentation et la même activité, la prise de poids sera différente.

• Le poids de votre bébé joue un rôle dans votre prise de poids. Si vous préparez un bébé de 4 kg, il est logique de grossir plus que si votre bébé atteint les 2,5 kg !

• Certaines pathologies de la grossesse peuvent faire grossir, c'est la raison pour laquelle votre médecin surveille votre poids, votre tension artérielle et vos urines. La toxémie gravidique et le diabète gestationnel sont souvent responsables d'une prise de poids excessive. D'autres pathologies constituent l'origine d'une perte de poids ou d'une prise de poids insuffisante : les vomissements prolongés, l'anorexie ou carence alimentaire, certaines maladies digestives…

• Enfin, l'alimentation est l'élément essentiel dans la prise de poids au cours de votre grossesse.

La conduite à tenir

Ayez, tout au long de votre grossesse, une alimentation variée et équilibrée. Et surtout, mangez à votre faim sans « manger pour deux » !

• Fractionnez vos repas et limitez au maximum les sucreries, les boissons sucrées, et les aliments très gras et très salés.

• Mangez un laitage nature quand vous avez un petit creux, et non un fruit ou une viennoiserie.

• Buvez de l'eau et bannissez les sodas.

• Mangez tous les jours des féculents en quantité raisonnable.

• Mangez aussi tous les jours des protéines animales, apportées par la viande, le poisson ou les œufs.

Si vous avez un excès de poids, votre médecin vous prescrira un régime et vous adressera à un nutritionniste.

Si vous ne grossissez pas assez, vous serez mise au repos et des conseils alimentaires vous seront donnés.

Précautions à prendre

Médicaments

De nombreuses situations au cours de la grossesse peuvent nécessiter la prise de médicaments. Un grand nombre d'entre eux sont interdits ou déconseillés pendant cette période. En effet, certains sont responsables de malformations chez le fœtus les trois premiers mois, période particulièrement sensible où tous les organes se mettent en place. Soyez donc très vigilante lorsque vous voulez entreprendre une grossesse ; ne prenez aucun médicament sans y avoir réfléchi auparavant ! Certains médicaments, pris tout au long de votre grossesse, peuvent entraver le développement de votre fœtus et être mauvais pour vous. La prise d'aspirine, par exemple, peut déclencher des troubles de la coagulation et compliquer l'accouchement. Par ailleurs, ne pas traiter certaines pathologies pendant la grossesse peut avoir de sérieuses conséquences sur votre fœtus. De la fièvre, par exemple, risque de déclencher l'accouchement prématurément ou de conduire au décès du fœtus. Pas de panique pour autant, car de nombreux médicaments sont autorisés, voire conseillés ! Néanmoins, ne faites pas d'automédication ; quels que soient la gêne ou le trouble, consultez votre médecin ou la sage-femme.

Une seule exception à la règle : le paracétamol, que vous pouvez prendre en cas de douleurs diverses, à condition bien sûr de ne pas dépasser la dose de 3 g par 24 h et de ne pas y être allergique.

Si vous êtes porteuse d'une pathologie antérieure à votre grossesse, il est très important de continuer votre traitement. Souvent, ce médicament devra être modifié et c'est la raison pour laquelle il est indispensable de consulter votre médecin avant la conception. Ces situations se rencontrent si vous êtes atteinte, entre autres, d'une épilepsie, d'un diabète, d'une cardiopathie ou d'une hypertension.

Pendant votre grossesse, les maladies bénignes et fréquentes comme les rhumes, les bronchites ou les angines doivent être traitées. La plupart des médicaments utilisés habituellement – antibiotiques, antipyrétiques (contre la fièvre) – et fluidifiants sont autorisés. Les solutés nasals sont ponctuellement permis. Vous pouvez aussi traiter vos maux de tête avec du paracétamol. S'ils ne sont pas calmés, vous devez consulter. Les migraines sont difficiles à traiter pendant la grossesse, dans la mesure où les antimigraineux spécifiques sont interdits. Vous devrez donc vous contenter du paracétamol…

Pour toutes les autres maladies ou affections que vous contracterez peut-être pendant cette période, votre médecin saura vous conseiller et prescrire les traitements adéquats. Enfin, si vous souffrez d'une pathologie plus sérieuse, des médicaments habituellement contre-indiqués ou interdits vous seront sans doute prescrits (par exemple, lors de certaines hyperten-

sions résistantes ou en cas de maladies psychiatriques).
Un certain nombre de médicaments vous seront conseillés : du fer, de l'acide folique, vitamines ou magnésium pour améliorer tous vos petits maux !

Rayons X

Un certain nombre de situations nécessitent la pratique de radiographies au cours de la grossesse : par exemple, lors de soins dentaires, de fractures ou d'entorses... Il n'y a pas de véritable contre-indication à la pratique de ces examens, d'autant que le radiologue peut vous mettre une protection abdominale à l'aide d'un tablier de plomb. On évitera tout de même la multiplication des clichés, surtout lors du premier trimestre, période où les organes du fœtus se mettent en place. Dans tous les cas, on limitera la pratique des radiographies lors du diagnostic de certaines maladies comme les pneumopathies.
Avant l'accouchement, si votre fœtus se présente par le siège, le médecin vous prescrira une radiographie de votre bassin. Celle-ci, rassurez-vous, ne comporte aucun risque pour votre bébé !

Soleil

L'exposition intensive au soleil est toujours nocive, même en dehors de la grossesse ! Il faut donc toujours se protéger avec des crèmes « écran total ».
Pendant la grossesse, les effets du soleil sont décuplés – la preuve : vous bronzez plus facilement et votre bronzage tient plus longtemps... Ce sont les effets des sécrétions hormonales de la grossesse.
Malheureusement, au niveau du visage, des taches brunes très inesthétiques peuvent apparaître sur le front, les joues et la lèvre supérieure. Ce masque de grossesse a souvent la mauvaise habitude de persister bien après l'accouchement, de réapparaître à chaque grossesse et même sous une contraception orale. Donc, ne sous-estimez pas ces méfaits du soleil car les traitements proposés (principalement les crèmes) ne sont pas très efficaces...
Enfin, si vous vous exposez les jambes, l'apparition de varices risque de se produire plus rapidement, la grossesse étant une situation favorisant cette pathologie.

Sport

La grossesse n'est pas une maladie, mais une situation particulièrement délicate qui nécessite certains aménagements de votre mode de vie et donc de vos activités sportives. Au 1er trimestre, aucun sport ne déclenche a priori de fausse couche ; en revanche, cet accident peut survenir si vous faites une chute brutale. L'excès

et la violence de certains sports entraînent à la longue une fatigue maternelle et des contractions. Ceci peut provoquer, au cours des 2e et 3e trimestres, un retard de croissance intra-utérin ou un accouchement prématuré.
Pour vous aider à faire le tri, voici la liste de certains sports :

Les sports formellement interdits

Ce sont ceux qui demandent des efforts violents ou comportent des risques de chute :
- le ski nautique, alpin et de fond ;
- l'équitation ;
- le tennis ;
- la plongée sous-marine ;
- le canoë-kayak ;
- la planche à voile ;
- le VTT ;
- les sports de combat ;
- les sports d'équipe ;
- le patinage ;
- l'escalade ;
- l'aérobic et la musculation.

Si vous êtes une sportive confirmée dans ces sports, vous pouvez, les trois premiers mois, encore pratiquer le tennis, le VTT (doucement quand même !) et la planche à voile.

Les sports autorisés autorisés

- la gymnastique douce comme le stretching ;
- la marche ;
- la natation sous toutes ses formes.

La pratique de ces activités physiques est excellente ! Elle vous détend, développe votre souffle et prépare votre organisme à l'accouchement. Alors, n'hésitez pas à « bouger » si votre grossesse se déroule normalement…

Travail

Lorsque vous êtes enceinte, vous n'êtes pas malade donc travailler est tout à fait naturel !
En revanche, certaines activités nécessitent un aménagement.
C'est le cas des activités professionnelles trop fatigantes qui peuvent être responsables d'accouchements prématurés ou de retards de croissance intra-utérins.
On sait tout de même que l'ensemble des femmes qui ont une activité professionnelle ont un risque moins important d'accouchement prématuré.
Ce phénomène est probablement dû à la meilleure insertion
dans la vie sociale qui est bénéfique psychologiquement.
De ce fait, vous êtes mieux informée et avez une connaissance plus pointue des événements et de vos droits. Vous êtes aussi souvent mieux suivie sur le plan médical.

Enfin, la loi vous impose des visites régulières et le médecin du travail doit y veiller ! Néanmoins, chez certaines femmes, la grossesse est d'emblée pathologique et va donc nécessiter un aménagement particulier de leur mode de vie et de leur travail, allant même à un arrêt de travail prématuré.

Aménagement de travail

Voici une liste non exhaustive des pathologies nécessitant un aménagement de travail particulier

- antécédents de fausse couche tardive ;
- béances du col connues (exposition au Distilbène, malformations ou anomalies du col...) ;
- grossesses multiples ;
- les antécédents de retard de croissance intra-utérin ;
- antécédents d'accouchement prématuré ;
- les hypertensions et les antécédents de toxémie...

Le surmenage dans le travail

Dans d'autres cas, le travail est néfaste au bon déroulement de la grossesse, celui-ci engendrant fatigue et stress trop intenses :

- les femmes travaillant dans une atmosphère bruyante et soumises à des vibrations (ouvrières) ;
- les femmes travaillant dans un environnement très chaud ou très froid (repasseuses, cuisinières, ouvrières dans la réfrigération...) ;
- le travail à la chaîne ;
- les travaux nécessitant de porter des charges lourdes (manutentionnaires, étalagistes de supermarché) ;
- les travaux obligeant à des stations debout (vendeuses, coiffeuses, dentistes...) ;
- les travaux exigeant de nombreux transports (commerciales, conductrices de bus, femmes chauffeurs de taxi...) ;
- les femmes qui travaillent de nuit (personnel hospitalier) ;
- les métiers entraînant des décalages horaires (personnel navigant) ;
- les métiers du sport ;
- les mères au foyer qui ont plusieurs enfants et qui n'ont aucune aide.

Danger !

Certains corps de métiers peuvent entraîner un danger pour le fœtus. Ils doivent donc nécessiter un aménagement du poste de travail, le plus tôt possible :

- les métiers comportant un risque d'exposition à un rayonnement (radiologue et manipulatrice radio) ;
- les métiers nécessitant la manipulation de produits chimiques ou toxiques (infirmières, personnel d'usine chimique,

coiffeuses).

Dans tous ces cas, vous devrez informer votre médecin dès la première consultation du 1er trimestre (voire avant la grossesse) du type de profession que vous exercez. Il vous donnera ainsi tous les conseils adaptés et aménagera avec vous le suivi de la grossesse, prévoira l'arrêt de travail, l'aide à domicile et la prise en charge de vos enfants.

Vaccins

Trois situations peuvent nécessiter la pratique de vaccins au cours de la grossesse : la vaccination systématique (grippe, hépatite), la mise à jour de vos vaccins habituels (tétanos, polio) et les voyages dans les pays nécessitant des vaccinations spécifiques (choléra et fièvre jaune).

Les seuls vaccins autorisés pendant votre grossesse sont ceux fabriqués à partir de virus tués. Les vaccins fabriqués à base de virus atténués sont interdits.

Les vaccins sans danger

- la grippe ;
- l'hépatite B ;
- le tétanos ;
- la polio injectable ;
- le choléra.

Les vaccins formellement interdits

- la polio par voie orale ;
- la variole (ne se pratique plus actuellement) ;
- la rubéole ;
- la typhoïde.

à savoir

Destinations à risques

Certains pays tropicaux ou asiatiques nécessitent des vaccinations déconseillées voire interdites pendant la grossesse (voir p. 86). Si la prévention contre le paludisme par la prise de nivaquine est autorisée, elle n'est malheureusement pas suffisante dans certains pays, où l'utilisation d'un médicament interdit pendant la grossesse serait nécessaire. Aussi pensez bien à tous ces dangers lorsque vous organisez votre voyage…

Dans certains pays en voie de développement, la médiocre qualité de l'eau et de l'hygiène alimentaire risque de vous exposer à la gastro-entérite ou à certaines maladies comme la toxoplasmose – si vous n'êtes pas immunisée – ou la listériose… Vous devrez donc redoubler d'attention : ne mangez pas d'aliments crus, ne buvez pas l'eau du robinet, que vous n'utiliserez pas non plus pour vous laver les dents.

Ne consommez que des aliments cuits et ne buvez que des boissons

Les vaccins à éviter, mais parfois indispensables

- la fièvre jaune ;
- le BCG (tuberculose) ;
- la coqueluche ;
- la diphtérie ;
- la rage ;
- la brucellose ;
- la rougeole ;
- le méningocoque ;
- le pneumocoque ;
- les oreillons.

Votre médecin sera toujours de bon conseil ! N'hésitez pas aussi à vous renseigner auprès des organismes tout à fait compétents en la matière (l'Institut Pasteur, le Centre de vaccinations d'Air France et le Centre de vaccinations du service des maladies infectieuses de l'hôpital de la Pitié-Salpêtrière...). En province, adressez-vous au service des maladies infectieuses des centres hospitalo-universitaires.

Voyages

La grossesse n'interdit pas les vacances et les voyages, à condition bien sûr que la vôtre se déroule normalement ! Cependant, il y a voyages et voyages... ceux qui s'effectuent dans votre propre pays et ceux qui vous conduisent vers de lointaines destinations ! Dans tous les cas, il est indispensable de prendre un certain nombre de précautions en fonction de vos projets.

Les voyages dans votre pays

• Évitez de vous déplacer en voiture au-delà de 150 km et ceci dès le début de votre grossesse ! En effet, la voiture déclenche des contractions, des douleurs dans le

... savoir

Un vol réussi

Préférez toujours les déplacements en avion pour les longues distances. La majorité des compagnies aériennes vous accepteront jusqu'à 7 mois de grossesse, avec bien sûr un certificat de votre médecin ! Par ailleurs, des précautions s'imposent. En avion, les jambes ont tendance à gonfler et d'autant plus que vous êtes enceinte. Installez-vous donc confortablement, faites des mouvements de jambes, marchez le plus possible dans le couloir. Votre médecin peut vous prescrire des bas ou des collants de contention pour éviter les phlébites. Il vous conseillera aussi la prise de médicaments veinotoniques et d'antispasmodiques simples. Buvez beaucoup d'eau pendant le vol pour bien vous hydrater. Enfin, attention au décalage horaire qui fatigue !

dos et apporte un malaise général. Si vous n'avez pas le choix et que vous devez vous rendre à l'autre bout de votre pays, faites de vraies étapes : arrêtez-vous fréquemment et dormez à mi-chemin.

• Choisissez des vacances sans excursions et sans activités sportives intenses. Partez pour vous « re-po-ser » !

• Prenez le train ou l'avion en sachant que les attentes et les allées et venues dans les gares et les aéroports sont fatigantes. Faites-vous, de toute façon, accompagner. Préférez les trains de nuit où vous serez allongée pour les longues distances.

• Prenez le car ou l'autobus pour de courtes distances et profitez de votre état de grossesse pour « réclamer » une place assise !

Les voyages à l'étranger

• En voiture, en bus ou en car, ils sont interdits. Ils sont bien trop longs et fatigants…

• Pour certaines destinations, vous pouvez prendre le train, mais c'est bien sûr plus long et plus fatigant qu'en avion !

R

Relations sexuelles

Elles sont tout à fait autorisées, tout au long de la grossesse. Chaque période de la grossesse a ses caractéristiques d'ordre mécanique et psychologique :

Au 1er trimestre

L'embryon est tout petit et bien protégé dans son œuf par l'épaisseur de l'utérus et la longueur du col qui est bien fermé. Il ne risque donc rien et les rapports sexuels ne provoquent pas de fausse couche. Cela dit, on observe souvent une baisse de la libido à cette période et les causes sont multiples.

• La pénétration peut être douloureuse car, sous l'influence hormonale, les parois vaginales se modifient et la position de l'utérus change.

• Les nausées, les vomissements et la fatigue de cette période ne sont pas non plus très propices à une sexualité épanouie. Et puis, dans votre tête, il se passe plein de choses. Vous réalisez petit à petit que votre existence va changer, qu'une vie est en train de naître en vous et que vous allez avoir un nouveau rôle à jouer.

Vous investissez tout de suite sur l'avenir tout en gardant une certaine réserve ; on ne sait jamais ce qui peut arriver à ce stade et vous restez prudente.

• Vous vous interrogez aussi beaucoup sur cette grossesse : « Suis-je assez prête ? Est-ce que je vais être capable ? Est-ce que je ne fais pas une bêtise ?... » Vos sentiments sont ambigus, vous regrettez et puis, l'instant d'après, vous nagez dans le bonheur !

• Enfin, vous êtes en train de vous transformer en future mère et c'est bien sûr un travail physique et psychologique lent et progressif. Vous vous repliez sur vous-même et avez un peu de mal à communiquer avec votre compagnon. Cette période est très importante pour votre couple, il ne faut surtout pas couper les relations. Expliquez à votre partenaire ce qui se passe en vous, car il a du mal à comprendre que ce nouveau bonheur qui vous concerne tous les deux vous éloigne de lui. De son côté, il devra faire preuve de patience et vous témoigner toute sa tendresse. N'hésitez donc pas à en parler ensemble, tout l'équilibre de votre couple est en jeu...

Au 2e trimestre

Ça y est ! Vous allez vous sentir mieux dans votre corps !

Finis les malaises, les nausées et la fatigue. Votre corps va commencer à se modifier

savoir

Quelques particularités...

Lorsque votre grossesse se déroule normalement, vous pouvez avoir des rapports sexuels pendant tout son déroulement. Seul votre médecin peut déceler une contre-indication à n'importe quel stade de votre grossesse :

• menace de fausse couche précoce ou tardive ;
• menace d'accouchement prématuré ;
• antécédent d'accouchement prématuré ;
• placenta prævia (placenta positionné contre ou sur le col) ;
• hypertension.

Il est bien connu que les rapports sexuels et l'orgasme peuvent déclencher des contractions. De plus, le sperme contient des prostaglandines : substances qui donnent des contractions. C'est la raison pour laquelle il peut arriver que l'on conseille, à terme, d'avoir des rapports sexuels pour déclencher le travail. C'est ce que l'on appelle « la méthode italienne »... Après les rapports sexuels,

et vous allez avoir une véritable preuve de l'évolution de votre grossesse et de la vie qui grandit en vous : votre ventre va grossir, vous le percevrez dans le bas de votre ventre ; et surtout, vous allez enfin sentir votre bébé bouger.
Vous serez si épanouie qu'il sera alors beaucoup plus facile de communiquer avec votre compagnon ! Vous lui ferez partager les petits bonheurs de cette étape de la grossesse et ce sera donc l'occasion d'avoir des échanges de tendresse et d'amour. Votre sexualité à tous les deux pourra s'exprimer et s'épanouira sous une nouvelle forme. Vous en ressentirez une complicité qui ne fera que consolider votre couple. Cependant, ne vous étonnez pas si votre partenaire est un peu distant ; le changement de votre corps et la présence de ce bébé dans votre ventre peuvent le mettre mal à l'aise, modifier l'image qu'il a de la femme comme objet sexuel et réveiller en lui des souvenirs le renvoyant à sa propre mère. Ne vous découragez pas, profitez de ces interrogations pour en discuter. Vous apprendrez ainsi à mieux vous connaître l'un et l'autre.

Au 3e trimestre

Le bébé commence à prendre beaucoup de place ! Vous allez peu à peu être gênée par le volume de votre ventre. Les projets de vie avec votre enfant vont être au premier plan de vos préoccupations. Les relations sexuelles sont toujours autorisées, bien sûr, si votre grossesse se déroule bien. Votre compagnon et vous allez devoir vous adapter et faire preuve d'imagination pour trouver des positions confortables. Votre partenaire devra être plus attentif à la gêne et aux douleurs que la pénétration pourrait déclencher. Vous aurez peut-être peur de faire mal à votre bébé ou de l'infecter, mais ne vous inquiétez pas : la nature est bien faite et, si vous avez, tous les deux, une hygiène irréprochable, il n'y a aucun risque ! Il se peut que votre partenaire ou vous-même ne supportiez plus du tout la pénétration pour des raisons de douleurs, d'inconfort, de honte de votre image corporelle : là aussi, rassurez-vous, c'est tout à fait normal… Ce sera le moment de trouver les caresses et la tendresse nécessaires qui vous permettront de conserver des échanges privilégiés.

Après la naissance de votre enfant

Une tout autre vie vous attend et, pendant quelques mois, seul votre petit bout comptera pour vous ! En cette période indispensable à l'établissement de la relation mère/enfant, vous serez maman avant tout. Votre vie de couple sera donc un peu mise « entre parenthèses », mais attention : ne rejetez pas ni négligez votre compagnon pour autant ! Faites-le participer aux joies que vous apporte votre bébé, restez tendre envers lui, montrez-lui que vous l'aimez toujours, mais que, pour l'instant, votre nouveau-né vous occupe l'esprit complètement. Soyez très attentive aux besoins de votre partenaire. Il sera très compréhensif, surtout s'il a toujours été présent auprès de vous tout au long de cette aventure. Et puis, petit à petit, votre désir sexuel va revenir, vous allez retrouver votre silhouette antérieure à la grossesse, vous vous sentirez à nouveau femme, comblée en plus par une maternité. En un mot, vous serez autre : plus mûre, intérieurement plus riche et souvent plus épanouie...

Rétention d'urine

Qu'est-ce que c'est ?

Il s'agit de l'impossibilité de vider sa vessie, alors qu'elle est pleine et que l'on en ressent l'envie. Cela occasionne des douleurs du bas-ventre, de plus en plus intenses au fur et à mesure que le temps passe et que la vessie continue à se remplir.

Les causes

La grossesse constitue une situation où des phénomènes mécaniques peuvent entraîner une compression de l'urètre (petit canal permettant l'évacuation des urines de la vessie vers l'extérieur). En effet, l'utérus va se plier en avant ou en arrière dès le début de la grossesse et, parfois, à tel point qu'il entraîne la vessie avec lui. Cela forme alors un coude complètement fermé entre la vessie et l'urètre. Les urines ne peuvent plus s'écouler même avec l'aide des contractions que produira la vessie pour essayer de se vider. Ce phénomène est rare et apparaît au 1er trimestre de la grossesse lorsque l'utérus est encore suffisamment petit et mobile pour se mouvoir dans le bassin. Dès le 2e trimestre, tout risque est écarté, car l'utérus monte dans le ventre et ne peut donc plus se plier en avant ou en arrière.

D'autres situations favorisent une rétention d'urine, mais elles ne sont pas exclusivement liées à la grossesse. Elles proviennent soit d'une infection urinaire douloureuse ou d'une infection vulvaire très importante – et en particulier herpétique – pour laquelle la douleur est telle à la miction qu'un phénomène réflexe entraîne une rétention d'urine. La rétention d'urine peut aussi être le premier signe d'une sclérose en plaques ou d'autres maladies neurologiques graves.

Le traitement

La douleur est telle dans la rétention d'urine qu'elle constitue une urgence médica-

le. Le traitement est simple et indolore. Il consiste à mettre une sonde urinaire dans la vessie pour procéder à l'évacuation des urines. Le soulagement est immédiat.
Ensuite, le médecin prescrira les examens pour rechercher la cause et instituera un traitement si nécessaire.

Rhinite

Qu'est-ce que c'est ?

C'est une inflammation et un œdème des muqueuses nasales qui provoquent une gêne à la respiration ainsi qu'un éventuel écoulement du nez.

Les causes

La plupart des rhinites sont d'origine infectieuse : virale ou bactérienne, c'est le banal rhume que vous connaissez bien et qui n'est pas spécifique à la grossesse. Cependant, elles peuvent aussi être d'origine allergique. Néanmoins, un œdème des muqueuses nasales et des fosses nasales peut survenir au cours de la grossesse, et plus précisément après le 1er trimestre. Ce phénomène est probablement dû à l'influence des sécrétions hormonales.
Cet œdème peut durer jusqu'à l'accouchement et vous donner l'impression d'être enrhumée en permanence. Parfois, il est si important qu'il risque d'atteindre les muqueuses de la trompe d'Eustache. Un œdème dans ce conduit qui fait communiquer le nez et l'oreille interne peut provoquer des troubles de l'audition comme des bourdonnements ou créer une sensation d'oreille bouchée. Ces désagréments ne sont absolument pas graves, car tout disparaîtra après la naissance du bébé !

Le traitement

Si vous êtes très gênée, le médecin ORL vous prescrira un traitement local, des pulvérisations, des lavages de nez et des mucolytiques (médicaments qui fluidifient le mucus). Mais tous ces soins ne sont pas très efficaces…

S

Saignements de nez (épistaxis)

Qu'est-ce que c'est ?

Les saignements de nez sont fréquents pendant la grossesse, surtout à partir du 2e trimestre. Ils sont rarement abondants. La plupart du temps, ils surviennent spontanément, sans facteur déclenchant, et s'arrêtent rapidement. Néanmoins, s'ils se reproduisent très fréquemment ou s'ils sont accompagnés de malaises ou de maux de tête, mieux vaut consulter un médecin sans tarder.

Les causes

Sous l'effet des hormones de la grossesse, la muqueuse nasale est congestionnée et les vaisseaux qui l'irriguent sont très dilatés et fragilisés. Aussi, la moindre petite agression peut la faire saigner : frottement, choc, mouchage, changement de température brutal, atmosphère très chaude, agitation et stress.

L'hypertension artérielle peut aussi se manifester par des épistaxis ; si vos saignements se répètent ou s'associent à des maux de tête, consultez donc rapidement votre médecin.

La conduite à tenir

Évitez de traumatiser votre nez ; si vous saignez, exercez une pression sur votre narine et reposez-vous. Vous pouvez aussi mettre une petite mèche de gaze pour comprimer la zone qui saigne. Si les saignements sont abondants ou fréquents, votre médecin recherchera une hypertension et la traitera ou vous enverra chez l'ORL pour coaguler la zone qui saigne.

Saignements vaginaux (métrorragies)

Ils peuvent survenir à n'importe quel moment de votre grossesse. C'est un symptôme inquiétant qui doit vous faire consulter en urgence à la maternité.

Le volume de sang perdu est variable selon la cause. Cela peut aller de simples traces brunâtres à une véritable hémorragie, très abondante, risquant de mettre votre vie en danger.

Les causes

Au 1er trimestre

La fausse couche précoce ou avortement spontané est la première cause de saignements. Elle se produit fréquemment et pour de multiples raisons. Les saignements sont plus ou moins abondants. Ils sont souvent minimes mais peuvent être parfois hémorragiques, accompagnés de douleurs du bas-ventre.

Une grossesse extra-utérine peut aussi se manifester par des saignements et des douleurs. Elle est moins fréquente, mais extrêmement grave si le diagnostic n'est pas fait à temps.

D'autres causes risquent de vous faire saigner au 1er trimestre de la grossesse, mais elles sont heureusement moins sérieuses. Il s'agit d'hématomes autour de l'œuf ou de décollements de membranes qui provoquent des saignements sans qu'il y ait pour autant fausse couche. Il arrive aussi que le col, fragilisé par l'imprégnation hormonale, se mette à saigner facilement. On ne trouvera souvent aucune cause et l'on parlera de « règles anniversaires » si ces saignements se produisent à peu près à la date où auraient dû survenir les règles s'il n'y avait pas eu grossesse.

Au 2e trimestre

Les causes des saignements sont du même ordre, mais avec un fœtus plus gros et plus mûr. Cela peut être le signe d'une menace de fausse couche tardive, voire d'un accouchement très prématuré si les saignements se produisent à partir de 5 mois de grossesse. Il peut s'agir aussi d'un hématome du placenta avec risque de rupture très prématurée des membranes. Enfin, cela peut provenir d'un placenta prævia, c'est-à-dire d'un placenta placé tout près du col ou sur le col lui-même. Quant à l'hématome rétro-placentaire, il est plus rare à cette période. Dans tous ces cas, il y a un risque vital pour le fœtus et parfois pour la mère.

à savoir

En un mot...

Un saignement pendant la grossesse est un symptôme anormal. Il doit donc vous faire consulter rapidement, et seule l'échographie permettra d'établir un diagnostic rapide. Heureusement, dans la majorité des cas, votre grossesse ne sera pas en danger. Cependant, il peut arriver qu'elle nécessite une prise en charge délicate. N'hésitez pas à demander des explications. Parfois, des décisions difficiles devront être prises et votre avis, ainsi que celui de votre conjoint seront bien sûr très importants.

Au 3e trimestre

Nous retrouvons les mêmes causes qu'au 2e trimestre, mais elles sont souvent plus graves. Les hémorragies peuvent être très abondantes et mettre en jeu le pronostic vital de la mère et du fœtus. Soyez attentive à tout saignement car la menace d'accouchement prématuré et l'accouchement prématuré peuvent se manifester de cette façon, avant même l'apparition des contractions. À ce moment, le placenta prævia risque aussi de saigner très abondamment. Quant à l'hématome rétro-placentaire, il consiste en un décollement partiel ou total du placenta, en dehors du travail et de la délivrance habituels. Cela entraîne la plupart du temps la mort du fœtus in utero et une hémorragie grave chez la mère.

Tout au long de la grossesse

En général, les saignements proviennent tout simplement du col qui est très fragilisé par les modifications hormonales. Donc, tout traumatisme sur le col risque d'entraîner des métrorragies. À l'occasion d'un examen du col par le médecin ou la sage-femme, lors de rapports sexuels, ou encore lors de la mise en place d'un tampon ou d'un ovule dans le vagin… Autant d'incidents qui permettent toujours un diagnostic d'élimination ; néanmoins, une grande prudence doit s'imposer : consultez toujours en urgence lorsque vous avez des saignements.

La conduite à tenir

Rendez-vous rapidement à la maternité ; le médecin ou la sage-femme fera un examen du col et surtout une échographie. Vous aurez également une prise de sang pour déterminer votre groupe de Rhésus sanguin, si ce n'est pas déjà fait. En effet, à chaque fois que vous saignez pendant la grossesse et si vous êtes de Rhésus négatif, vous devez recevoir une injection de gammaglobulines anti-D. Avec cette sorte de vaccin, vous évitez de fabriquer des anticorps contre votre fœtus, s'il est de Rhésus positif. Si tous les diagnostics graves sont éliminés, vous rentrerez à la maison avec des conseils, du repos et souvent avec une prescription de médicament antispasmodique simple.

Si l'on diagnostique une fausse couche au 1er trimestre, vous serez prise en charge pour un curetage ou une évacuation spontanée. Si l'on suspecte une grossesse extra-utérine, vous serez soit opérée en urgence, soit mise sous traitement médical et particulièrement surveillée.

Si vous saignez aux 2e et 3e trimestres, vous serez hospitalisée, et les traitements mis en œuvre seront adaptés en fonction du diagnostic.

Le plus banal consistera en une hospitalisation pour que vous vous reposiez, bien surveillée, et le plus sérieux en une césarienne effectuée en extrême urgence avec transfusion. Parfois, un transfert dans un autre centre hospitalier plus performant devra être envisagé…

Salivation excessive (hypersialorrhée)

Qu'est-ce que c'est ?

Il s'agit d'une sécrétion très abondante de salive qui survient dès le début de la grossesse et qui disparaît souvent après le 6e mois. Cette salivation est permanente et elle est parfois si abondante que la femme est obligée de cracher toute la journée. Ce désagrément reste très handicapant et peut empêcher une activité normale. S'il est assez rare, il atteint néanmoins plus souvent les femmes d'origine africaine.

La cause

Les sécrétions hormonales intenses au cours de la grossesse sont responsables d'une stimulation importante des glandes salivaires. Phénomène qui entraîne, chez certaines femmes, ces écoulements permanents de salive.

Le traitement

Aucun médicament sans danger pour la femme enceinte n'est efficace. On peut simplement vous conseiller d'avoir une alimentation légère et facile à digérer pour ne pas aggraver les troubles digestifs.

Sommeil (troubles du)

Au 1er trimestre de la grossesse, la plupart d'entre vous sont « frappées » d'hypersomnie et de somnolence. Vous ressentez une envie irrépressible de dormir à n'importe quelle heure de la journée. Vous avez du mal à vous concentrer sur votre travail… Il arrive, mais assez rarement, que le sommeil du début de la grossesse soit agité et peuplé de cauchemars ou d'angoisses. Rien de plus normal, car attendre un enfant est un grand bouleversement physique et psychologique ! Rassurez-vous, dès la fin du 3e mois, tout va rentrer dans l'ordre : les hypersomnies comme les insomnies ! Vous aborderez alors une période beaucoup plus agréable et sereine ; votre sommeil redeviendra donc paisible et de bonne qualité. Profitez-en, car au 6e mois, et jusqu'à la fin de votre grossesse, votre sommeil sera à nouveau perturbé par plusieurs phénomènes et souvent peuplé de cauchemars…

Les causes

Les sécrétions hormonales de la grossesse qui inondent votre organisme dès les premiers jours sont les grandes responsables ! Les insomnies du début et surtout celles des quatre derniers mois ont plusieurs origines et constituent autant de raisons de mal dormir et d'avoir des cauchemars :

- les angoisses d'une nouvelle vie ;
- la peur des anomalies chez votre fœtus ;
- la peur de ne pas aimer votre enfant ;
- la peur de l'accouchement.

La fin de grossesse est également marquée par plusieurs troubles classiques qui perturbent forcément votre sommeil :

- le volume de l'abdomen qui vous empêche de dormir confortablement dans votre position préférée et qui rend difficiles les mouvements dans le lit ;
- les crampes fréquentes du 3e trimestre qui vous réveillent brutalement ;
- les contractions de l'utérus ;
- les mouvements du bébé qui prennent de l'ampleur et qui peuvent vous réveiller.

Le traitement

- Si vous avez sommeil en permanence au début de votre grossesse, il n'y a qu'une seule chose à faire : vous ménager de nombreux temps de repos ! Dormez 8 h par nuit, faites-vous aider pour les tâches ménagères et octroyez-vous de bonnes siestes.
- Pour les insomnies, commencez en douceur : buvez un bol de tilleul ou un verre de lait avant de vous coucher. Pensez aussi à un bain tiède qui délasse. Par ailleurs, votre médecin peut vous prescrire des médicaments à base de plantes, qui s'avèrent souvent suffisants.
- Si vos insomnies sont vraiment graves, votre médecin vous conseillera un léger somnifère, car il est important que vous soyez reposée à l'approche de l'accouchement.
- Si vos angoisses prennent le dessus, parlez-en à votre médecin. Parler de vos inquiétudes ne peut que vous aider à vous détendre et à trouver un meilleur sommeil. Faites de la relaxation ou du yoga : ces techniques permettent de se détendre et contribuent à retrouver un sommeil de bonne qualité.
- Pour les crampes, massez-vous les jambes au moment des crises et prenez du magnésium et de la vitamine B que votre médecin vous prescrira. Ces petits remèdes vous seront d'une grande aide !
- Pour les contractions de fin de grossesse et les mouvements fœtaux, il n'y a pas grand-chose à faire... Trouvez la position la plus confortable (et qui paraît plaire plus à bébé !) en vous calant avec des coussins. Enfin, soyez à l'écoute de vous-même et de votre bébé. Vous trouverez ainsi plus facilement la bonne position...

V

Varices

Qu'est-ce que c'est ?

Les varices sont de grosses veines bleutées qui apparaissent sur les jambes et sur la vulve. Les troubles de la circulation veineuse et lymphatique surviennent dès le début et s'accentuent à mesure que le terme approche. Ils entraînent des varicosités, des varices et des œdèmes des pieds et des jambes. Vous ressentez alors des lourdeurs, des douleurs, des crampes et des fourmillements. La complication la plus ennuyeuse est la phlébite. (caillot de sang qui se forme à l'intérieur d'une varice) ; c'est alors une urgence médicale.

Les causes

Ces troubles de la circulation sont dus : à la stagnation du sang dans les veines dont les parois sont moins toniques pendant la grossesse ; à l'élévation de la pression du sang liée au volume croissant du ventre ; à l'augmentation du volume sanguin. Ces trois effets se cumulent pour « encombrer » les veines qui vont alors se dilater.

Il existe un facteur de risque familial dans l'apparition des varices au cours de la vie ainsi que pendant la grossesse. Les gros-

à savoir

Des précautions très efficaces

- surélevez les pieds du lit pour dormir et dès que vous le pouvez dans la journée ;
- faites de la gymnastique au sol ;
- marchez ;
- nagez ;
- exécutez des mouvements de pieds et de jambes quand vous êtes assise ;
- douchez vos jambes à l'eau froide.

En complément de toutes ces recommandations, le médecin pourra vous prescrire un traitement veinotonique et l'application d'un gel soulageant et rafraîchissant. Après la grossesse, le phlébologue fera le bilan des séquelles et vous proposera si nécessaire un traitement pour scléroser des petites varices et des varicosités persistantes. Il se fera soit par micro-injections, soit au laser. Dans certains cas, les varices persistantes sont importantes et nécessitent un traitement chirurgical. Mais avant de vous le faire subir, le chirurgien vous conseillera certainement de faire, dans la mesure du possible, tous les bébés que vous souhaitez ! Ainsi, il n'aura pas à vous opérer plusieurs fois ! S'il le fait dès votre première grossesse, c'est qu'il craint un risque de phlébite au cours de la grossesse suivante…

sesses multiples sont plus exposées à ce type de problème et chaque grossesse risque d'aggraver l'état de vos jambes. Heureusement, après l'accouchement, la situation va nettement s'améliorer et la majorité des varices vont disparaître.

Le traitement

Il consiste surtout à éviter la stase – la stagnation du sang – qui ralentit la circulation. Évitez donc les stations debout prolongées, l'exposition à la chaleur et au soleil. Bannissez aussi les bains chauds, les chaussettes ou les ceintures qui serrent. En revanche, portez des bas ou des collants de contention que vous trouverez en pharmacie. Non seulement, ils sont efficaces, mais seyants ! Ils n'ont plus rien à voir avec les bandes ou les collants peu élégants de votre grand-mère et qui, en plus, ne tenaient pas… Bien sûr, ces collants existent en plusieurs couleurs ; alors, faites votre choix !

Ventre (déformation)

Tout au long de votre grossesse, votre ventre se déforme, tout doucement et progressivement.

Au 1er trimestre

Votre fœtus est encore très petit et ce n'est pas lui qui vous donne cette impression de ventre ballonné ! Les « responsables » sont plutôt les sécrétions hormonales qui modifient vos organes abdominaux : les intestins se mettent à gonfler et les tissus de soutien de tous les organes œdématiés. De plus, en grossissant très vite, l'utérus occupe tout le bassin – ce qui fait remonter les intestins dans l'abdomen. Tout ceci concourt à vous « ballonner » et vous êtes déjà serrée dans vos vêtements…

Au 2e trimestre

Le fœtus grossit, le liquide amniotique augmente de volume et le placenta se développe. Votre ventre gonfle proportionnellement et donc votre peau commence à se tendre légèrement. Si vous n'êtes pas encore gênée pour vous déplacer, vous ne pouvez plus cacher votre grossesse… !

Au 3e trimestre

Cette fois, le fœtus remplit l'utérus, le liquide amniotique atteint un volume de 1 à 2 l et le placenta occupe la moitié de la surface interne de l'utérus. Celui-ci va donc se développer et monter progressivement jusqu'à vos côtes. Votre peau et vos muscles abdominaux vont alors se distendre énormément. Maintenant, votre ventre vous paraît énorme lorsque vous vous regardez de profil dans une glace… C'est tout à fait normal ! Plus vous aurez eu d'enfants, plus vos muscles auront du mal à maintenir votre ventre et plus il sera en avant. C'est cette distension importante qui peut provoquer, dès le 2e trimestre, des vergetures et des douleurs au bas-ventre, autour du nombril, sous les côtes et dans le dos.

La conduite à tenir

L'augmentation de volume de votre ventre est normale ; c'est le reflet du bon développement de votre bébé. D'ailleurs, le médecin mesure la croissance du ventre à chaque consultation pour vérifier le bon déroulement de votre grossesse.
Ayez une alimentation équilibrée et adaptée à votre poids d'avant la grossesse pour ne pas trop grossir. Si vous n'y parvenez pas seule, n'hésitez pas à vous faire aider par votre médecin ou un nutritionniste.
Si votre ventre est très en avant et vous gêne pour vous déplacer, portez une gaine de soutien assez légère qui maintiendra votre ventre plus vertical. Le retour veineux en sera facilité et vous aurez moins mal aux jambes.
Dès 7 mois de grossesse, reposez-vous souvent, allongée sur le côté gauche, le ventre bien calé et les jambes surélevées. Ainsi, vous solliciterez le moins possible vos muscles du ventre. Ne faites pas travailler vos muscles abdominaux par de la gymnastique, ils sont trop distendus pour se tonifier.
En revanche, vous pouvez faire de la natation. Non seulement c'est excellent pour votre organisme, mais ça vous détend tout en ayant une activité musculaire.
Après votre accouchement, votre médecin vous prescrira des séances de rééducation du périnée. Il vous conseillera ensuite d'effectuer des mouvements abdominaux si votre ventre est resté distendu quelques mois après la naissance.

Vergetures

Qu'est-ce que c'est ?

C'est un des soucis majeurs des femmes enceintes, car ces lésions laissent des traces indélébiles sur la peau. Les vergetures sont des stries rouge violacé qui apparaissent en étoile sur le ventre, les seins et parfois sur les cuisses et les fesses. Elles surgissent en général à partir du 5e mois de grossesse lorsque la peau du ventre commence à être très distendue. Les vergetures atteignent une femme sur deux, principalement celles qui ont une peau claire et qui sont jeunes… En dessous de 25 ans, trois femmes sur quatre ont des vergetures, et en particulier si leur mère en ont eu…

Les causes

Les vergetures sont dues à la rupture des fibres élastiques du derme. Elles proviennent de la distension de la peau et de la sécrétion très importante de cortisol, les derniers mois de la grossesse. Le cortisol est une hormone qui joue un rôle important dans le métabolisme des sucres.

Le traitement

Les vergetures évoluent spontanément et sans traitement vers des stries blanc nacré qui se voient beaucoup moins, 1 an après la naissance de votre bébé.

En prévention, dès le début de votre grossesse, massez votre peau matin et soir avec des crèmes antivergetures. L'efficacité de ces produits reste controversée, mais il semble que les laboratoires pharmaceutiques aient fait ces dernières années de grands progrès dans ce domaine. Le plus important est bien sûr de ne pas prendre trop de poids et surtout de limiter les sucres, puisque le mécanisme d'apparition des vergetures passe par le métabolisme des sucres. Donc, ne soyez pas trop gourmande...

Après votre grossesse, les vergetures vont blanchir et s'atténuer considérablement. Si votre peau est vraiment très abîmée, vous pourrez envisager une chirurgie plastique qui est la seule chose efficace.

Vue (troubles de la)

Les causes

Les hormones de la grossesse changent l'acuité visuelle en modifiant le rayon de courbure de l'œil. Vous avez plus de mal à « faire une bonne mise au point » et vous devenez très légèrement myope. Si vous êtes atteinte de myopie avant la grossesse, celle-ci s'accentue tout au long des 9 mois, ainsi qu'au moment de l'accouchement. Les efforts expulsifs intenses que vous devrez fournir pour mettre votre enfant au monde peuvent aggraver votre myopie. Dans de rares cas, lorsque votre myopie est déjà sérieuse ou lorsque votre rétine a déjà souffert avant la grossesse, celle-ci risque de se décoller pendant l'accouchement. Les hormones de la grossesse modifient également la sécrétion des larmes : c'est pourquoi vous avez souvent l'impression d'avoir les yeux secs.

La conduite à tenir

Si vous êtes myope, faites un bilan ophtalmologique avant le 5e mois de votre grossesse et un autre 3 à 4 mois après l'accouchement. Le médecin spécialiste dira si vous pouvez fournir des efforts expulsifs intenses ou si vous devez bénéficier d'une aide au cours de votre accouchement.

Pathologies et grossesses à risque

80 % des grossesses se déroulent normalement et se terminent par la naissance d'un enfant en bonne santé. Malheureusement, un accident de grossesse peut survenir à un moment donné et compromettre son bon déroulement. Dans d'autres cas, c'est vous-même qui êtes porteuse d'une maladie avant votre grossesse. Ce chapitre aborde les pathologies les plus courantes que l'on peut rencontrer lors de ces grossesses particulières.

Le diabète gestationnel

Il peut apparaître de façon imprévisible ; cependant, on connaît un certain nombre de facteurs de risque : un antécédent familial de diabète, une obésité maternelle, un âge maternel supérieur à 35 ans, un antécédent d'accouchement d'un enfant de plus de 4 kg. Ce diabète survient au cours de la grossesse si la quantité d'insuline sécrétée par le pancréas est déséquilibrée par rapport au taux de sucre contenu dans le sang.

La conduite à tenir

Le médecin vous prescrira un dépistage, s'il le juge opportun ; vous ferez donc une prise de sang entre le 5e et le 7e mois de votre grossesse. Le traitement consiste en un régime alimentaire et, s'il est insuffisant, un traitement par injection d'insuline s'avérera indispensable.Pour le fœtus, il n'y a pas, dans ce type de diabète, d'augmentation de fausses couches et de malformations. En revanche, le risque d'avoir un gros fœtus, avec des complications d'accouchement, existe au même titre que dans le diabète préexistant. Des difficultés à la naissance peuvent également se rencontrer. Elles nécessitent alors une prise en charge spécialisée.

Sachez enfin que le diabète gestationnel disparaît totalement après votre accouchement, mais qu'il a, hélas ! des chances de récidiver à chaque grossesse… Dans tous les cas, vous serez prise en charge par le diabétologue avant, pendant et après votre grossesse, si nécessaire.

Grossesse multiple

Qu'est-ce que c'est ?

Il s'agit d'une grossesse au cours de laquelle plusieurs embryons évoluent simultanément : gémellaire s'il y en a deux, triple s'il y en a trois, etc.

Les facteurs favorisants

Les principaux facteurs résident dans les traitements que l'on prescrit actuellement pour lutter contre la stérilité. D'ailleurs, le taux de ces grossesses est en augmentation constante. Les facteurs génétiques sont la deuxième cause de ces grossesses multiples… qui comportent un certain nombre de risques pour la mère et pour ses fœtus.

Les risques pour la mère

Dès le 1er trimestre, ces grossesses sont marquées par une augmentation du taux de fausses couches, d'un seul ou de plusieurs embryons. Tout au long de la grossesse, les pathologies sont aussi beaucoup plus fréquentes. On rencontre plus souvent des toxémies (voir plus loin), du diabète et des menaces d'accouchement prématuré. Quoi qu'il en soit, porter plusieurs enfants multiplie tous les soucis, y compris les petits maux de la grossesse (fatigue, vergetures, hémorroïdes, varices…).

Les risques des fœtus

La plus grande complication des grossesses multiples consiste en la naissance prématurée, voire prématurissime. Chez les jumeaux, un accouchement sur deux sera prématuré chez une femme primipare (qui est enceinte de son premier enfant) et un sur trois chez la femme multipare. Bien sûr, plus le nombre de fœtus est important et plus la prématurité est grande. Au cours de la grossesse gémellaire, on peut rencontrer un syndrome transfuseur/transfusé : il s'agit du développement très important d'un des fœtus aux dépens de l'autre.

Les grossesses multiples sont souvent marquées par un retard de croissance intra-utérin d'un, de deux ou de plusieurs fœtus. Enfin, les malformations sont plus courantes au cours des grossesses gémellaires – ce qui complique la prise en charge lorsqu'un des jumeaux
est normal.

La conduite à tenir

Compte tenu de toutes ces complications possibles, les grossesses multiples bénéficient d'une surveillance toute particulière.

1er trimestre

L'échographie précoce permet de déterminer le nombre d'embryons et leur vitalité. À partir de quatre embryons, le risque de la grossesse est tel que l'on propose au couple une réduction embryonnaire sélective. Heureusement, ce cas est extrêmement rare, car il pose des problèmes éthiques…

Vous serez assurément mise au repos très tôt ; un arrêt de travail vous sera prescrit dès 4 mois de grossesse… Ce n'est donc plus le moment de faire du sport ou de partir en voyage, ou encore de déménager !

2e et 3e trimestres

Au 2e trimestre, vous bénéficierez d'une surveillance médicale et échographique très poussée. Au 3e trimestre, la surveillance médicale va s'intensifier et vous aurez des échographies tous les 15 jours. Très souvent, une hospitalisation sera nécessaire en cas de menace d'accouchement prématuré, d'hypertension, ou tout simplement pour faciliter le repos.

Dans tous les cas, au cours du dernier mois, la surveillance se fera 1 fois par semaine, voire plus : monitoring, échographies, surveillance de la tension artérielle, du poids et de l'albumine.

Le mode d'accouchement sera alors envisagé. Un accouchement par les voies naturelles sera possible s'il ne s'agit pas de votre première grossesse, si le premier fœtus se présente tête en bas, si le poids estimé des fœtus est satisfaisant et si votre bassin est normal… Dans d'autres cas, une césarienne sera programmée.

Une surveillance accrue, une accouchement délicat

Si les grossesses multiples bénéficient d'une surveillance accrue, l'accouchement nécessite une prise en charge tout aussi délicate. Une double, voire une triple équipe médicale doit être présente. Elle est constituée de sages-femmes, d'obstétriciens, d'anesthésistes, de pédiatres, de puéricultrices, d'infirmières, d'aides-soignantes et d'un plateau technique de pointe. Donc, si vous avez une grossesse multiple, vous devez être prise en charge dès son diagnostic dans une maternité dite « de haut niveau ». Ceci vous permettra de mettre toutes les chances de votre côté et d'accoucher dans les meilleures conditions !

Grossesses précoce et tardive

Qu'est-ce qu'une grossesse précoce ?

On entend par « grossesse précoce » une grossesse qui se présente chez une jeune fille de moins de 18 ans.

À cet âge, le risque de toxémie, de prééclampsie (hypertension en fin de grossesse)

et d'accouchement prématuré est plus fréquent. Le retard de croissance intra-utérin existe surtout si la grossesse survient avant l'âge de 15 ans. Ces complications sont liées à l'immaturité de l'organisme maternel et souvent au mauvais mode de vie de ces jeunes filles (drogue, tabac, alcool, marginalisation, mauvaises alimentation et hygiène de vie). Par ailleurs, les grossesses sont souvent découvertes tardivement, cachées à la famille et mal suivies.
Il est important que les adolescentes puissent trouver de l'aide auprès des équipes obstétricales, auprès de l'encadrement scolaire ainsi que dans des associations. Enfin, dans la mesure du possible, le lien avec la famille doit toujours être maintenu.

Qu'est-ce qu'une grossesse tardive ?

On appelle « grossesse tardive » une première grossesse qui survient après l'âge de 40 ans. Ces grossesses sont en constante augmentation depuis une vingtaine d'années en France, compte tenu du changement de mode de vie des femmes. Elles font des études et s'investissent dans un travail : ce qui les empêche de faire des enfants plus tôt. De plus, la meilleure prise en charge médicale des grossesses offre des possibilités de reculer l'échéance de la maternité. Néanmoins, ces grossesses nécessitent une surveillance particulière car elles sont grevées de complications plus fréquentes. Elles débutent plus souvent chez des femmes porteuses de pathologies comme l'hypertension et les fibromes. 30 % des grossesses se termineront par une fausse couche. La trisomie 21 atteignant le fœtus est la plus grande complication à partir de 38 ans. Elle nécessite donc des examens particuliers (prise de sang, amniocentèse). Au 3e trimestre, on voit plus souvent apparaître une toxémie ou un diabète, un accouchement prématuré et un retard de croissance intra-utérin. De même, l'accouchement risque d'être plus délicat, et plus la femme est âgée, plus elle a de risques d'avoir une césarienne.

Menace d'accouchement prématuré (MAP)

Qu'est-ce que c'est ?

Il s'agit de la modification du col et de l'apparition de contractions utérines évoquant un accouchement imminent avant le terme de 8 mois, soit 37 semaines. Si, malheureusement, l'accouchement survient trop tôt, on parlera d'un grand prématuré avant 33 semaines (7 mois et 1 semaine) et d'un prématurissime avant 29 semaines (6 mois et 1 semaine). En France, le taux des prématurés est d'environ 5 %. Grâce aux progrès de la réanimation néonatale, la prise en charge des enfants prématurés se fait de plus en plus tôt. Actuellement, on réanime des bébés à partir du terme de 24 semaines (5 mois). Néanmoins, même si les progrès sont considérables, la prématurité reste un facteur favorisant de l'apparition d'un certain nombre de handicaps. C'est la raison pour laquelle le suivi des grossesses s'attachera à lutter contre l'accouchement prématuré. Le dépistage de la menace d'accouchement prématuré est, en effet, la préoccupation principale des médecins obstétriciens et des sages-femmes.

Les causes

Elles sont multiples. Voici les principales :

- les malformations de l'utérus et du col entraînant une béance ;
- les femmes exposées au Distilbène présentant un utérus mal formé, trop petit et de mauvaise qualité ;
- les fibromes donnant une cavité utérine anormale ;
- les grossesses multiples ;
- les anomalies du placenta comme le placenta prævia (voir Saignements vaginaux) ;
- l'hydramnios ou excès de liquide amniotique ;
- les malformations fœtales ;
- les infections urinaires, vaginales, générales ;
- la rupture prématurée des membranes ;
- la toxémie et l'hypertension ;
- le diabète ;
- les maladies maternelles comme le cancer, les maladies cardiaques... ;
- l'âge maternel (femme trop jeune ou trop âgée) ;
- l'hyperactivité ;
- la fatigue ;
- les mauvaises conditions socio-économiques.

La conduite à tenir

La menace d'accouchement prématuré est diagnostiquée soit au cours d'une consultation systématique où le médecin ou la sage-femme découvriront une modification du col, soit à l'occasion de signes imminents d'accouchement : contractions, saignements, écoulements de liquide, fièvre... La mise en route du traitement sera immédiate et adaptée à la gravité de la menace. Dans tous les cas, le repos sera conseillé, voire imposé. Il peut se faire à domicile si des visites régulières d'une sage-femme sont programmées. L'hospitalisation sera parfois nécessaire.

Avant 34 semaines, un traitement par corticoïdes sera systématiquement prescrit, ce médicament ayant pour but de développer plus vite les poumons du fœtus.

Dans les cas les plus graves, c'est-à-dire où la menace d'accouchement est précoce, avant 32 semaines, un transfert de la mère dans une maternité de haut niveau peut être envisagé. Tout doit être mis en œuvre pour que la grossesse se maintienne le plus longtemps possible, le but étant bien sûr d'atteindre 37 semaines (8 mois).
Malgré tous ces efforts, il arrive que l'accouchement survienne prématurément. Cet accouchement plus délicat se fera par les voies naturelles ou par césarienne, selon le terme et la position du fœtus.
Cependant, à la moindre anomalie, une césarienne préventive sera pratiquée. L'enfant sera pris en charge par les pédiatres réanimateurs qui jugeront de son éventuel transfert dans un service de néonatalogie.

Le retard de croissance intra-utérin

Il s'agit d'un défaut de croissance du bébé dont le poids est insuffisant par rapport à son terme (le poids du fœtus ne dépassant pas, à terme, 2,7 kg), ce qui entraîne une fragilité du fœtus et de l'enfant après sa naissance, qui, parfois, il mettra plusieurs années à récupérer une taille et un poids standard. Le diagnostic de ce retard de croissance se fait lors de la consultation par la mesure de la hauteur utérine, à l'aide d'un centimètre et lors de l'échographie, lorsque les mesures du fœtus sont inférieures aux normes pour le terme.
Les causes essentielles sont : les anomalies de fonctionnement du placenta (placenta prævia) ; l'hypertension maternelle et la toxémie ; les diabètes insulino-dépendants graves ; les grossesses multiples ; certaines malformations fœtales ; certaines anomalies chromosomiques ; les intoxications tabagiques ou alcooliques ; la drogue ; le surmenage ; la malnutrition ; l'âge maternel (femme très jeune ou trop âgée) ; l'exposition au Distilbène et les anomalies utérines.
La première chose à faire, lorsque le diagnostic est évoqué est d'observer un repos strict, couchée sur le côté gauche, ce qui permet d'améliorer les échanges entre la mère et le fœtus. Une alimentation équilibrée est indispensable. Par ailleurs, le médecin prescrira des examens biologiques (prise de sang et analyse d'urine) et des examens échographiques afin de connaître la cause et le degré de gravité de l'hypotrophie. Un traitement médical est recommandé dans certains cas (hypertension et toxémie). Une hospitalisation est parfois nécessaire pour instituer une surveillance quotidienne du fœtus. En ce qui concerne l'accouchement, tout dé-

pend du terme où la naissance devra être décidée. Le choix du mode d'accouchement se fera en fonction de la croissance du fœtus, de sa vitalité et de sa position. Néanmoins, une césarienne sera plus fréquente. L'enfant sera quoi qu'il en soit pris en charge par l'équipe pédiatrique car il demandera des soins spécifiques.

Toxémie (prééclampsie)

Qu'est-ce que c'est ?

C'est une complication survenant le plus souvent au 3e trimestre d'une première grossesse et qui associe hypertension artérielle, albumine dans les urines et œdèmes. Cette maladie est fréquente ; on la retrouve dans 5 à 10 % des grossesses. Le diagnostic est évoqué au cours des consultations lorsque la tension artérielle atteint ou dépasse 14/9, lorsqu'il existe de l'albumine sur la bandelette urinaire faite systématiquement et qu'il y a une prise de poids excessive. D'autres signes d'accompagnement ont tendance à s'ajouter, comme des maux de tête, des bourdonnements d'oreille, des douleurs abdominales ainsi qu'un malaise général.

Cette prééclampsie peut être modérée et se stabiliser jusqu'à un terme raisonnable de la grossesse, mais parfois elle s'avère d'emblée extrêmement sérieuse ; elle nécessite alors une hospitalisation et une césarienne en urgence.

La prééclampsie grave peut avoir un retentissement maternel au niveau du fonctionnement de ses reins, de son cœur, de son foie et de son cerveau. La complication la plus sévère étant l'apparition d'une éclampsie.

Cette convulsion met en péril la vie de la mère et celle de son fœtus. La prééclampsie grave présente aussi le risque d'avoir une répercussion fœtale qui se caractérise par un retard de croissance intra-utérin et, au pire, par la mort du fœtus in utero.

Les causes

La véritable cause n'est pas vraiment connue, le principal facteur serait immunologique. Plusieurs facteurs de risque sont retrouvés régulièrement dans :

- l'hypertension préexistante ;
- la première grossesse ;
- les grossesses multiples ;
- le diabète ;
- l'obésité maternelle ;
- l'âge maternel (femme très jeune ou très âgée) ;
- les antécédents familiaux et personnels d'hypertension.

Le traitement

Dès le diagnostic, un bilan sanguin et urinaire est effectué : ce qui permet d'évaluer la gravité de la maladie. Un traitement médical pourra alors être mis en route ; dans les cas graves, une hospitalisation pour surveillance maternelle et fœtale sera nécessaire. Si le terme est précoce, un transfert maternel sera indispensable pour prise en charge dans une maternité de haut niveau.

La date de l'accouchement sera déterminée en fonction de la gravité et de l'évolution de la toxémie. L'accouchement par les voies naturelles est envisageable après le 8e mois et si les conditions de déclenchement sont raisonnables. Dans tous les autres cas, et surtout s'il y a une urgence maternelle ou fœtale, une césarienne sera décidée. Si l'enfant est prématuré et/ou hypotrophe, la prise en charge du bébé sera assurée par l'équipe pédiatrique de la maternité ou du service de néonatalogie.

Imprimé en Chine par Starlite